炎症性肠病营养管理手册

Nutritional Management of Inflammatory Bowel Diseases
A Comprehensive Guide

主 编

Ashwin N. Ananthakrishnan（美国哈佛大学医学院麻省总医院）

主 译

董卫国（武汉大学人民医院）
刘占举（同济大学附属第十人民医院）

译 者（按姓氏笔画排序）

王晓利（武汉大学人民医院）
田　山（武汉大学人民医院）
兰庆芝（武汉大学人民医院）
刘占举（同济大学附属第十人民医院）
张吉翔（武汉大学人民医院）
陈　燕（武汉大学人民医院）
董卫国（武汉大学人民医院）
雷宏博（武汉大学人民医院）

U0392154

人民卫生出版社

Translation from the English language edition:
Nutritional Management of Inflammatory Bowel Diseases: A Comprehensive Guide by Ashwin N.Ananthakrishnan

Copyright © Springer International Publishing Switzerland 2016

Springer International Publishing AG Switzerland is part of Springer Science+Business Media

All Rights Reserved.

炎症性肠病营养管理手册
董卫国等译
中文版版权归人民卫生出版社所有。

图书在版编目（CIP）数据

炎症性肠病营养管理手册 /（美）阿斯温·N. 阿南塔克里什南主编；董卫国，刘占举主译 . —北京：人民卫生出版社，2017
ISBN 978-7-117-25526-4

Ⅰ. ①炎… Ⅱ. ①阿…②董…③刘… Ⅲ. ①肠炎 – 临床营养 – 手册 Ⅳ. ①R516.105-62

中国版本图书馆 CIP 数据核字（2017）第 284430 号

人卫智网	www.ipmph.com	医学教育、学术、考试、健康，购书智慧智能综合服务平台
人卫官网	www.pmph.com	人卫官方资讯发布平台

版权所有，侵权必究!

图字:01-2017-6556

炎症性肠病营养管理手册

主　　译:董卫国　刘占举
出版发行:人民卫生出版社（中继线 010-59780011）
地　　址:北京市朝阳区潘家园南里 19 号
邮　　编:100021
E - mail: pmph @ pmph.com
购书热线:010-59787592　010-59787584　010-65264830
印　　刷:三河市尚艺印装有限公司
经　　销:新华书店
开　　本:787×1092　1/16　印张:11
字　　数:247 千字
版　　次:2017 年 12 月第 1 版　2017 年 12 月第 1 版第 1 次印刷
标准书号:ISBN 978-7-117-25526-4/R·25527
定　　价:52.00 元

打击盗版举报电话:010-59787491　E-mail: WQ @ pmph.com
　　（凡属印装质量问题请与本社市场营销中心联系退换）

序

炎症性肠病患者的管理是一个复杂且循序渐进的过程。对于医生而言,选择安全有效的治疗方案至关重要;而对于患者而言,他们最关心的问题是"我可以吃什么"。随着科学的发展,肠道微生态的复杂作用越来越清晰,人们逐渐意识到饮食也会成为肠道微生态的一部分。因此,对于部分克罗恩病患者来说,肠内营养也可作为一种治疗方案。

本书中,作者详细阐述了"营养"的涵义,以便医务人员更好地与患者沟通"饮食"这个重要的话题。本书基于科学的理论依据,旨在最大限度地帮助患者作出恰当的饮食抉择,从而避免错误的饮食方式可能导致的疾病加重、复发及相关并发症。因此,本书大有裨益。

我赞同书中作者所提出的观点,并希望读者能够利用这些信息为炎症性肠病患者制订有针对性的循证管理计划。

Sunanda Kane,M.D.,M.S.P.H.,F.A.C.G.
梅奥诊所

前言

营养与炎症性肠病：复杂而持续的相互作用

炎症性肠病包括克罗恩病和溃疡性结肠炎，美国和欧洲的患病人数分别约为150万和220万，而全世界的总患病人数约为几亿。由于某些遗传易感患者对微生物异常的免疫应答，因而该病的病因错综复杂。在过去20年里，我们对炎症性肠病的发病机制进行了深入的研究，发现固有免疫、适应性免疫、肠道屏障功能、肠道菌群多样性及其结构的变化在炎症性肠病的发生和发展中发挥着重要的作用。然而，关于其病因和自然史仍有许多未知之处，环境改变和行为因素（尤其是饮食）对疾病的作用我们仍知之甚少。

饮食对炎症性肠病的发生、发展和维持缓解期的作用是患者及家属最关心的问题之一。实际上，尽管目前针对免疫应答的靶向药物颇具疗效，在炎症性肠病患者管理方面具有里程碑的意义，然而这些药物的远期安全性和有效性仍是一个亟待解决的问题。大多数炎症性肠病患者在疾病管理上，尤其在调整饮食结构方面表现出了一定的积极性。然而，目前关于饮食与炎症性肠病的相关资料较少，不能合理地指导患者和医务人员。此外，由于炎症性肠病患者胃肠道广泛受累，疾病本身及其治疗方式对饮食习惯和营养物质吸收有一定影响，因此营养不良和特定营养素缺乏在这些患者中较为常见。

本书旨在为医务人员管理炎症性肠病提供全方位的指导。炎症性肠病与营养领域的权威专家总结了炎症性肠病患者饮食和营养管理中的要点，并提供了一些护理相关的实用技巧。

第一部分为饮食因素如何影响炎症性肠病的发生和发展奠定了理论基础。第1章指出饮食可能通过改变肠道微生态而诱导炎症，最终激活免疫应答。第2章列举了不同饮食模式导致疾病发生、发展的流行病学证据。

第二部分阐述了营养素缺乏对炎症性肠病患者的影响，重点描述了常见的铁缺乏和维生素D缺乏。第3章详细介绍了其他微量元素缺乏对疾病的影响及其管理的指导方法。

第三部分对各种饮食疗法治疗炎症性肠病提出了新见解，首先回顾了最严格的饮食干预——肠内营养。后两章叙述了证据不充分但更易被患者接受的饮食干预方法，如饮食排除疗法、益生元和益生菌等。

第四部分探讨了长期复杂病程炎症性肠病患者的营养管理问题。首先讨论了全肠外营养患者的远期预后和并发症，然后总结了短肠综合征的病理生理学、营养管理和药物管理，最后讨论了小肠移植在难治性炎症性肠病患者中的应用。

编者名录

Bincy P. Abraham, M.D., M.S., F.A.C.P. Division of Gastroenterology and Hepatology, Houston Methodist Hospital and Weill Cornell Medical College, Fondren Inflammatory Bowel Disease Program, Lynda K and David M Underwood Center for Digestive Disorders, Houston, TX, USA

Philip J. Allan, M.B.B.S., B.Sc., D.P.H.I.L., M.R.C.P. The Translational Gastroenterology Unit, Oxford University Hospitals NHS Trust, John Radcliffe Hospital, Oxford, UK

The Oxford Transplant Centre, Oxford University Hospitals NHS Trust, Churchill Hospital, Oxford, UK

The Intestinal Failure Unit, Salford Royal NHS Foundation Trust, Salford, UK

Alyce Anderson, B.S. Division of Gastroenterology, Hepatology and Nutrition, University of Pittsburgh School of Medicine, UPMC Presbyterian Hospital, Pittsburgh, PA, USA

David G. Binion, M.D. Division of Gastroenterology, Hepatology and Nutrition, University of Pittsburgh School of Medicine, UPMC Presbyterian Hospital, Pittsburgh, PA, USA

Athos Bousvaros, M.D., M.P.H. Division of Gastroenterology and Nutrition, Harvard Medical School, Boston Children's Hospital, Boston, MA, USA

Simon S.M. Chan, M.B. B.Chir., Ph.D., M.R.C.P. University of East Anglia, Norwich, Norfolk, UK

Department of Gastroenterology, Norfolk and Norwich University Hospital, NHS Foundation Trust, Norwich, Norfolk, UK

Athanasios P. Desalermos, M.D. Division of Gastroenterology, University of California, San Diego, USA

Francis A. Farraye, M.D., M.Sc. Section of Gastroenterology, Boston University Medical Center, Boston, MA, USA

Mahesh Gajendran, M.B.B.S. Department of Internal Medicine, University of Pittsburgh Medical Center, Pittsburgh, PA, USA

Thomas Greuter, M.D. Division of Gastroenterology and Hepatology, University Hospital Zurich, Zurich, Switzerland

Andrew R. Hart, M.B. Ch.B., M.D., F.R.C.P. University of East Anglia, Norwich, Norfolk, UK

Department of Gastroenterology, Norfolk and Norwich University Hospital, NHS Foundation Trust, Norwich, Norfolk, UK

Kurt Hong, M.D., Ph.D. Department of Medicine, Keck School of Medicine at University of Southern California (USC), Los Angeles, CA, USA

Department of Medicine, Center for Clinical Nutrition and Applied Health Research, Keck School of Medicine at University of Southern California (USC), Los Angeles, CA, USA

Jason K. Hou, M.D., M.S. Houston VA HSR&D Center of Excellence, Michael E. DeBakey Veterans Affairs Medical Center, Houston, TX, USA

Department of Gastroenterology and Hepatology, Baylor College of Medicine, Houston, TX, USA

Caroline Hwang, M.D. Department of Medicine, Keck School of Medicine at University of Southern California (USC), Los Angeles, CA, USA

Simon Lal, M.B.B.S., Ph.D., F.R.C.P. The Intestinal Failure Unit, Salford Royal NHS Foundation Trust, Salford, UK

Priya Loganathan, M.B.B.S. Division of Gastroenterology, Hepatology and Nutrition, University of Pittsburgh School of Medicine, UPMC Presbyterian Hospital, Pittsburgh, PA, USA

Renée M. Marchioni Beery, D.O. Department of Gastroenterology, Hepatology and Endoscopy, Brigham and Women's Hospital, Harvard Medical School, Boston, MA, USA

Hannah L. Miller, M.D. Connecticut Gastroenterology Consultants, New Haven, CT, USA

Eamonn M.M. Quigley, M.D., F.R.C.P., F.A.C.P., F.A.C.G., F.R.C.P.I. Division of Gastroenterology and Hepatology, Houston Methodist Hospital and Weill Cornell Medical College, Fondren Inflammatory Bowel Disease Program, Lynda K and David M Underwood Center for Digestive Disorders, Houston, TX, USA

Claudia Ramos Rivers, M.D. Division of Gastroenterology, Hepatology and Nutrition, University of Pittsburgh School of Medicine, UPMC Presbyterian Hospital, Pittsburgh, PA, USA

William Rivers, B.S. Division of Gastroenterology, Hepatology and Nutrition, University of Pittsburgh School of Medicine, UPMC Presbyterian Hospital, Pittsburgh, PA, USA

Jenny Sauk, M.D. Department of Gastroenterology, Massachusetts General Hospital, Boston, MA, USA

Anil Vaidya, M.D. The Oxford Transplant Centre, Oxford University Hospitals NHS Trust, Churchill Hospital, Oxford, UK

Stephan R. Vavricka, M.D. Division of Gastroenterology and Hepatology, University Hospital Zurich, Zurich, Switzerland

Division of Gastroenterology and Hepatology, Triemli Hospital Zurich, Zurich, Switzerland

Vijay Yajnik, M.D., Ph.D. Massachusetts General Hospital, Crohn's and Colitis Center, Boston, MA, USA

目录

第一部分
饮食与炎症性肠病的发病机制

第1章
饮食、微生物与炎症性肠病的关系

引言

炎症性肠病(inflammatory bowel disease, IBD)的发病机制至今仍尚未完全明确,可能与遗传、环境因素等多种因素有关;其中,遗传因素只占 30%~40%。研究发现,抗生素的使用、吸烟、饮食与 IBD 的发病风险和发生发展密切相关[1~7]。肠道菌群的改变与环境因素变化趋势相一致,证实了肠道微生物在免疫调节中的重要作用[8~11],同时,长期的饮食习惯对肠道菌群的组成影响深远[12]。因此,研究在 IBD 患者和健康人群中饮食对肠道菌群的影响,可以为 IBD 疾病进展提供新的饮食疗法。

肠道菌群:概述

胃肠道具有丰富的微生物,其种类和数量受解剖结构、肠道分泌物和肠蠕动时间等影响。由于高酸度和快速运输,胃部和近端小肠的微生物相对较少,而结肠中的微生物数量高达 10^{11} CFU/g,多为专性厌氧菌,可发酵未被消化的食物成分[13]。

婴幼儿肠道微生物从出生就开始定植,其发展呈现连续的动态变化,至 2~3 岁时其肠道微生物组成逐渐达到成人状态[14]。影响婴幼儿肠道微生物定植的早期因素主要包括婴幼儿的分娩方式和喂养方式,由于母

亲阴道内含有大量的乳酸杆菌,所以顺产婴儿同剖宫产婴儿相比,其肠道内的乳酸杆菌数量多。母乳喂养与人工喂养婴幼儿肠道微生物的组成存在明显差异,母乳喂养的婴幼儿体内含有较多的双歧杆菌[15,16]。

随着 DNA 测序和生物信息技术的发展和应用,研究者对肠道微生物有了更深入的认识。运用 16S rRNA 测序和全基因组鸟枪法测序可以方便、快捷地完成微生物基因组的测序任务,检测菌落的种类和数量。全基因组鸟枪法测序的优点在于可提供所有基因的信息,包括无法探究来源的细菌序列,真核生物、原核生物和病毒来源的基因序列。此外,鸟枪法测序样本内容涉及整个微生物群落,可揭示整个群落的生物学功能[17]。

肠道微生物中拟杆菌门和厚壁菌门为主要优势菌群。拟杆菌门进一步分为拟杆菌和普氏菌;厚壁菌门包括可发酵聚合多糖产生丁酸的几个菌种。肠道微生物中放线菌门、变形菌门数量虽相对较少,仍在疾病和健康中发挥重要作用。肠道微生物包含的基因数目大概是人体自身微生物基因数目的 150 倍,提示肠道微生物在健康与疾病中发挥重要作用[18,19]。

IBD 与肠道菌群:概述

IBD 患者中微生态失衡的特征是细菌多样性与物种多样性不足,表现为变形菌门

等炎症相关致病菌门增多,而厚壁菌门等共生菌减少[20-23]。

在溃疡性结肠炎(ulcerative colitis,UC)中,厚壁菌门梭菌属Ⅳ和ⅩⅣa簇菌,例如,普氏粪杆菌和罗斯拜瑞氏菌等在活动期UC患者中的数量明显低于正常对照组,且UC疾病活动度与此类微生物数量呈负相关[24]。此外,普氏粪杆菌与UC患者复发后再缓解以及临床缓解期的维持有关[25]。肠道某些细菌的减少与丁酸盐、丙酸盐的代谢有关,如布氏瘤胃球菌、直肠真杆菌和罗斯拜瑞氏菌。研究还发现,UC与另一些病原体的增加有关,如梭杆菌属、弯曲杆菌属、幽门螺杆菌属和艰难梭菌[26]。最近的一项研究发现,在双胞胎中,IBD或UC患者常与其健康的双胞胎兄弟或姐妹具有相同的微生物变化,提示肠道微生物的改变可能先于疾病的发生[27]。

类似的双胞胎研究发现,与健康的双胞胎兄弟或姐妹相比,CD患者微生物多样性降低,普氏粪杆菌减少[28]。另有研究发现,在手术切除获取的回肠黏膜样本中检测到普氏粪杆菌比例较低的患者,术后6个月内镜检查复发的风险较高,提示普氏粪杆菌的显著减少与回肠CD术后复发的高风险有关[29]。最近的一项多中心儿科临床研究显示,在回肠和直肠活检中,新诊断且未经治疗的CD患者的丹毒丝菌目、拟杆菌目和梭菌目的含量较低,而肠杆菌科、巴斯德杆菌科、韦荣球菌科和梭杆菌科的含量较高[30]。需要进一步的大样本纵向研究来明确微生物和疾病发生的因果关系。横截面研究表明较高患病风险的个体中存在微生物生态失调,这一特点有助于疾病的早期诊断。

饮食、IBD 与肠道微生物:概述

随着东亚、印度和北非等发展中国家的IBD发病率升高,西方饮食模式与IBD的关系受到越来越多的关注[1,31,32]。一项研究

对欧洲儿童和来自非洲布基纳法索农村儿童的肠道微生物进行对比,发现欧洲儿童的肠杆菌科(志贺菌和大肠埃希氏菌)高于非洲儿童,表明西方饮食模式在肠道炎症中有一定作用[33]。同时,以膳食纤维为主食的非洲儿童肠道细菌代谢产物中,短链脂肪酸(short-chain fatty acids,SCFA)含量比以高脂肪高蛋白为主食的欧洲儿童高,非洲农村儿童的饮食消耗大量植物多糖,导致产SCFA的细菌显著繁殖,从而预防致病菌生长。研究发现,以动物性饮食为主的西方饮食模式会引起胆汁耐受性微生物(另枝菌属、嗜胆菌属和拟杆菌属)增多而厚壁菌门的减少。在动物研究中发现,动物性饮食会导致胆汁耐受性生物,尤其是沃氏嗜胆菌的繁殖,且与IBD相关[34,35]。

长期的饮食模式对人体肠道菌群组成具有一定影响。然而,暂时的饮食波动也将导致短期的微生物变化[19,36]。Wu等对10位健康受试者进行受控喂养研究,受试者被给予高脂肪/低纤维饮食或低脂肪/高纤维饮食,10天后分析粪便样品。尽管在24小时内可检测到有所变化,这些变化却不足以改变肠道的主要细菌群。此外,与其他受试者相比,接受干预后的微生物组成仍与干预前的种类非常相似。David等的研究也表明饮食干预(动物性饮食为主)导致的微生物组成快速改变,在干预结束后2天内回到基线水平[34]。微生物组成更显著而持久的变化则可能需要长期的饮食干预。

以上研究均表明饮食可通过改变微生物组成,对健康人群和以微生态失调为主要表现的IBD人群造成影响,深入研究饮食中各种成分影响IBD微生物组成的机制,将有助于改善IBD的疾病进程。

纤维

根据碳水化合物在小肠中代谢产物的

水溶性可以将碳水化合物进行分类。碳水化合物（单糖/淀粉）在小肠中被水解和吸收。菊粉、普鲁兰、低聚果糖和低聚半乳糖等抗酶解淀粉，不能在小肠中被水解但能被大肠中的微生物发酵。而非水溶性纤维，如纤维素或麸皮，可完整地通过消化道而不被机体吸收，在增加肠内容物的同时具有通便的功能[37]。

在儿童和成人研究中发现，水果和蔬菜等高膳食纤维食物摄入量与CD风险呈负相关[38,39]。一项大型前瞻性研究发现，导致膳食纤维摄入量和CD风险呈明显负相关的主要因素是水果和蔬菜中的可溶性纤维[39]。来自全麦和谷物的非水溶性纤维并不能降低CD或UC的发病风险。然而，研究发现用纤维来干预疾病进程的效果仍存在争议[6]。

SCFA等膳食纤维代谢产物可抑制组蛋白脱乙酰酶的G蛋白偶联受体（G-protein coupled receptor-mediated，GPR43）介导的表观遗传学修饰，通过促进调节性T（T regulatory，Treg）细胞表达来增强免疫耐受[6,10]。Erickson等发现在双胞胎中，患CD的个体同健康个体相比，SCFA浓度和体内微生物多样性均减少[40]。Morgan等也发现与健康对照组相比，CD患者的SCFA代谢途径明显减少[23]。Smith等用TNBS诱导结肠炎模型，发现来自厚壁菌门梭菌属Ⅳ、ⅩⅣa和ⅩⅧ簇菌中的约17种细菌菌株可促进结肠组织中Treg细胞聚集，提示SCFA可调节结肠Treg滤泡的大小和功能[41,42]。

尽管目前不确定某些特定水果或蔬菜是否有利于UC或CD患者的健康。一些小样本研究探讨了益生元对机体免疫和微生物的变化，不易消化的纤维化合物通过上消化道时尚未完全消化，可刺激CD和UC患者体内共生菌的繁殖。菊粉、抗性淀粉和低聚果糖（fructo-oligosaccharides，FOS）已被作为潜在的益生元进行研究。

为探讨FOS的抗炎作用，通过对10名CD患者给予5g FOS干预3周，发现Harvey Bradshaw指数随着双歧杆菌浓度的增加而显著降低[43]。在另一研究中，103名CD患者被随机分为FOS组和对照组，分别给予15g FOS和安慰剂4周后，发现FOS虽无明显疗效。但对FOS组肠组织染色后发现，肠上皮固有层中IL-6⁺树突状细胞（dendritic cells，DC）减少，而IL-10⁺DC增加，粪便样本检测发现两组普氏粪杆菌和双歧杆菌变化无显著差异[44]。

在一项通过对19名UC患者用美沙拉嗪治疗的前瞻性随机对照试验中，实验组接受富含低聚果糖的菊粉补充剂，2周后检测粪便钙卫蛋白水平，结果显示实验组明显低于对照组（第0天：4377；第7天：1033；$P<0.05$），但该研究未提供微生物相关数据[45]。另外一项研究通过3周内给予慢性结肠炎组菊粉补充剂24g，发现粪便中脆弱拟杆菌浓度降低，且内镜下肠道炎症程度也减轻[46]。

通过对发芽大麦食品（germinated barley food，GBF）在UC中作用的研究，发现其对轻、中度UC有诱导缓解作用，其中一项研究发现粪便中丁酸盐浓度增加，另一项研究发现补充GBF后双歧杆菌和淤泥真杆菌水平明显上升[47~49]。为探索此类干预针对何种类型的患者效果最佳，需进一步将微生物及其代谢组学变化与疾病预后相结合进行大样本临床对照研究。

脂肪

西方饮食的特点是脂肪含量较高而纤维含量较低。小鼠和人体研究发现高脂饮食，尤其是高n-6多不饱和脂肪酸（polyunsaturated fatty acid，PUFA）饮食与IBD的风险增加和炎症加重有关[50~53]。

一般认为高脂饮食可通过改善肠屏障

功能,激活相关促炎信号通路,改变肠道微生物群的构成,进而导致炎症扩散[54~57]。例如,癌胚抗原相关细胞黏附因子(carcinoembryonic antigen-related cell adhesion molecule,CEACAM)在 CD 患者中过表达,给予野生型小鼠高脂饮食后,发现 CEACAM 在小鼠中也过表达,CEACAM 可导致降解黏液的瘤胃球菌种增加,引起肠道渗透性和杯状细胞数量改变,从而促进黏附侵袭性大肠杆菌(adherent-invasive E.coli,AIEC)侵袭[56]。

在另一种小鼠模型中,高脂饮食可加速 IL-10 基因敲除小鼠结肠炎的发展,促进胆汁酸和牛磺酸结合,管腔硫增多,进而促进特定的亚硫酸盐机会致病菌沃氏嗜胆菌繁殖[35]。与之类似,给受试者动物性饮食后发现其粪便中的鲍氏不动杆菌和其他胆汁耐受微生物大量繁殖[34],而直肠真杆菌、罗斯拜瑞氏菌和布氏瘤胃球菌等与植物多糖代谢相关的微生物减少。同时,这项研究还发现微生物糖代谢产物也减少,特别是 SCFA。

为深入分析此类现象,一项小鼠研究进一步确定了亲代妊娠期和哺乳期高脂饮食可影响子代的免疫功能,引起细菌磷酸酯多糖(phosphate polysaccharide,LPS)的大量循环,同时子代高脂饮食可降低细菌的多样性。因此,亲代的高脂饮食所造成的影响可能会遗传给下一代[57,58]。

肠内营养

肠内营养(enteral nutrition,EEN)是完全的液体饮食,包含以下三种配方:要素饮食,由部分或完全水解的营养物组成;半成分饮食,由肽、单糖、葡萄糖或淀粉聚合物和脂肪(作为中链甘油三酯)组成;聚合物饮食,其包括完整的脂肪,碳水化合物和蛋白质[37]。这些配方饮食已被广泛研究用于 CD 的诱导和维持缓解治疗,通常需要 4~12 周的完全 EEN 诱导缓解或部分 EEN 维持缓解[19]。

多项儿童研究发现,与皮质类固醇诱导缓解作用相当,高达 80% 的活动性 CD 患者经 8~12 周 EEN 治疗后儿童克罗恩病活动指数(Pediatric Crohn's Disease Activity Index,PCDAI)的评分降低,炎症指标(C 反应蛋白)下降[59~61,92]。由于成人的依从性不一,导致 EEN 在人群中的疗效也不一致[62]。

EEN 减轻 CD 患者炎症的机制尚不十分清楚。要素配方饮食在近端小肠被吸收,在远端小肠和结肠被消除[6]。研究表明,EEN 通过改善肠屏障功能,直接减少促炎因子分泌,从而改变肠道微生物群[63~65]。

EEN 治疗后的微生物组成变化并不稳定。Shiga 团队通过 DNA 末端限制性长度多态性(terminal restriction fragment length polymorphism,T-RFLP)技术,研究 33 位活动性 CD 患者和 17 位健康受试者的微生物组,其中 8 例患者要素饮食,9 例患者完全胃肠外营养(total parental nutrition,TPN),研究发现要素饮食后脆弱拟杆菌数量减少,以维持菌种的多样性[65]。Leach 等通过检测相关微生物指标发现肠道柔嫩梭菌水平与 PCDAI 的变化呈负相关,提示肠道柔嫩梭菌的稳定性与减轻肠道炎症和疾病活动性相关[66]。

已有两项研究报道 EEN 治疗可降低微生物多样性[60,67]。为明确 EEN 对肠道微生物群的作用,最近 Kaakoush 团队运用 16S rRNA 测序和全基因组鸟枪测序法检测正常对照组和 5 例 CD 儿童接受 EEN 治疗前、治疗中和治疗后粪便微生物群的变化,发现 CD 患者微生物多样性降低,提示 EEN 与疾病缓解有一定关系[60]。其可能机制为 EEN 通过减少 CD 共生微生物群而降低机体的免疫活性。需要大量的研究进一步阐明 EEN 对肠道微生物的影响机制。

芳香烃受体

已有研究发现芳香烃受体(aryl hydro-carbon receptor, AhR)具有免疫功能,参与环境物质解毒途径,对 IBD 具有保护作用。西蓝花、花椰菜和卷心菜等十字花科蔬菜,可以激活 AhR 途径[10,57]。研究发现 AhR 基因敲除的小鼠不能产生 IL-22,且不能对重度结肠炎中的柠檬酸杆菌产生保护性的天然免疫反应,引流淋巴结、肝脏和粪便中细菌滴度升高[68]。另有研究发现,AhR 配体缺乏可加重小鼠结肠炎,给予富含 AhR 的食物后,疾病可部分逆转[69]。因此减少 IBD 患者肠组织 AhR 表达和 AhR 激活的信号转导,可减轻结肠炎程度[70]。

微生物代谢产物或饮食因素可影响 AhR 途径。例如,色氨酸是必需氨基酸中的一种,当胃肠道中色氨酸生物利用度高时,以嗜酸性乳杆菌为主的微生物可利用其产生吲哚 -3- 甲醛,激活先天淋巴细胞 AhR 诱导的 IL-22 产生,维持黏膜内环境的稳定并赋予白色念珠菌定植抗性[71]。

另一项研究也证实 AhR 受在乳酪中发现的由费氏丙酸杆菌 ET-3 产生的维生素 K_2 前体 1,4- 二羟基 -2- 萘甲酸(1,4-dihydroxy-2-naphthoic acid, DHNA)调节[10]。通过 AhR 途径,DHNA 可增加抗微生物肽 RegⅢβ 和 RegⅢγ 的合成,从而抵抗 DSS 诱导的结肠炎[72]。参与激活 AhR 的饮食或微生物可影响细胞因子(如 IL-22)的表达,同时抗微生物肽的产生可影响肠道内环境的稳态[57]。

微量元素

维生素 D 缺乏已成为 IBD 发病机制中的关键因素[73,74]。已有研究证明维生素 D 受体(vitamin D receptor, VDR)多态性与 IBD 易感性之间存在关联[75,76]。一项研究评估了在含有或不含有维生素 D 的培养基中,通过黏附侵袭性大肠杆菌(adherent-invasive E.coli, AIEC)LF82 菌株刺激后极化的上皮 Caco-2bbe 细胞中的屏障功能,1,25-(OH)_2-D_3 孵育的 Caco-2bbe 细胞可免受 AIEC 诱导的跨膜电阻损伤和紧密连接蛋白重新分布。另一项研究对小鼠分别喂食富含或缺乏维生素 D 的食物 5 周,然后在缺乏或存在低剂量葡聚糖硫酸钠(dextran sodium sulfate, DSS)的情况下用 AIEC 感染,发现给予 2%DSS 的维生素 D 缺乏小鼠表现出显著的上皮屏障功能障碍,且更易于 AIEC 定植;同时,维生素 D 缺乏小鼠拟杆菌的相对数量显著增加。因此,维生素 D 能够维持上皮屏障稳态,保护其免受 AIEC 的影响[77]。

铁

铁是人类必需的营养素,也是几乎所有人类共生菌的营养素。动物和人类研究表明,口服铁剂可影响微生物的组成[78~80],但口服铁剂在 IBD 中的作用仍存在争议。CD 小鼠模型发现摄入铁剂可加重疾病活动度,而胃肠外铁不具有疾病促进作用[80]。微生物组成与脱硫弧菌的减少伴管腔铁耗竭的趋势相似[80]。多项研究评估口服补充铁对疾病的改善效果,研究结果不一致,其中一项研究发现口服铁剂可增加疾病活动度,而其他研究显示口服或静脉补充铁与疾病活动度之间无显著差异[81~83]。目前研究尚未探讨微生物群关于 IBD 患者中铁水平的关系,但在非洲的贫血儿童中,口服铁剂强化治疗后导致生态失调,即粪便肠杆菌中双歧杆菌和乳杆菌的比例失衡,伴随粪便钙卫蛋白和相关粪便肠杆菌的增加[84]。由于大多数摄入的铁不被吸收,而是被传递到回肠和结肠末端,通过增加局部活性氧而促进潜在炎性环境的产生[85]。应行进一步研究,了解肠外营养与口服铁在 IBD 微生物中的作用。

食品添加剂

作为乳化剂、稳定剂或填充剂添加到食品中的多糖,如卡拉胶、羧甲基纤维素和麦芽糖糊精已经证实与细菌相关肠病有关[86-89]。西方饮食中多糖的消耗量增加与CD发病率的增加有关[37]。尤其是麦芽糖糊精(maltodextrin,MDX)与CD的发病密切相关,研究发现细菌在CD患者回肠黏膜中MDX代谢的发生率增加;同时,MDX还显著增强了AIEC LF82菌株特异性生物膜的形成[90];但MDX单独作用在野生型小鼠或足月小猪中不足以诱发自发性肠道炎症[37,91]。综上所述,食品添加剂可能需要伴随相关危险因素才能导致肠道炎症。

结论

调节肠道菌群为IBD的治疗提供了有潜力和吸引力的治疗策略。IBD的治疗药物主要包括免疫抑制剂,虽然其种类持续增多,但药物的副作用受到越来越多的重视。饮食干预的副作用低于免疫抑制剂,因而在IBD治疗过程中患者常要求饮食治疗。由于饮食可影响肠道菌群,在深入了解饮食在IBD发病机制中的作用时,就必须研究饮食如何影响肠道菌群,参与调节IBD的疾病进程。尽管饮食调节可改变肠道菌群,上述研究证明这些变化是短暂的,且对微生物组成稳定的个体则影响相对较小;为评估长期饮食改变对肠道微生物是否可以产生更深远的、更持久的影响,需要进行大规模、长随访的研究。未来的研究应该探讨在疾病早期进行饮食干预是否会对疾病进程产生更大的影响,或饮食干预在IBD治疗中是发挥诱导作用还是维持作用,为饮食干预的进一步研究提供参考。此外,了解肠道菌群的个体变异以及个体微生物群所致的特异性免疫应答,制订包括饮食调节的个性化肠道菌群配方,为未来的IBD治疗提供安全、持久的治疗方案。

参考文献

1. Ananthakrishnan AN. Epidemiology and risk factors for IBD. Nature Rev Gastroenterol Hepatol. 2015;12(4):205–17.
2. Bernstein CN. Antibiotics, probiotics and prebiotics in IBD. Nestle Nutr Inst Workshop Ser. 2014;79:83–100.
3. Frolkis A, Dieleman LA, Barkema HW, Panaccione R, Ghosh S, Fedorak RN, et al. Environment and the inflammatory bowel diseases. Can J Gastroenterol. 2013;27(3):e18–24.
4. Halmos EP, Gibson PR. Dietary management of IBD—insights and advice. Nat Rev Gastroenterol Hepatol. 2015;12(3):133–46.
5. Hou JK, Lee D, Lewis J. Diet and inflammatory bowel disease: review of patient-targeted recommendations. Clin Gastroenterol Hepatol. 2014;12(10):1592–600.
6. Lee D, Albenberg L, Compher C, Baldassano R, Piccoli D, Lewis JD, et al. Diet in the pathogenesis and treatment of inflammatory bowel diseases. Gastroenterology. 2015;148(6):1087–106.
7. Ungaro R, Bernstein CN, Gearry R, Hviid A, Kolho KL, Kronman MP, et al. Antibiotics associated with increased risk of new-onset Crohn's disease but not ulcerative colitis: a meta-analysis. Am J Gastroenterol. 2014;109(11):1728–38.
8. Biedermann L, Brulisauer K, Zeitz J, Frei P, Scharl M, Vavricka SR, et al. Smoking cessation alters intestinal microbiota: insights from quantitative investigations on human fecal samples using FISH. Inflamm Bowel Dis. 2014;20(9):1496–501.
9. Biedermann L, Zeitz J, Mwinyi J, Sutter-Minder E, Rehman A, Ott SJ, et al. Smoking cessation induces profound changes in the composition of the intestinal microbiota in humans. PLoS One. 2013;8(3):e59260.

10. Leone V, Chang EB, Devkota S. Diet, microbes, and host genetics: the perfect storm in inflammatory bowel diseases. J Gastroenterol. 2013;48(3):315–21.

11. Wu GD, Bushmanc FD, Lewis JD. Diet, the human gut microbiota, and IBD. Anaerobe. 2013;24:117–20.

12. Xu Z, Knight R. Dietary effects on human gut microbiome diversity. Br J Nutr. 2015;113(Suppl):S1–5.

13. Graf D, Di Cagno R, Fak F, Flint HJ, Nyman M, Saarela M, et al. Contribution of diet to the composition of the human gut microbiota. Microb Ecol Health Dis. 2015;26:26164.

14. Koenig JE, Spor A, Scalfone N, Fricker AD, Stombaugh J, Knight R, et al. Succession of microbial consortia in the developing infant gut microbiome. Proc Natl Acad Sci U S A. 2011;108 Suppl 1:4578–85.

15. Dominguez-Bello MG, Costello EK, Contreras M, Magris M, Hidalgo G, Fierer N, et al. Delivery mode shapes the acquisition and structure of the initial microbiota across multiple body habitats in newborns. Proc Natl Acad Sci U S A. 2010;107(26):11971–5.

16. Harmsen HJ, Wildeboer-Veloo AC, Raangs GC, Wagendorp AA, Klijn N, Bindels JG, et al. Analysis of intestinal flora development in breast-fed and formula-fed infants by using molecular identification and detection methods. J Pediatr Gastroenterol Nutr. 2000;30(1):61–7.

17. Weinstock GM. Genomic approaches to studying the human microbiota. Nature. 2012;489(7415):250–6.

18. Qin J, Li R, Raes J, Arumugam M, Burgdorf KS, Manichanh C, et al. A human gut microbial gene catalogue established by metagenomic sequencing. Nature. 2010;464(7285):59–65.

19. Wu GD. Diet, the gut microbiome and the metabolome in IBD. Nestle Nutr Inst Workshop Ser. 2014;79:73–82.

20. Bellaguarda E, Chang EB. IBD and the gut microbiota—from bench to personalized medicine. Curr Gastroenterol Rep. 2015;17(4):15. doi:10.1007/s11894-015-0439-z.

21. Frank DN, St Amand AL, Feldman RA, Boedeker EC, Harpaz N, Pace NR. Molecular-phylogenetic characterization of microbial community imbalances in human inflammatory bowel diseases. Proc Natl Acad Sci U S A. 2007;104(34):13780–5.

22. Michail S, Durbin M, Turner D, Griffiths AM, Mack DR, Hyams J, et al. Alterations in the gut microbiome of children with severe ulcerative colitis. Inflamm Bowel Dis. 2012;18(10):1799–808.

23. Morgan XC, Tickle TL, Sokol H, Gevers D, Devaney KL, Ward DV, et al. Dysfunction of the intestinal microbiome in inflammatory bowel disease and treatment. Genome Biol. 2012;13(9):R79. doi:10.1186/gb-2012-13-9-r79.

24. Machiels K, Joossens M, Sabino J, De Preter V, Arijs I, Eeckhaut V, et al. A decrease of the butyrate-producing species Roseburia hominis and Faecalibacterium prausnitzii defines dysbiosis in patients with ulcerative colitis. Gut. 2014;63(8):1275–83.

25. Varela E, Manichanh C, Gallart M, Torrejon A, Borruel N, Casellas F, et al. Colonisation by Faecalibacterium prausnitzii and maintenance of clinical remission in patients with ulcerative colitis. Aliment Pharmacol Ther. 2013;38(2):151–61.

26. Rajilic-Stojanovic M, Shanahan F, Guarner F, de Vos WM. Phylogenetic analysis of dysbiosis in ulcerative colitis during remission. Inflamm Bowel Dis. 2013;19(3):481–8.

27. Lepage P, Hasler R, Spehlmann ME, Rehman A, Zvirbliene A, Begun A, et al. Twin study indicates loss of interaction between microbiota and mucosa of patients with ulcerative colitis. Gastroenterology. 2011;141(1):227–36.

28. Hedin C, van der Gast CJ, Rogers GB, Cuthbertson L, McCartney S, Stagg AJ, et al. Siblings of patients with Crohn's disease exhibit a biologically relevant dysbiosis in mucosal microbial metacommunities. [Published online Apr. 8, 2015] Gut 2015. doi: 10.1136 gutjnl-2014–308896.

29. Sokol H, Pigneur B, Watterlot L, Lakhdari O, Bermudez-Humaran LG, Gratadoux JJ, et al. Faecalibacterium prausnitzii is an anti-inflammatory commensal bacterium identified by gut microbiota analysis of Crohn disease patients. Proc Natl Acad Sci U S A. 2008;105(43):16731–6.

30. Gevers D, Kugathasan S, Denson LA, Vazquez-Baeza Y, Van Treuren W, Ren B, et al. The treatment-naive microbiome in new-onset Crohn's disease. Cell Host Microbe.

2014;15(3):382–92.

31. Lewis JD. A review of the epidemiology of inflammatory bowel disease with a focus on diet, infections and antibiotic exposure. Nestle Nutr Inst Workshop Ser. 2014;79:1–18.

32. Ng SC. Emerging leadership lecture: inflammatory bowel disease in Asia: emergence of a "western" disease. J Gastroenterol Hepatol. 2015;30(3):440–5.

33. De Filippo C, Cavalieri D, Di Paola M, Ramazzotti M, Poullet JB, Massart S, et al. Impact of diet in shaping gut microbiota revealed by a comparative study in children from Europe and rural Africa. Proc Natl Acad Sci U S A. 2010;107(33):14691–6.

34. David LA, Maurice CF, Carmody RN, Gootenberg DB, Button JE, Wolfe BE, et al. Diet rapidly and reproducibly alters the human gut microbiome. Nature. 2014;505(7484):559–63.

35. Devkota S, Wang Y, Musch MW, Leone V, Fehlner-Peach H, Nadimpalli A, et al. Dietary-fat-induced taurocholic acid promotes pathobiont expansion and colitis in Il10-/- mice. Nature. 2012;487(7405):104–8.

36. Wu GD, Chen J, Hoffmann C, Bittinger K, Chen YY, Keilbaugh SA, et al. Linking long-term dietary patterns with gut microbial enterotypes. Science. 2011;334(6052):105–8.

37. Dixon LJ, Kabi A, Nickerson KP, McDonald C. Combinatorial effects of diet and genetics on inflammatory bowel disease pathogenesis. Inflamm Bowel Dis. 2015;21(4):912–22.

38. Amre DK, D'Souza S, Morgan K, Seidman G, Lambrette P, Grimard G, et al. Imbalances in dietary consumption of fatty acids, vegetables, and fruits are associated with risk for Crohn's disease in children. Am J Gastroenterol. 2007;102(9):2016–25.

39. Ananthakrishnan AN, Khalili H, Konijeti GG, Higuchi LM, de Silva P, Korzenik JR, et al. A prospective study of long-term intake of dietary fiber and risk of Crohn's disease and ulcerative colitis. Gastroenterology. 2013;145(5):970–7.

40. Erickson AR, Cantarel BL, Lamendella R, Darzi Y, Mongodin EF, Pan C, et al. Integrated metagenomics/metaproteomics reveals human host-microbiota signatures of Crohn's disease. PLoS One. 2012;7(11):e49138.

41. Atarashi K, Tanoue T, Oshima K, Suda W, Nagano Y, Nishikawa H, et al. Treg induction by a rationally selected mixture of clostridia strains from the human microbiota. Nature. 2013;500(7461):232–6.

42. Smith PM, Howitt MR, Panikov N, Michaud M, Gallini CA, Bohlooly-Y M, et al. The microbial metabolites, short-chain fatty acids, regulate colonic treg cell homeostasis. Science. 2013;341(6145):569–73.

43. Lindsay JO, Whelan K, Stagg AJ, Gobin P, Al-Hassi HO, Rayment N, et al. Clinical, microbiological, and immunological effects of fructo-oligosaccharide in patients with Crohn's disease. Gut. 2006;55(3):348–55.

44. Benjamin JL, Hedin CR, Koutsoumpas A, Ng SC, McCarthy NE, Hart AL, et al. Randomised, double-blind, placebo-controlled trial of fructo-oligosaccharides in active Crohn's disease. Gut. 2011;60(7):923–9.

45. Casellas F, Borruel N, Torrejon A, Varela E, Antolin M, Guarner F, et al. Oral oligofructose-enriched inulin supplementation in acute ulcerative colitis is well tolerated and associated with lowered faecal calprotectin. Aliment Pharmacol Ther. 2007;25(9):1061–7.

46. Welters CF, Heineman E, Thunnissen FB, van den Bogaard AE, Soeters PB, Baeten CG. Effect of dietary inulin supplementation on inflammation of pouch mucosa in patients with an ileal pouch-anal anastomosis. Dis Colon Rectum. 2002;45(5):621–7.

47. Bamba T, Kanauchi O, Andoh A, Fujiyama Y. A new prebiotic from germinated barley for nutraceutical treatment of ulcerative colitis. J Gastroenterol Hepatol. 2002;17(8):818–24.

48. Faghfoori Z, Navai L, Shakerhosseini R, Somi MH, Nikniaz Z, Norouzi MF. Effects of an oral supplementation of germinated barley foodstuff on serum tumour necrosis factor-alpha, interleukin-6 and -8 in patients with ulcerative colitis. Ann Clin Biochem. 2011;48(Pt 3):233–7.

49. Kanauchi O, Suga T, Tochihara M, Hibi T, Naganuma M, Homma T, et al. Treatment of ulcerative colitis by feeding with germinated barley foodstuff: first report of a multicenter open control trial. J Gastroenterol. 2002;37 Suppl 14:67–72.

50. Ananthakrishnan AN, Khalili H, Konijeti GG, Higuchi LM, de Silva P, Fuchs CS, et al. Long-term intake of dietary fat and risk of ulcerative colitis and Crohn's disease. Gut.

2014;63(5):776–84.

51. Gruber L, Kisling S, Lichti P, Martin FP, May S, Klingenspor M, et al. High fat diet accelerates pathogenesis of murine Crohn's disease-like ileitis independently of obesity. PLoS One. 2013;8(8):e71661.

52. Hou JK, Abraham B, El-Serag H. Dietary intake and risk of developing inflammatory bowel disease: a systematic review of the literature. Am J Gastroenterol. 2011;106(4):563–73.

53. Reif S, Klein I, Lubin F, Farbstein M, Hallak A, Gilat T. Pre-illness dietary factors in inflammatory bowel disease. Gut. 1997;40(6):754–60.

54. Calder PC. Fatty acids and inflammation: the cutting edge between food and pharma. Eur J Pharmacol. 2011;668 Suppl 1:S50–8.

55. Huang S, Rutkowsky JM, Snodgrass RG, Ono-Moore KD, Schneider DA, Newman JW, et al. Saturated fatty acids activate TLR-mediated proinflammatory signaling pathways. J Lipid Res. 2012;53(9):2002–13.

56. Martinez-Medina M, Denizot J, Dreux N, Robin F, Billard E, Bonnet R, et al. Western diet induces dysbiosis with increased E coli in CEABAC10 mice, alters host barrier function favouring AIEC colonisation. Gut. 2014;63(1):116–24.

57. Tilg H, Moschen AR. Food, immunity, and the microbiome. Gastroenterology. 2015;148(6):1107–19.

58. Myles IA, Fontecilla NM, Janelsins BM, Vithayathil PJ, Segre JA, Datta SK. Parental dietary fat intake alters offspring microbiome and immunity. J Immunol. 2013;191(6):3200–9.

59. Berni Canani R, Terrin G, Borrelli O, Romano MT, Manguso F, Coruzzo A, et al. Short- and long-term therapeutic efficacy of nutritional therapy and corticosteroids in paediatric Crohn's disease. Dig Liver Dis. 2006;38(6):381–7.

60. Kaakoush NO, Day AS, Leach ST, Lemberg DA, Nielsen S, Mitchell HM. Effect of exclusive enteral nutrition on the microbiota of children with newly diagnosed Crohn's disease. Clin Gastroenterol Hepatol. 2015;6:e71.

61. Soo J, Malik BA, Turner JM, Persad R, Wine E, Siminoski K, et al. Use of exclusive enteral nutrition is just as effective as corticosteroids in newly diagnosed pediatric Crohn's disease. Dig Dis Sci. 2013;58(12):3584–91.

62. Ruemmele FM, Pigneur B, Garnier-Lengline H. Enteral nutrition as treatment option for Crohn's disease: in kids only? Nestle Nutr Inst Workshop Ser. 2014;79:115–23.

63. Lionetti P, Callegari ML, Ferrari S, Cavicchi MC, Pozzi E, de Martino M, et al. Enteral nutrition and microflora in pediatric Crohn's disease. JPEN J Parenter Enteral Nutr. 2005;29(4 Suppl):S173–5; discussion S175–8, S184–8.

64. Nahidi L, Leach ST, Mitchell HM, Kaakoush NO, Lemberg DA, Munday JS, et al. Inflammatory bowel disease therapies and gut function in a colitis mouse model. BioMed Res Int. 2013;2013:909613.

65. Shiga H, Kajiura T, Shinozaki J, Takagi S, Kinouchi Y, Takahashi S, et al. Changes of faecal microbiota in patients with Crohn's disease treated with an elemental diet and total parenteral nutrition. Dig Liver Dis. 2012;44(9):736–42.

66. Leach ST, Mitchell HM, Eng WR, Zhang L, Day AS. Sustained modulation of intestinal bacteria by exclusive enteral nutrition used to treat children with Crohn's disease. Aliment Pharmacol Ther. 2008;28(6):724–33.

67. Gerasimidis K, Bertz M, Hanske L, Junick J, Biskou O, Aguilera M, et al. Decline in presumptively protective gut bacterial species and metabolites are paradoxically associated with disease improvement in pediatric Crohn's disease during enteral nutrition. Inflamm Bowel Dis. 2014;20(5):861–71.

68. Kiss EA, Vonarbourg C, Kopfmann S, Hobeika E, Finke D, Esser C, et al. Natural aryl hydrocarbon receptor ligands control organogenesis of intestinal lymphoid follicles. Science. 2011;334(6062):1561–5.

69. Li Y, Innocentin S, Withers DR, Roberts NA, Gallagher AR, Grigorieva EF, et al. Exogenous stimuli maintain intraepithelial lymphocytes via aryl hydrocarbon receptor activation. Cell. 2011;147(3):629–40.

70. Monteleone I, Rizzo A, Sarra M, Sica G, Sileri P, Biancone L, et al. Aryl hydrocarbon receptor-

induced signals up-regulate IL-22 production and inhibit inflammation in the gastrointestinal tract. Gastroenterology. 2011;141(1):237–48; 248.e1.

71. Zelante T, Iannitti RG, Cunha C, De Luca A, Giovannini G, Pieraccini G, et al. Tryptophan catabolites from microbiota engage aryl hydrocarbon receptor and balance mucosal reactivity via interleukin-22. Immunity. 2013;39(2):372–85.

72. Fukumoto S, Toshimitsu T, Matsuoka S, Maruyama A, Oh-Oka K, Takamura T, et al. Identification of a probiotic bacteria-derived activator of the aryl hydrocarbon receptor that inhibits colitis. Immunol Cell Biol. 2014;92(5):460–5.

73. Ananthakrishnan AN, Khalili H, Higuchi LM, Bao Y, Korzenik JR, Giovannucci EL, et al. Higher predicted vitamin D status is associated with reduced risk of Crohn's disease. Gastroenterology. 2012;142(3):482–9.

74. Bernstein CN. Should patients with inflammatory bowel disease take vitamin D to prevent cancer? Clin Gastroenterol Hepatol. 2014;12(5):828–30.

75. Wang L, Wang ZT, Hu JJ, Fan R, Zhou J, Zhong J. Polymorphisms of the vitamin D receptor gene and the risk of inflammatory bowel disease: a meta-analysis. Genet Mol Res. 2014;13(2):2598–610.

76. Wu S, Zhang YG, Lu R, Xia Y, Zhou D, Petrof EO, et al. Intestinal epithelial vitamin D receptor deletion leads to defective autophagy in colitis. Gut. 2015;64(7):1082–94. doi:10.1136/gutjnl-2014-307436.

77. Assa A, Vong L, Pinnell LJ, Rautava J, Avitzur N, Johnson-Henry KC, et al. Vitamin D deficiency predisposes to adherent-invasive escherichia coli-induced barrier dysfunction and experimental colonic injury. Inflamm Bowel Dis. 2015;21(2):297–306.

78. Balamurugan R, Mary RR, Chittaranjan S, Jancy H, Shobana Devi R, Ramakrishna BS. Low levels of faecal lactobacilli in women with iron-deficiency anaemia in south India. Br J Nutr. 2010;104(7):931–4.

79. Tompkins GR, O'Dell NL, Bryson IT, Pennington CB. The effects of dietary ferric iron and iron deprivation on the bacterial composition of the mouse intestine. Curr Microbiol. 2001;43(1):38–42.

80. Werner T, Wagner SJ, Martinez I, Walter J, Chang JS, Clavel T, et al. Depletion of luminal iron alters the gut microbiota and prevents Crohn's disease-like ileitis. Gut. 2011;60(3):325–33.

81. Erichsen K, Hausken T, Ulvik RJ, Svardal A, Berstad A, Berge RK. Ferrous fumarate deteriorated plasma antioxidant status in patients with Crohn disease. Scand J Gastroenterol. 2003;38(5):543–8.

82. Gisbert JP, Bermejo F, Pajares R, Perez-Calle JL, Rodriguez M, Algaba A, et al. Oral and intravenous iron treatment in inflammatory bowel disease: hematological response and quality of life improvement. Inflamm Bowel Dis. 2009;15(10):1485–91.

83. Lindgren S, Wikman O, Befrits R, Blom H, Eriksson A, Granno C, et al. Intravenous iron sucrose is superior to oral iron sulphate for correcting anaemia and restoring iron stores in IBD patients: a randomized, controlled, evaluator-blind, multicentre study. Scand J Gastroenterol. 2009;44(7): 838–45.

84. Zimmermann MB, Chassard C, Rohner F, N'goran EK, Nindjin C, Dostal A, et al. The effects of iron fortification on the gut microbiota in African children: a randomized controlled trial in Cote d'ivoire. Am J Clin Nutr. 2010;92(6):1406–15.

85. Cassat JE, Skaar EP. Iron in infection and immunity. Cell Host Microbe. 2013;13(5):509–19.

86. Beal J, Silverman B, Bellant J, Young TE, Klontz K. Late onset necrotizing enterocolitis in infants following use of a xanthan gum-containing thickening agent. J Pediatr. 2012;161(2):354–6.

87. Moyana TN, Lalonde JM. Carrageenan-induced intestinal injury in the rat—a model for inflammatory bowel disease. Ann Clin Lab Sci. 1990;20(6):420–6.

88. Nickerson KP, Chanin R, McDonald C. Deregulation of intestinal anti-microbial defense by the dietary additive, maltodextrin. Gut Microbes. 2015;6(1):78–83.

89. Swidsinski A, Ung V, Sydora BC, Loening-Baucke V, Doerffel Y, Verstraelen H, et al. Bacterial overgrowth and inflammation of small intestine after carboxymethyl cellulose ingestion in genetically susceptible mice. Inflamm Bowel Dis. 2009;15(3):359–64.

90. Nickerson KP, McDonald C. Crohn's disease-associated adherent-invasive escherichia coli adhesion is enhanced by exposure to the ubiquitous dietary polysaccharide maltodextrin. PLoS One. 2012;7(12):e52132.

91. Thymann T, Moller HK, Stoll B, Stoy AC, Buddington RK, Bering SB, et al. Carbohydrate maldigestion induces necrotizing enterocolitis in preterm pigs. Am J Physiol Gastrointest Liver Physiol. 2009;297(6):G1115–25.

92. Sigall-Boneh R, Pfeffer-Gik T, Segal I, Zangen T, Boaz M, Levine A. Partial enteral nutrition with a Crohn's disease exclusion diet is effective for induction of remission in children and young adults with Crohn's disease. Inflamm Bowel Dis. 2014;20(8):1353–60.

第 2 章
炎症性肠病发病和复发与饮食相关危险因素

引言

克罗恩病（Crohn's disease, CD）和溃疡性结肠炎（ulcerative colitis, UC）的病因以及影响疾病复发的因素尚不清楚，明确其相关危险因素可为炎症性肠病（inflammatory bowel disease, IBD）高危人群的预防和患者维持缓解治疗提供参考。饮食因素可能通过改变 IBD 病原生物学和自然进程影响该病的发生发展，已经明确饮食可影响微生物群的组成，直接损伤肠上皮细胞，影响局部肠黏膜的炎症，其潜在的生物学机制将在下文讨论。饮食在 IBD 发病机制中的作用得

到流行病学研究支持，例如，西方国家 CD 与 UC 的发病率比东方国家高，可间接反映其饮食习惯的差异，东方国家中西方饮食的流行可能导致发病率升高[1]。即使在欧洲各地区食品消费模式仍存在差异，相较于南欧国家，北欧国家 CD 的发病率高达 80%，UC 的发病率高达 40%[2]。同时，移民到新国家后仍采用其本国的饮食习惯也会对 IBD 发病率造成影响[3]。综上所述，饮食结构变化可能是 20 世纪后期 IBD 发病率的急剧上升的主要原因[1]。本章将对目前有关食物及其成分如何参与 IBD 的发病与发展进行回顾，并提出亟待解决的问题（表 2.1）。

表 2.1　IBD 饮食相关危险因素总结

营养元素	目前证据	需解决问题
脂肪酸	PUFA 是炎症和抗炎介质的前体物质，可影响肠道微生物并与肥胖相关。两个队列研究的流行病学证据表明 n-6 PUFA/n-3 PUFA 值降低有益于 UC，但此结果与 UC 的表现不一致	研究特定 PUFA 的作用是否存在不同组 PUFA 之间的相互作用
维生素 D	体外研究已证实维生素 D 通过调节 toll 样受体激活和抗菌反应发挥抗炎作用。描述性流行病学研究发现由南向北发病率的梯度变化与阳光暴露有关。来自美国的队列研究结果显示维生素 D 水平预测值与 CD 以及维生素 D 水平与 UC 之间均呈负相关	调查其他队列研究中维生素 D 的水平和饮食摄入量
纤维	纤维可转化为短链脂肪酸，如丁酸盐可为结肠细胞提供能量，并具有抑制 NF-κB 等免疫调节功能。两个队列研究结果发现膳食纤维与 UC 无明显关系。一项美国的研究发现水果纤维与 CD 之间存在负相关	调查其他队列研究中 CD 患者不同来源的纤维摄入量
硫、铁、锌	对黏膜的毒性作用包括硫抑制丁酸盐代谢和铁的促氧化作用。而锌的作用表现为维持肠黏膜屏障完整性和下调促炎细胞因子的表达	调查流行病学研究证实相关临床干预措施的作用

饮食调查的方法学

为调查饮食影响IBD发病的机制以及患者的临床结局,理想的方法是通过随机对照试验,将患者分为饮食补充和排除对照组。但此类随机对照试验不符合伦理要求因而无法开展。实际开展中会遇到诸多困难,包括需要招募成千上万的正常人、需要多年随访以证实受试者患有IBD并确保试验的可信度;同时,要求人们改变多年来的饮食习惯是不切实际的,鼓励参与者进食可能有害的食物也是不符合伦理要求的。因此,为调查IBD的病因,需进行非干预性的观察研究,记录参与者的饮食习惯,并在IBD患者和非IBD患者中进行比较。观察性研究包括回顾性病例对照研究和前瞻性队列研究两种。对于营养相关的流行病学工作,队列研究可减少病例对照研究相关的选择偏倚和回忆偏倚,因而更具有科学性。在队列研究中,通过完善参与者的饮食信息,多年随访以确定患有IBD的人;由于参与者记录的是当时的饮食习惯,故饮食习惯的回忆偏倚较病例对照研究组少,因为患者难以准确回忆在症状发作前几个月甚至数年的饮食情况。此外,在前瞻性研究中,由于后续的研究是以参与者作为对照从同一基线人群中招募的,可使选择偏倚最小化。虽然队列研究比病例对照研究用时更长、消费更大,但仍是调查饮食和IBD病因的首选方法。迄今为止,已有两项此类研究:一项是包括来自82个欧洲国家401 326名男性和女性的欧洲癌症和营养前瞻性调查(European Prospective Investigation into Cancer and Nutrition,EPIC-IBD),另一项是包括238 386名女性护士的美国护士健康研究(Nurses' Health Study,NHS)。

为研究饮食习惯和相关疾病临床结局,随机对照临床试验应招募到足够数量的患者。决定调查何种食品首先应依据可能的机制,其次选择患者认为会加重其症状的食品。通过对244名法国IBD患者进行调查,发现40%食物可导致疾病复发,47.5%的患者认为IBD改变了患者的饮食习惯[4]。在美国的一项队列研究中,采用半定量食物频率问卷调查和开放式问卷测量饮食[5],认为可加重症状的食物包括:蔬菜、辛辣食品、水果、坚果、牛奶、红肉、苏打水、爆米花、乳制品、酒精、高纤维食品、咖啡和豆类;可改善症状的食物包括:酸奶、米饭和香蕉。

研究病因和治疗方法时,需先用Bradford Hill标准评估个体研究的结果[6]。以下情况具有潜在的因果关系:大量研究一致认为,任何发现都存在合理的生物机制,如效应大小与剂量反应效应相关,而暴露数据记录往往在症状出现之前,故需考虑共变量的变化。下面将总结IBD病因学中饮食相关的前瞻性队列研究以及几个饮食干预UC和CD患者的随机对照临床试验,并参照Bradford Hill标准评价研究结果是否具有因果关系,以明确是否需要进一步研究。

假设研究

研究IBD病因学中饮食因素的一种方法是研究营养物质之间是否存在关联,即无假设方法。尽管这样可能产生一些假阳性结果,但是一旦检测到任何阳性相关都可能有助于更深入地探索营养物质影响疾病发生发展的潜在生物机制。如上所述,首选的病因学研究方法是前瞻性队列研究。2008年EPIC-IBD研究报告首次报道相关数据,其中一个亚群研究对260 686名健康男性和女性进行随访,中位时间3.8年后,139名参与者发展为UC[7];通过对18种营养物质进行研究,除了从总多不饱和脂肪酸(total polyunsaturated fatty acids)中摄入的能量所占比例逐渐增加与UC可能具有一定的相关性之外（OR=1.19,95%CI=0.99~1.43,P=0.07）,尚未检测到维生素或矿物质与 UC 之间存在关联,下一节内容将具体讨论这些营养物质通过调控炎症反应进一步影响 PUFA 的相关机制[8-11]。而对于进展为 CD 的 EPIC 参与者,尚未进行营养物质类似分析。NHS 研究虽对膳食脂肪[12]、纤维[13]和维生素 D[14]的作用进行了相关研究,尚未报道类似的全营养分析。EPIC-IBD 通过碳水化合物摄入量与 CD 和 UC 风险进行研究,发现其与总糖、碳水化合物或淀粉摄入量均无关[15]。尽管不同研究中糖的定义有所不同,而之前的一些病例对照研究却发现高糖摄入量与 CD 进展呈正相关[16-19],而这种正相关可能是由回忆偏倚导致的,因为 CD 受试者报告的是当时的饮食,而不是在症状发生之前包括可溶性糖等可耐受的饮食。类似糖摄入潜在的回忆偏差,更加表明了前瞻性队列研究在饮食和 IBD 风险相关研究中的重要性。下文将对相关饮食假说的流行病学研究进行讨论。

脂肪酸

不同的 PUFA 主要成分是 ω-6（n-6 PUFA）和 ω-3（n-3 PUFA）,其特征在于脂肪族长链中双键的位置,因其合成在人体中有限,故主要来源于饮食摄入。红肉、某些烹饪油（如葵花油、玉米油）和一些人造黄油中含有大量的 n-6 PUFA,多脂鱼、菜籽油和大豆油中富含 n-3 PUFA。与发展中国家人群相比,西方国家人体内的膳食 n-6 PUFA/n-3 PUFA 值较高,有证据显示这些营养物质可能在 IBD 的发病中发挥作用。PUFA 可能是通过不同途径调控炎症反应的。首先,n-6 PUFA 和 n-3 PUFA 是调节炎症反应强度和持续时间相关关键介质的前体[20]。衍生自 n-6 PUFA 的脂类介质可通过花生四烯酸途径转化为环加氧酶和脂氧合酶的

底物,进而产生具有促炎作用的前列腺素和白三烯;而 n-3 PUFA 代谢产生脂类介质的生物学效应较低。饮食摄入通过影响 n-6 PUFA 和 n-3 PUFA 代谢之间的竞争性抑制从而影响着体内前列腺素和白三烯的相对含量。最新研究发现 n-3 PUFA 引起一类新型脂类介质的含量增加,而这类脂质介质具有抑制炎症反应作用[21]。其次,饮食中脂肪酸的组成影响肠道微生物菌群组成,影响宿主免疫和炎症反应,进而促进 IBD 的发展和复发[22]。再次,过量的脂肪摄入可导致肥胖,而肥胖会导致 IBD 危险因素——肠道炎症加重和肠通透性增加[23]。最后,n-3 PUFA 可直接作用于炎症细胞,抑制 PPAR-γ 和 NF-κB 等通路在炎症细胞胞内信号传导级联所需的关键转录因子的激活[24]。同时,具有敏感的遗传学背景的儿童研究发现 n-6 PUFA/n-3 PUFA 值升高或携带特异性单核苷酸多态性基因 CYP4F3 和 FADS2 的儿童对 CD 的易感性增加[25]。

多项流行病学研究发现,PUFA 与 IBD 发病相关,且 UC 的证据比 CD 更具说服力。在 EPIC-IBD 研究中,通过食物频率调查问卷（Food Frequency Questionnaires,FFQ）测量的 n-6 PUFA 亚油酸摄入量的最高五分位数与 UC 的发病率升高有关（OR=2.49,95%CI=1.23~5.07）[10];而在病例对照研究中发现二十二碳六烯酸（n-3 PUFA）饮食摄入量的最高五分位数与 UC 的发病率降低有关（OR=0.32,95%CI=0.06~0.97）[10]。此外,来自丹麦的 EPIC-IBD 研究中的一个亚组还通过臀部脂肪活检测量 n-6 PUFA 的生物标志物,与 FFQ 相比可以更准确地评估长期饮食中 n-6 PUFA 摄入量[9]。这项研究报道了臀部脂肪活检测量 n-6 PUFA 代谢产物花生四烯酸量增加与 UC 发病率之间的关系（花生四烯酸浓度每增加 0.0001,P 值上升 0.1%）。NHS 中的前瞻性队列研究还发现 PUFA 与发生 IBD 的风险之间存在联系,

参与者摄入的 n3 PUFA/n6 PUFA 值的最高五分位数与 UC 发病率降低有关（HR=0.69，95%CI=0.49~0.98，P=0.03）[13]。尚未发现 n-6 PUFA、花生四烯酸的摄入量与亚油酸或长链 n-3 PUFA（二十二碳五烯酸、二十碳五烯酸和二十二碳六烯酸）的总摄入量有关联。只有 EPIC-IBD 研究报道了 PUFA 与 CD 病因之间的关联，即参与者二十二碳六烯酸摄入量的最高五分位数与 CD 的发病率降低有关（OR=0.06，95%CI=0.01~0.72）[11]。n-3 PUFA 结果与 NHS 队列研究结果不同，可能因为个体 n-3 PUFA 与总体 n-3 PUFA 之间存在差异。两个队列研究结果均发现 n-6 PUFA 与 CD 的发展无关。综上，需要进一步探讨所有 PUFA 在 UC 和 n-3 PUFA 在 CD 发病中的作用，并进行相关生物标志物研究以期为 PUFA 摄入量的估计提供更准确的方法。

在临床上，目前还没有证据支持使用实际 PUFA 膳食改良来预防患者 UC 或 CD 的复发。大量临床试验通过对富含 n-3 PUFA 的鱼油补充剂评估，发现其对 IBD 没有任何益处。Cochrane 系统评价通过纳入 UC 及 CD 的相关试验和几项小样本研究，结论因研究设计中的异质性具有一定的限制[26,27]。迄今为止，仅通过大样本随机对照临床试验（EPIC-1 和 EPIC-2）研究了鱼油对 CD 维持缓解的作用[28]，受试者随机接受含有鱼油的安慰剂或明胶胶囊，每组缓解的 CD 患者均大于 350 名，Kaplan-Meier 分析显示，两种干预措施的复发时间无统计学差异（EPIC-1，P=0.30；EPIC-2，P=0.48）。UC 患者中也需进行类似的大型随机对照临床试验。

维生素 D

维生素 D 是一种具有广泛生物活性的激素，可通过核激素受体超家族之一的维生素 D 受体（vitamin D receptor，VDR）信号介导调控一系列生物学活性。与肠上皮细胞相似，T 细胞和抗原呈递细胞等免疫细胞均表达 VDR。虽然 VDR 信号在肠道中的作用尚未完全阐明，维生素 D 可能通过调控先天性免疫应答和 Toll 样受体及其诱导的抗菌反应等适应性免疫应答发挥对 IBD 的预防作用。同时，B-防御素可诱导产生 NF-κB[29]，促进巨噬细胞自噬[30]，并抑制单核细胞合成分泌 TNF-α，而发挥协同保护作用[31]。此外，维生素 D 对 B 细胞和 T 细胞具有进一步的作用[32]，包括耐受自身抗原以及抑制淋巴细胞繁殖所需 IL-2 的产生。维生素 D 的缺乏主要是由于暴露于阳光下的时间不够和饮食摄入减少所致，因此过度激活免疫系统或缺乏对外来抗原的免疫反应均易导致 IBD。动物研究进一步证实维生素 D 具有抗炎作用，VDR 缺乏的小鼠对葡聚糖硫酸钠（dextran sodium sulfate，DSS）敏感性增加，DSS 相关结肠炎发病率增加，这可能与上皮连接处的破坏有关[33]。

病因、遗传相关流行病学研究证据支持维生素 D 缺乏在 IBD 发病中发挥一定作用。美国和欧洲的 IBD 发生率均存在南北梯度，这可能反映了阳光暴露的差异[34,2]。此外，12 号染色体上 VDR 基因多态性与 IBD 的发生之间可能存在联系[35,36]。美国的 NHS 研究通过对 1986—2008 年的 72 719 名年龄介于 40~73 岁之间的女性进行验证评估，以预测其血浆维生素 D 水平及其 CD 或 UC 的发病风险[14]。预测的维生素 D 水平基于以下因素：膳食摄入量和补充剂、体重指数、种族起源、接受阳光照射及局部紫外线辐射强度[14]。在对 1 492 811 人的随访中，发现 122 例 CD 患者和 123 例 UC 患者，发现维生素 D 总的预测水平与 CD 发病风险呈显著负相关（最高分位 vs. 最低分位 HR=0.54，95%CI=0.30~0.99，P=0.02），而与 UC 无关；然而，饮食和补充剂来源摄入维生素 D 与 CD 发病率的降低无显著相关，但与 UC 发病的四分位数呈负相关(P=0.04)。造成 UC 和 CD 维生素 D 来源存在差异的原因尚不明确,这可能与不同来源维生素 D 的生物学性质改变及残留混杂有关,后者不仅与维生素 D 水平有关,也可影响 IBD 的疾病进展。EPIC-IBD 研究的首次报告中尚未发现经饮食摄入维生素 D(补充剂除外)与 UC 的关联,因富含维生素 D 的食物还含有对 IBD 具有治疗效果的 n-3 PUFA,所以难以得出准确结论,导致目前临床上在治疗复发 IBD 患者或维持 IBD 缓解状态方面仍没有维生素 D 相关的随机对照试验。此外,由于晒太阳可补充体内维生素 D,导致对此类研究结果产生一定影响。仅一项维生素 D 膳食补充剂相关对照试验,随机分配 104 例 CD 缓解患者,分别给予实验组和对照组每日口服 1200IU 维生素 D_3+1200mg 钙和 1200mg 钙,维持治疗 1 年,结果发现实验组随访期间的复发率低于对照组(13%vs.29%,P=0.06)[37]。为证实维生素 D 对 IBD 的治疗作用,需进一步开展在 UC 的类似研究及 CD 相关临床研究。

综上所述,目前的证据尚不足以证实维生素 D 在 IBD 疾病进展中的治疗作用。多项实验室及动物研究发现维生素 D 可增强免疫功能并减轻肠道炎症,但需参照 Bradford Hill 标准开展前瞻性队列研究和进一步的临床试验证实美国 NHS 研究结果,明确维生素 D 缺乏在 IBD 发生发展中的重要作用。

纤维

膳食纤维可通过转化为乙酸酯、丁酸酯和丙酸酯的 SCFA 等多种途径抑制 IBD 的发展。丁酸盐是结肠细胞的主要能量来源,与维持肠上皮完整有关,而 SCFA 具有免疫调节作用,如抑制转录因子 NF-κB 等[38]。研究发现 IBD 患者缺乏肠道微生物,而纤维发酵依赖于拟杆菌等肠道微生物[39]。美国

NHS 研究对 170 776 名女性随访 26 年(共计 3 317 425 人次),共诊治 CD269 例、UC338 例,每 4 年进行一次食物相关的问卷调查,记录不同食物来源的总膳食纤维摄入量[13]。研究发现膳食纤维摄入量或任何特定食物组的摄入量与 UC 均无关,而 CD 能量调节累计平均膳食纤维摄入量的最高五分位数(即 24.3g/d)与最低五分位数相比,风险降低了 41%(最高分位 vs. 最低分位 HR=0.59,95%CI=0.39~0.90)。导致其风险降低的主要原因是水果中的纤维含量(最高分位 vs. 最低分位 HR=0.57,95%CI=0.38~0.85),而与蔬菜、谷物或豆类无关。水果纤维剂量效应关系的五分位数(P=0.02)进一步验证了以上结果。EPIC-IBD 研究发现总膳食纤维摄入量与患 UC 的概率无关(最高分位 vs. 最低分位 OR=1.03,95%CI=0.84~1.25)[7],而特定食物中纤维的摄入量或 CD 与膳食纤维的关系尚未见文献报道。目前尚无膳食纤维治疗 IBD 相关的临床研究,虽存在多种生物学机制可导致 IBD 患者纤维缺乏,但流行病学研究结果尚不足以支撑相关生物学机制。为进一步阐明膳食纤维在 CD 中的作用及机制,需进一步行前瞻性队列研究和纤维补充剂相关的随机对照试验。

硫、铁和锌

过量的硫可能通过被转化为硫化氢并抑制丁酸盐(结肠细胞的主要能量来源)氧化而对结肠有害,进而与 IBD 发病相关[40]。矿物质的主要来源有:含硫氨基酸(红肉、奶酪、全脂牛奶、鸡蛋、鱼和坚果中的半胱氨酸和甲硫氨酸)和无机硫,十字花科芸苔属蔬菜(花椰菜、卷心菜、西蓝花和豆芽)含硫量最高,其次多见于加工类食品(面包、啤酒、香肠和干果等)中所含的防腐剂。UC 患者的粪便中存在过量的硫酸盐还原菌代谢产物硫化氢[41],研究发现 UC 患者粪便中这些

专性厌氧的鞭毛菌含量高于健康对照组[42]，但粪菌培养物不能准确地反映细菌定植在肠黏膜及其表面的黏液凝胶层的情况，应运用荧光原位杂交技术(fluorescence in situ hybridization, FISH)检测 IBD 患者肠道组织标本中硫酸盐还原菌的组成。一项小型研究在对照组肠道组织中未检测到硫酸盐还原菌，实验组 12 例 UC 患者中有 3 例、8 例结肠 CD 患者中有 1 例结肠组织中硫酸盐还原菌呈阳性，而回肠组织中为阴性，但该研究结果需行进一步研究进行确认[43]。目前膳食硫含量与 UC 及 CD 病因之间的关系尚无相关流行病学研究。Jowett 等通过食物频率问卷调查的形式对 183 名缓解期的 UC 患者膳食硫摄入情况与 UC 的复发率进行调查[44]，经过 1 年的随访，发现复发率为 52%，膳食硫摄入高分位组复发风险约为低分位组的 3 倍(OR=2.76，95%CI=1.19~6.40)，膳食硫摄入者 UC 复发率是未摄入者的近 3 倍(OR=2.61，95%CI=1.08~6.30)，含硫丰富的红肉及加工肉类食品摄入量较高的人其复发概率增加 5 倍(OR=5.19，95%CI=2.09~12.9)。为明确膳食硫的重要作用，需进一步开展更有效的膳食问卷调查评估膳食硫摄入量和低硫饮食相关随机对照临床试验。

铁可以通过促进过氧化氢转化为高反应性的羟基自由基来诱导肠黏膜的氧化活性，破坏蛋白质、DNA 和脂质从而导致组织损伤，在 IBD 发病及复发中发挥作用[45]。值得注意的是，用于治疗 IBD 的氨基水杨酸类药物也具有抗氧化特性。通过鲁米诺化学发光法比较 UC 和正常对照组结肠组织黏膜活性氧类型差异，结果显示正常对照组较 UC 组铁螯合剂去铁胺含量显著降低[46]。研究发现过多摄入红肉可能通过影响血红素而增加 UC 复发的风险[44]，但目前尚无相关队列研究评估铁剂在 UC 或 CD 中的作用，需进一步开展铁螯合剂治疗 IBD 的随机对照试验，为铁剂在 IBD 中的作用及其机制提供理论依据。

锌也是导致 IBD 疾病进展和复发的危险因素之一，研究发现锌具有保持肠黏膜屏障完整性和下调微量元素促炎因子表达的作用[47-49]，且锌缺乏与结肠炎的严重程度有关[50]。美国 NHS 相关队列研究发现锌是 CD 疾病进展的保护因素，而与 UC 无明显关系(尚未发表)，锌在 IBD 发病及复发中的作用及其机制目前未见文献报道。

结论

PUFA、维生素 D、纤维、硫、铁和锌等多种饮食成分在 UC 和 CD 的发生发展中发挥重要作用。目前无法推荐 IBD 患者进行饮食治疗。因为目前针对饮食与 IBD 关系的相关研究纳入的食物种类较少，在欧洲及美国的后续研究中应针对特定的营养成分进行深入研究，其在 IBD 中的作用及机制研究有待进一步深入和完善，选取有代表性的患者群体，精准的膳食调整及制订方案，并保证足够大的样本量，为探索饮食在 IBD 的发生发展中的作用及机制提供一定的理论基础。

参考文献

1. Molodecky N, Soon I, Rabi D, Ghali W, Ferris M, Chernoff G, et al. Increasing incidence and prevalence of the inflammatory bowel diseases with time, based on systematic review. Gastroenterology. 2012;142:46–54.
2. Shivananda S, Lennard-Jones JE, Logan R, Fear N, Price A, Carpenter L, et al. Incidence of inflammatory bowel disease across Europe: is there a difference between north and south?

Results of the European collaborative study on inflammatory bowel disease (EC-IBD). Gut. 1996;39:690–7.

3. Probert C, Jayanthi V, Pinder D, Wicks A, Mayberry J. Epidemiological study of ulcerative proctocolitis in Indian migrants and the indigenous population of Leicestershire. Gut. 1992;33:687–93.

4. Zallot C, Quilliot D, Chevaux J, Peyrin-Biroulet C, Gueant-Rodriquez R, Freling E, et al. Dietary beliefs and behaviour among inflammatory bowel disease patients. Inflamm Bowel Dis. 2013;19:66–72.

5. Cohen A, Lee D, Long M, Kappelman M, Martin C, Sandler R, et al. Dietary patterns and self-reported associations of diet with symptoms of inflammatory bowel disease. Dig Dis Sci. 2013;58:1322–8.

6. Hill AB. The environment and disease: association or causation. Proc R Soc Med. 1965;58:295–300.

7. Hart A, Luben R, Olsen A, Tjonneland A, Linseisen J, Nagel G, et al. Diet in the aetiology of ulcerative colitis—a European prospective cohort study. Digestion. 2008;77:57–64.

8. John S, Luben R, Shrestha S, Welch A, Khaw K-T, Hart A. Dietary n-3 polyunsaturated fatty acids and the aetiology of ulcerative colitis: a UK prospective cohort study. Eur J Gastroenterol Hepatol. 2010;22:602–6.

9. De Silva PSA, Olsen A, Christensen J, Berg Schmidt E, Overvad K, Tjonneland A, et al. An association between dietary arachidonic acid, measured in adipose tissue, and ulcerative colitis. Gastroenterology. 2010;139:1912–7.

10. Hart AR. The IBD in EPIC study investigators. Linoleic acid, a dietary n-6 polyunsaturated fatty acid, and the aetiology of ulcerative colitis: a nested case-control study within a European prospective cohort study. Gut. 2009;58:1606–11.

11. Chan SS, Luben R, Olsen A, Tjonneland A, Kaaks R, Lindgren S, et al. Association between high dietary intake of the n-3 polyunsaturated fatty acid docosahexaenoic acid and reduced risk of Crohn's disease. Aliment Pharmacol Ther. 2014;39:834–42.

12. Ananthakrishnan A, Khalili H, Konijeti G, Higuchi L, de Silva P, Fuchs C, et al. Long-term intake of dietary fat and risk of ulcerative colitis and Crohn's disease. Gut. 2014;63:776–84.

13. Ananthakrishnan A, Khalili H, Konijeti G, Higuchi L, de Silva P, Korzenik J, et al. A prospective study of long-term intake of dietary fibre and risk of Crohn's disease and ulcerative colitis. Gastroenterology. 2013;145:970–7.

14. Ananthakrishnan A, Khalili H, Higuchi L, Bao Y, Korzenik J, Giovannucci E, et al. Higher predicted vitamin D status is associated with reduced risk of Crohn's disease. Gastroenterology. 2012;142:482–9.

15. Chan SS, Luben R, van Schaik F, Oldenburg B, Bueno-de-Mesquita B, Hallmans G, et al. Carbohydrate intake in the etiology of Crohn's disease and ulcerative colitis. Inflamm Bowel Dis. 2014;20:2013–21.

16. Tragnone A, Valpiani D, Miglio F, Elmi G, Bazzocchi G, Pipitone E, et al. Dietary habits as risk factors for inflammatory bowel disease. Eur J Gastroenterol Hepatol. 1995;7:47–51.

17. Jarnerot G, Jarnmark I, Nilsson K. Consumption of refined sugar by patients with Crohn's disease, ulcerative colitis and irritable bowel syndrome. Scand J Gastroenterol. 1983;18:999–1002.

18. Kasper H, Sommer H. Dietary fibre and nutrient intake in Crohn's disease. Am J Clin Nutr. 1979;32:1898–901.

19. Silkoff K, Hallak A, Yegena L, Rozen P, Mayberry JF, Rhodes J. Consumption of refined carbohydrate by patients with Crohn's disease in Tel-Aviv-Yafo. Postgrad Med J. 1980;56:842–6.

20. Fritsche K. Fatty acids as modulators of the immune response. Annu Rev Nutr. 2006;26:45–73.

21. Serhan C, Chiang N, van Dyke T. Resolving inflammation: dual anti-inflammatory and pro-resolution lipid mediators. Nat Rev Immunol. 2008;8:349–61.

22. De Filippo C, Cavalieri D, Di Paola M, Ramazzotti M, Poullet J, Massart S. Impact of diet in shaping gut microbiota revealed by a comparative study in children from Europe and rural africa. Proc Natl Acad Sci U S A. 2010;107:14691–6.

23. Moreno-Navarrete J, Sabater M, Ortega F, Ricart W, Fernandez-Real J. Circulating zonulin, a marker of intestinal permeability, is increased in association with obesity-associated insulin resistance. PLoS One. 2012;7, e37160.

24. Novak T, Babcock T, Jho D, Helton W, Espat N. NF-kappa B inhibition by omega-3 fatty acids modulates LPS-stimulated macrophage TNF-alpha transcription. Am J Physiol. 2003;284:L84–9.

25. Costea I, Mack D, Lemaitre R, Israel D, Marcil V, Ahmad A, et al. Interactions between the dietary polyunsaturated fatty acid ratio and genetic factors determine susceptibility to pediatric Crohn's disease. Gastroenterology. 2014;146:929–31.

26. Turner D, Steinhart A, Griffiths A. Omega 3 fatty acids (fish oil) for maintenance of remission in ulcerative colitis. Cochrane Database Syst Rev. 2007;(3):CD006443.

27. Lev-Tzion R, Griffiths A, Leder O, Turner D. Omega 3 fatty acids (fish oil) for maintenance of remission in Crohn's disease. Cochrane Database Syst Rev. 2014;(28):CD006320.

28. Feagan BG, Sandborn WJ, Mittmann U, Bar-Meir S, D'Haens G, Bradette M, et al. Omega-3 free fatty acids for the maintenance of remission in Crohn's disease: the EPIC randomized controlled trials. JAMA. 2008;299:1690–7.

29. Liu P, Schenk M, Walker V, Dempsey P, Kanchanapoomi M, Heelwright M, et al. Convergence of IL-1beta and VDR activation pathways in human TLR2/1-induced antimicrobial responses. PLoS One. 2009;4, e5810.

30. Yuk J, Shin DM, Lee HM, Yang CS, Jin H, Kim KK, et al. Vitamin D3 induces autophagy in human monocytes/macrophages via cathelicidin. Cell Host Microbe. 2009;6:231–43.

31. Zhang Y, Leung D, Richers B, Liu Y, Remigio LK, Riches DW, et al. Vitamin D inhibits mono-cyte/macrophage proinflammatory cytokine production by targeting MAPK phosphatase-1. J Immunol. 2012;188:2127–35.

32. Lemire J, Adams J, Kermani-Arab V, Bakke A, Sakai R, Jordan S. 1,25-dihydroxyvitamin D3 suppresses human T helper/inducer lymphocyte activity in vitro. J Immunol. 1985;134: 3032–5.

33. Kong J, Zhang Z, Mea M. Novel role of the vitamin D receptor in maintaining the integrity of the intestinal mucosal barrier. Am J Physiol Gastrointest Liver Physiol. 2008;294:G208–16.

34. Khalili H, Huang E, Ananthakrishnan A, Higuchi L, Richter J, Fuchs C, et al. Geographical variation and incidence of inflammatory bowel disease among US women. Gut. 2012;61:1686–92.

35. Simmons D, Mulligan C, Welsh K, Jewell D. Vitamin D receptor gene polymorphism: asso-ciation with Crohn's disease susceptibility. Gut. 2000;47:211–4.

36. Dresner-Pollak R, Ackerman Z, Eliakim R, Karban A, Chowers YFH. The BsmI vitamin D receptor gene polymorphism is associated with ulcerative colitis in Jewish Ashkenazi patients. Genet Test. 2004;8:417–20.

37. Jorgensen S, Agnholt J, Glerup H, Lyhne S, Villadsen GE, Hvas C, et al. Clinical trial: vitamin D3 treatment in Crohn's disease—a randomised double-blind placebo-controlled study. Aliment Pharmacol Ther. 2010;32:377–83.

38. Maslowski K, Mackay C. Diet, gut microbiota and immune responses. Nat Immunol. 2011;12:5–9.

39. Nagalingam N, Lynch S. Role of the microbiota in inflammatory bowel diseases. Inflamm Bowel Dis. 2012;18:968–84.

40. Roediger WE, Duncan S, Kapaniris O, Millard S. Reducing sulfur compounds of the colon impair colonocyte nutrition: implications for ulcerative colitis. Gastroenterology. 1993;104: 802–9.

41. Pitcher M, Beatty E, Cummings J. The contribution of sulphate reducing bacteria and 5-aminosalicyclic acid to faecal sulphide in patients with ulcerative colitis. Gut. 2000;46: 64–72.

42. Gibson G, Cummings J, MacFarlane G. Growth and activities of sulphate-reducing bacteria in gut contents of healthy subjects and patients with ulcerative colitis. FEMS Microbiol Lett. 1991;86:103–12.

43. Kleessen B, Kroesen A, Buhr H, Blaut M. Mucosal and invading bacteria in patients with

inflammatory bowel disease compared with controls. Scand J Gastroenterol. 2002;37(9): 1034–41.

44. Jowett S, Seal C, Pearce M, Phillips E, Gregory W, Barton J, et al. Influence of dietary factors on the clinical course of ulcerative colitis: a prospective cohort study. Gut. 2004;53:1479–84.

45. Grisham MB. Oxidants and free radicals in inflammatory bowel disease. Lancet. 1994;344: 859–61.

46. Millar A, Rampton D, Blake D. Effects of iron and iron chelation in vitro on mucosal oxidant activity in ulcerative colitis. Aliment Pharmacol Ther. 2000;14:1163–8.

47. Bao B, Prasad AS, Beck FW, et al. Zinc decreases C-reactive protein, lipid peroxidation, and inflammatory cytokines in elderly subjects: a potential implication of zinc as an atheroprotective agent. Am J Clin Nutr. 2010;91:1634–41.

48. Bao B, Prasad AS, Beck FW, et al. Zinc supplementation decreases oxidative stress, incidence of infection, and generation of inflammatory cytokines in sickle cell disease patients. Transl Res. 2008;152:67–80.

49. Barollo M, Medici V, D'Inca R, et al. Antioxidative potential of a combined therapy of anti TNFalpha and Zn acetate in experimental colitis. World J Gastroenterol. 2011;17:4099–103.

50. Chen BW, Wang HH, Liu JX, et al. Zinc sulphate solution enema decreases inflammation in experimental colitis in rats. J Gastroenterol Hepatol. 1999;14:1088–92.

第二部分
炎症性肠病患者的营养元素缺乏

第 3 章
维生素 D 与炎症性肠病

引言

维生素 D 的合成与代谢

  维生素 D 是人类生命所必需的营养素,在维持钙稳态和骨代谢中发挥关键作用并参与免疫功能、肌肉功能和大脑发育等的调控[1]。维生素 D 由一组具有环戊烷多氢菲结构的脂溶性分子组成。其主要循环分子是 $25\text{-}(OH)\text{-}D_3$(骨化二醇)。维生素 D 的活性形式是 $1,25\text{-}(OH)_2\text{-}D_3$(骨化三醇),能与维生素 D 受体(vitamin D receptor,VDR)结合,从而调控维生素 D 基因转录表达。VDR是核激素受体,存在于所有有核细胞中,属于Ⅱ类类固醇激素受体[2]。

  维生素 D 仅存在于少量食物中,大部分通过人体皮肤合成。在体内合成的胆固醇经转变为 7- 脱氢胆固醇,储存于皮下,经紫外线照射后在体内转化形成维生素 D_3。经皮肤日晒是补充维生素 D 的有效途径,手臂和脸部的最小暴露量相当于从饮食中获取 200 IU 的维生素 D[3]。而皮肤合成量的多少受季节、纬度、日晒时长、防晒霜、皮肤类型和年龄多种因素影响[4],如黑色素可减少皮肤生成维生素 D_3。残疾人和老年人多在室内活动,阳光暴露有限,易出现维生素 D 缺乏,因此维生素 D 的需要量很难准确估计[1]。维生素 D_2(麦角钙化醇)和维生素 D_3(胆钙化醇)在天然食物中存在并不广泛(如蘑菇、三文鱼和金枪鱼等)。目前已开发出人造麦角钙化醇和胆钙化醇补充剂,此类强化食物在包括美国在内的多个国家较为常见。维生素 D_3 和维生素 D_2 具有相似的生物活性。食物中的维生素 D 与脂肪一起在肠道被吸收,吸收的维生素 D 与乳糜微粒相结合。克罗恩病(Crohn's disease,CD)、胰腺功能不全、腹腔疾病、胆汁淤积性肝病、囊性纤维化等影响脂肪吸收的各种疾病均可导致维生素 D 吸收减少[1,5]。膳食摄入和皮肤产生的维生素 D 经肝脏及肾脏的羟化酶催化生成 $25\text{-}(OH)\text{-}D_3$ 和 $1,25\text{-}(OH)_2\text{-}D_3$(图 3.1)。$1,25\text{-}(OH)_2\text{-}D_3$(骨化三醇)在肾脏内合成,是维生素 D 在体内的活性形式,受甲状旁腺激素(parathyroid hormone,PTH)和成纤维细胞样生长因子 23(fibroblast-like growth factor 23,FGF23)两种激素调节,PTH可促进其合成,而 FGF23 抑制其合成[1]。$25\text{-}(OH)\text{-}D_3$ 的半衰期为 2~3 周,$1,25\text{-}(OH)_2\text{-}D_3$ 的半衰期为 4~6 小时。

维生素 D 缺乏与 IBD

维生素 D 的生理需求与缺乏

  维生素 D 的适宜浓度是一个有争议的话题。$25\text{-}(OH)\text{-}D_3$ 浓度是评价个体维生素 D 营养状况最有价值的指标,低于 20ng/ml

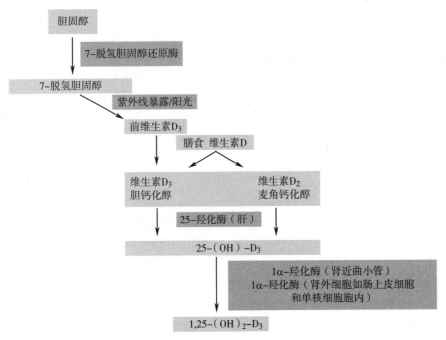

图 3.1   维生素 D 的代谢

（50nmol/L）为维生素 D 缺乏,介于 21~29ng/ml（52.5~72.5nmol/L）为维生素 D 不足,介于 30~100ng/ml（75~250nmol/L）为维生素 D 正常水平[1,5~7]。以上数值是基于不考虑以下因素的观察结果:患者肠钙吸收用于肾脏合成 1,25-$(OH)_2$-D_3 的有效浓度、有效抑制 PTH 的适宜浓度和有效预防骨折等临床终点等骨骼外健康。研究发现维生素 D 水平具有种族差异,例如,非裔美国人的总血清 25-(OH)-D_3 浓度低于其他种族,但不会引起维生素 D 缺乏,因为 25-(OH)-D_3 在不同种族之间的生物可利用度是相似的,这种现象可能与该种族中维生素 D 结合蛋白水平也较低有关[8]。

维生素 D 缺乏在各年龄阶段均较常见[1,5,6,9~11],其可能原因为:①皮肤生成受损、膳食摄入不足和脂肪吸收不良导致维生素的利用降低;②纬度较高、肤色较深、年龄较大、户外活动时间较短等均可导致皮肤生成的维生素 D 不足;③含维生素 D 食物摄入不足;④维生素 D 在肝脏或肾脏的羟基化过程紊乱;⑤患者存在 VDR 缺陷或维生素 D 抵抗等遗传性疾病[1,5,6,9~11];⑥肥胖和服用苯妥英钠等药物可降低体内维生素水平降低。研究证实肥胖可导致维生素 D 缺乏,维生素 D 主要储存于脂肪组织,肥胖患者内源性维生素 D 进入循环系统的量减少,维生素 D 生物利用度降低[12~15]。

维生素 D 缺乏在 IBD 患者中发病率

IBD 患者是易患维生素 D 缺乏的高危人群。除上述环境和遗传因素外,导致维生素 D 缺乏的 IBD 特异性因素包括肠道炎症使维生素 D 经胃肠道流失增加、肠段切除致维生素 D 吸收减少、使用影响维生素 D 吸收的药物,以及疾病活动期时的厌食症。近期研究发现,相较于健康对照组,儿童 IBD 患者维生素 D 降低时 PTH 异常升高;肿瘤坏死因子 α(tumor necrosis factor α,TNF-α)水平升高与 1,25-$(OH)_2$-D_3 水平降低有统计学意义;证实 IBD 患者维生素 D 代谢异常,其可能原因是炎症细胞因子(如 TNF-α)

可抑制 PTH 和肾 1-α- 羟化酶表达。同时，研究发现 IBD 患者 25-(OH)-D₃ 转化为 1,25-(OH)₂-D₃ 的过程紊乱[16]。已有大量研究发现，维生素 D 缺乏的发病率在 CD 中为 22%~70%，在 UC 中高达 45%[17]。加拿大的一项队列研究通过对 242 名 CD 患者进行调查发现，8% 的患者存在维生素 D 缺乏(25-(OH)-D₃<25nmol/L)，22% 的患者存在维生素 D 不足[25-(OH)-D₃<40nmol/L]，研究结果显示维生素 D 缺乏的预测因素为吸烟、营养状态和阳光照射[18]。挪威的一项研究通过对 120 例 IBD 成人患者研究发现，27%CD 患者和 15%UC 患者存在维生素 D 缺乏，两组间差异有统计学意义(P<0.05)，而 37% 的小肠切除 CD 患者存在继发甲状旁腺功能亢进[19]。

IBD 伴代谢性骨病

维生素 D 与代谢性骨病

临床上 IBD 患者发生显著代谢性骨病的主要病因是维生素 D 缺乏，严重和长期的维生素 D 缺乏可导致肠钙吸收减少，导致低钙血症，进一步促使 PTH 分泌增加，继发甲状旁腺功能亢进，引起骨质脱钙，最终导致成人骨软化症和儿童佝偻病。骨软化症早期症状常不明显，随着骨软化加重，可出现骨痛、肌无力、行走困难和骨折等一系列临床症状和体征[1,5]。骨软化症状中维生素 D[25-(OH)-D₃]浓度明显低于 10ng/ml。

骨质减少和骨质疏松症在 IBD 患者中发病率较高，通过对 63 例 CD 患者和 41 例 UC 患者研究发现，42% 的患者股骨颈骨量减少[-2.5SD<骨密度(BMD)T 值<-1SD]，41% 的患者并发骨质疏松症(T 值<-2.5)[20]。另有研究发现，在 44 例 CD 患者和 35 例 UC 患者中骨量减少(T 值<-1.0)发病率从 51% 升高至 77%，骨质疏松症(T 值<-2.5)的发病率从 17% 升高至 28%[21]。近期通过对 143 例 IBD 患者研究发现，UC 患者骨量减少和骨质疏松症的发病率分别为 48.07% 和 18.26%，CD 患者骨量减少和骨质疏松症的发病率分别为 56.41% 和 15.38%[22]。这些研究均证实适当的维生素 D 摄入可维持骨骼健康，提高 IBD 患者的生活质量。

IBD 患者代谢性骨病的临床转归

近 10 年来，IBD 患者并发骨量减少或骨质疏松的临床意义及相关的骨折风险受到广泛关注。目前的研究结果仍存在争议，但学者们一致认为 IBD 患者骨折风险总体呈上升趋势。多个 IBD 研究证实了上述结论，曼尼托巴大学一项研究通过对 IBD 数据库中 6027 例患者资料进行回顾性分析发现，IBD 患者骨折发病率较正常人高出 40%，尤其是 60 岁以上患者，脊柱、髋关节、腕部、前臂和肋骨的骨折发生率均增加，分别为 1.74%、1.59%、1.33%、1.25%，且 CD 和 UC 之间、各年龄层之间骨折发病率均无明显差异[23]。通过对 434 例 UC 患者、383 例 CD 患者和 635 名健康对照进行分析，发现 CD 患者骨折的风险增加，相对危险度为 2.5，CD 或 UC 中男性患者骨折风险的差异无统计学意义[24]。此外，针对 CD 的队列研究结果显示 CD 患者椎体骨折发生率升高，BMD 正常的 CD 患者和骨质减少症/骨质疏松症的 CD 患者骨折发病率相似，且炎症程度指标 C 反应蛋白(C-reactive protein, CRP)与椎体高度减少呈正相关[25]。但之后的研究结果是相反的，例如，一项基于明尼苏达州奥姆斯特德市的 238 名 CD 患者的研究，按性别、年龄配对，与对照组相比，CD 患者骨折风险无明显增加[26]。

IBD 患者，特别是老年患者，骨量减少和骨质疏松导致骨折风险增加，严重影响患者总体健康和生活质量。美国胃肠病学会(American Gastroenterological Association,

AGA)强调了筛查 IBD 患者骨质疏松症的重要性。根据他们的建议,IBD 患者若具有骨质疏松症的一个或多个危险因素,包括绝经后妇女、50 岁以上男性、脊柱骨折史、性腺功能减退症史及慢性皮质类固醇治疗史,应使用双能 X 线吸收测定法(dual energy X-ray absorptiometry,DXA)进行筛查。此外,如果初始测试正常,建议 2~3 年后复查。对于发生骨质疏松症或低创伤性骨折的患者,为排除继发性骨质疏松症的发生,应定期监测全血细胞计数、血钙、25-(OH)-D_3、肌酐、碱性磷酸酶、男性睾酮和血清蛋白等[27]。

维生素 D 与免疫反应

维生素 D 在天然免疫和适应性免疫中发挥重要作用[28-30]。VDR 可在巨噬细胞、单核细胞、树突状细胞、T 细胞和 B 细胞等多种免疫细胞中表达。免疫细胞具有将 25-(OH)-D_3 转化为其活性形式 1,25-(OH)_2-D_3 的必需酶。局部产生的活性维生素 D 具有自分泌和旁分泌作用,直接或间接影响 B 细胞和 T 细胞活化细胞,调节适应性免疫应答和抗原呈递细胞,如树突状细胞、巨噬细胞均可调节天然免疫[31]。维生素 D 主要通过保持黏膜完整性以维持微生物平衡,促使 Th1 细胞和 Th 17 细胞向 Th2 细胞和 Treg 细胞转化,促进免疫抑制状态。

维生素 D 的抗菌活性

维生素 D 可上调天然免疫,协同参与细菌感染后的免疫应答,即维生素 D 可维持菌群动态平衡而发挥其抗菌特性。胞内的细菌,如结核分枝杆菌可激活 Toll 样受体(toll-like receptor,TLR),介导维生素 D 产生直接的抗微生物作用。结核分枝杆菌来源的脂肽激活巨噬细胞上的 TLR 上调 VDR 基因和维生素 D 1α- 羟化酶(人类 CYP27b1)基因,促使 25-(OH)-D_3 转化为具有活性的 1,25-(OH)_2-D_3。宿主对病原体的免疫应答会激发一系列的级联反应[33]。维生素 D 直接影响抗菌肽的生成[32]。此外,维生素 D 刺激模式识别受体 NOD2 表达上调。如胞壁酰二肽同时出现于革兰氏阴性菌和革兰氏阳性菌,可激活 NOD2 受体,刺激核因子活化 NF-κB,导致编码抗微生物肽 β2 防御素的基因 DEFB2 表达。另有研究发现 CD 的发生发展与 NOD2 和 DEFB2 功能受损有密切关系[34]。

自噬与维生素 D

自噬是天然免疫系统的重要组成部分,维生素 D 在诱导和调节这种分解代谢过程中发挥关键作用[35]。维生素 D 可通过不同诱导途径影响自噬,调节免疫和炎症反应。具体地说,1,25-(OH)_2-D_3 可通过抗菌肽促使细菌吞噬体与自噬体在人巨噬细胞中共定位[36]。

维生素 D 与树突细胞

维生素 D 作为免疫调节剂在适应性免疫中发挥显著重要,VDR 多见于活化的 B 细胞、T 细胞及树突状细胞[37]。树突状细胞作为抗原呈递细胞,介导先天免疫和适应性免疫之间的信使传递,在调节适应性方面发挥着重要作用。维生素 D 可抑制树突状细胞的增殖、分化和成熟。脂多糖是革兰氏阴性细菌细胞壁中的一种成分,可刺激树突状细胞,介导维生素 D 1α- 羟化酶的表达增加,诱导产生更多的 1,25-(OH)_2-D_3[38]。维生素 D 可抑制单核细胞分化来源的树突状细胞,进一步降低树突状细胞刺激 T 细胞增殖的能力。总地来说,维生素 D 具有免疫抑制效应。维生素 D 可抑制白介素 -12(IL-12)的产生,上调共刺激白细胞分化抗原 40(CD40)、CD80、CD86 和 Ⅱ 型主要组织相容性复合物(major histocompatibility complex,MHC)分子的表达。维生素 D 也可促进树突状细胞分泌 IL-10;IL-12 诱导产生 Th1 细胞,上调抗原呈递细胞如 CD40、CD80 和 CD86 表达,激活 Th1 细胞;此外,维生素 D 可上调 Fox2 和 IL-10 的表达[39],促进 Treg 细胞生成和非特异性免疫应答,并可能引起免疫系统的过度反应而导致机体的病理状态[40,41]。

维生素 D 与巨噬细胞

维生素 D 促进单核 - 巨噬细胞的分化,进而促进具有免疫抑制特性的前列腺素 E2 的生成,并降低粒细胞巨噬细胞集落刺激因子(granulocyte macrophage colony stimulating factor,GM-CSF)的生成。此外,维生素 D 可减少巨噬细胞合成并分泌炎症细胞因子,如干扰素 -γ(interferon-γ,IFN-γ)、溶酶体酸性磷酸酶、过氧化氢和巨噬细胞特异性膜抗原。而 INF-γ 降低可导致巨噬细胞活化受损[42]。维生素 D 还可通过阻断 MHC-II 类抗原表达,降低巨噬细胞的抗原呈递能力。此外,1,25-$(OH)_2$-D_3 可抑制 TLR2、TLR4 和 TLR9 表达,TLR9 激活后可生成少量 IL-6[43];或抑制抗原呈递细胞如巨噬细胞生成 IL-6、IL-23,进一步阻断 Th17 细胞反应[39]。

维生素 D 与 T 细胞分化

维生素 D 主要影响 Th1 细胞、Th2 细胞、Th17 细胞、滤泡辅助性 T 细胞(T_{FH})和 Treg 细胞及其分化。Th1 细胞作用于细胞介导的免疫应答,产生 IFN-γ 促炎细胞因子和淋巴毒素。在 IBD 中,Th1 细胞主要针对自身蛋白质。Th2 细胞作用于抗体介导的免疫反应,如哮喘和食物过敏,分泌抗炎细胞因子 IL-4、IL-5 和 IL-13。1,25-$(OH)_2$-D_3 抑制 Th1 细胞活性,从而抑制促炎细胞因子如 IFN-γ、IL-2 和 TNF-α 分泌,并可分别抑制 Th17 和 T_{FH} 细胞分泌促炎细胞因子 IL-17 和 IL-21。维生素 D 可能通过控制相关细胞因子的过度生成,控制 IBD 的发生发展。维生素 D 对不同类型 T 细胞的作用不同,可增强 Th2 和 Treg 细胞功能并抑制 Th1 和 Th17 细胞功能,维持免疫系统在炎症反应和免疫抑制之间的动态平衡。同时,维生素 D 也可直接作用于 B 细胞,抑制其增殖并促进活化 B 细胞凋亡。此外,维生素 D 可降低 CD+ T 细胞的细胞毒性[44-46],1,25-$(OH)_2$-D_3 可抑制浆细胞、免疫球蛋白和记忆 B 细胞的产生[47]。

维生素 D 与 IBD 发病机制

维生素 D 缺乏症已被认为是 IBD 的发病机制之一(表 3.1)。多项研究探讨了维生素 D 缺乏在 IBD 发展中的作用及相关机制。但仅有一项前瞻性队列研究针对维生素 D 浓度与 IBD 发病风险,通过对 70 000 多名妇女调查发现,维生素 D 浓度升高可降低 CD 发病率,差异有统计学意义($P<0.02$)[48]。

表 3.1　维生素 D 与 IBD 的发病机制

1. 流行病学研究	发现 UC 和 CD 的发病情况存在"南北梯度"的地理分布特性,北纬地区随纬度升高,IBD 发病率呈上升趋势,可能与北纬地区 UVB 辐射强度较低维生素 D 生成减少相关	[49-54]
2. 维生素 D 缺乏与免疫紊乱		
a. 控制炎症	研究发现 VDR[a] IL[b]-10 DKO[c] 小鼠结肠炎模型中炎症细胞因子(INF[d]-γ,IL-1β,IL-2,IL-12 和 TNF-α[e])的表达升高,证实 VDR 在控制 KO 小鼠炎症模型中发挥重要作用	[57,65-67]

a. 控制炎症	IBD 患者血清 25-(OH)-D_3^f 浓度与血清蛋白比例呈负相关	
	VDR 通过增加 NF-κB^g 的内源性抑制因子 κBα 抑制剂的产生,下调 NF-κB 的表达,减轻肠道炎症	
	上皮 VDR 通过下调凋亡调节因子 PUMA 抑制细胞凋亡,抑制结肠炎症	
b. 维持肠上皮屏障	IBD 发生发展与黏膜屏障的破坏有关,维生素 D 促进黏膜的上皮连接,并上调结合蛋白的表达,如密封蛋白、ZO-1 和闭合蛋白	[58~60]
c. 失衡	VDR IL-10 DKO 结肠炎模型中,维生素 D 缺乏小鼠组肠道微生物发生变化,结肠细菌数量增加 50 倍,血管生成素 4 合成减少	[63]
d. 先天性免疫应答	维生素 D 可调节自噬基因 ATG16L1,影响 Paneth 细胞抗菌和自噬作用。细菌代谢产物可上调 VDR 和 ATG16L1,减轻炎症。维生素 D 缺乏会减轻自噬,导致慢性黏膜炎症甚至 IBD	[64]
e. 适应性免疫应答	三硝基苯磺酸诱导 Th1 细胞介导的小鼠结肠炎中发现维生素 D 可抑制 Th1 细胞生成,增强 Th2 细胞^{h}和调节性 T 细胞的功能	[39]
3. 遗传关联,多态性	IBD 具有遗传易感性,如 VDR 和 DBP^{i}基因多态性	[68~72]
4. 动物研究	IL-10 KO 小鼠 IBD 模型中维生素 D 缺乏症状更重	[39,55,56,61,62]
	DSS 诱导小鼠结肠炎中发现补充维生素 D 可改善结肠炎的炎症程度,并抑制 TNF-α 分泌	
	三硝基苯磺酸诱导的小鼠 Th1 细胞介导结肠炎中发现 1,25-(OH)$_2$-D_3^j 可减轻结肠炎的炎症程度	
5. 临床研究	对超过 70,000 名女性进行前瞻性队列研究发现维生素 D 浓度与 CD 风险呈负相关	[48,73,74,83,84]
	1200IU^k 1,25-(OH)$_2$-D_3 和 1200mg 钙治疗 IBD 患者,一年后复发率为 13%,而单独使用钙治疗 IBD 患者一年后复发率为 29%(P=0.06)	
	克罗恩病患者接受 1,25-(OH)$_2$-D_3 治疗 6 周后,疾病活动指数、CRP 和骨转换标志物显著降低(P<0.05),但 12 个月后无明显差异	
	低剂量维生素 D 预处理与早期停用抗 TNF-α 治疗相关(P<0.05)	
	维生素 D 浓度较低可增加 IBD 患者相关的手术风险,改善 25-(OH)-D_3 血清水平可降低 CD 风险	

[a] Vitamin D receptor,维生素 D 受体

[b] Interleukin,白介素

[c] Knockout,基因敲除

[d] Interferon,干扰素

[e] Tumor necrosis factor,肿瘤坏死因子

[f] 25-Hydroxyvitamin D,25- 羟维生素 D

[g] NF-κB,核因子活化 B 细胞 κ 轻链增强子

[h] T helper cell,辅助性 T 细胞

[i] Vitamin D-binding protein,维生素 D 结合蛋白

[j] 1,25-Dihydroxyvitamin D,1,25-(OH)$_2$-D_3

[k] International units,国际单位

IBD 发病的地域差异

欧洲和美国的相关研究已发现 UC 和 CD 的发病具有地域差异。如北纬地区随纬度升高,IBD 发病率呈上升趋势[49~52]。南纬地区人群发生 IBD 风险较低,这可能与北纬地区 UVB 辐射强度较低有关,而光照量下降是 IBD 的危险因素之一[53,54]。

维生素 D 缺乏与免疫失衡

已有动物模型研究了维生素 D 浓度与 IBD 发病机制的关系。研究发现 IL-10 基因敲除小鼠 IBD 动物模型组中,小鼠腹泻症状、肠道炎症程度和体重相较于对照组均减轻,且维生素 D 缺乏小鼠比维生素 D 充足小鼠症状更严重,差异有统计学意义[55,56]。VDR IL-10 双基因敲除(double knockout,DKO)小鼠模型中,发现 IFN-γ、IL-1β、IL-2、IL-12 和 TNF-α 等炎症细胞因子表达升高,进一步证实 VDR 在控制 KO 小鼠结肠炎模型中发挥重要作用[57]。此外,维生素 D 参与黏膜连接复合物构成,维持肠道黏膜屏障完整性。目前多使用硫酸葡聚糖钠(dextran sodium sulfate,DSS)诱导构建结肠炎模型,VDR 基因敲除小鼠结肠炎症状较重,主要表现为腹泻、直肠出血和死亡;其上皮连接破坏严重,密封蛋白(claudin),ZO-1 和闭合蛋白(occludin)等连接蛋白表达减少[58~60]。另有 CD 相关研究发现肠上皮屏障受损和功能紊乱及 claudin 2、claudin5 和 claudin8 表达分布异常[60]。DSS 诱导的小鼠结肠炎模型中发现,结肠组织局部和远端肾脏生成 1,25-$(OH)_2$-D_3 影响结肠炎的严重性,且维生素 D 水平正常的小鼠结肠炎的组织学评分较低,体重减轻较少,炎症程度较轻。也有研究通过构建 DSS 诱导结肠炎动物模型发现,维生素 D 可改善结肠炎的症状并减少 TNF-α 的分泌[61]。维生素 D 下调多种 TNF-α 相关基因,致 TNF-α 的减少,在 IBD 炎症反应中发挥重要作用[62]。

维生素 D、菌群失调与 IBD

维生素 D 水平较低可改变肠道菌群并引起微生物群紊乱。近年来研究表明维生素 D 水平、智力异常和 IBD 之间存在相关。VDR IL-10 DKO 结肠炎模型中,维生素 D 缺乏组小鼠肠道微生物发生变化,结肠细菌数量增加 50 倍,具有调节肠道细菌功能的抗菌蛋白质血管生成素 4 合成减少。据此提出假设,维生素 D 缺乏可能通过改变机体抗菌活性和肠道微生物群,进而加重结肠炎[63]。此外,如前所述,自噬受维生素 D 调节,维生素 D 不足会影响自噬,进一步影响肠道菌群和肠内稳态,导致 IBD 的病理生理学改变。已有研究表明维生素 D 与机体失衡、自噬和 IBD 遗传易感性之间存在相关性。例如,维生素 D 可调节自噬基因 ATG16L1,ATG16L1 为 IBD 的易感基因。维生素 D 通过调控 ATG16L1 表达,影响 Paneth 细胞抗菌和自噬作用。细菌代谢产物可上调 VDR 和 ATG16L1,减轻炎症。维生素 D 缺乏会削弱自噬,导致慢性黏膜炎症甚至 IBD。同时实验性结肠炎模型中发现,细菌产物丁酸盐可上调 VDR 和 ATG16L1 表达,减轻炎症程度。维生素 D 缺乏可能通过减少自噬而影响肠内稳态,导致慢性黏膜炎症甚至 IBD[64]。

肠道炎症与维生素 D

研究发现 VDR 在维持肠黏膜屏障稳态和上皮炎症中发挥重要作用。已有研究表明肠道炎症标记物如钙卫蛋白和维生素 D,以及维生素 D 和肠道炎症存在相关性。UC 和 CD 患者血清 25-(OH)-D_3 与粪便钙卫蛋白呈显著负相关,而与其他系统炎症标志物如 CRP 无关[65]。此外,NF-κB 在炎症中发挥关键作用[66]。VDR 通过增加 NF-κB 的内源性抑制因子 κBα 抑制剂的产生,下调

NF-κB 的表达,减轻肠道炎症。同时,VDR 通过下调凋亡调节因子 PUMA 抑制细胞凋亡,保护肠黏膜而抑制结肠炎症[67]。

维生素 D 受体基因多态性

IBD 具有遗传易感性,如 VDR 和维生素 D 结合蛋白(vitamin D-binding protein, DBP)基因多态性。VDR 基因位于染色体 12 上的一个区域,通过基因组筛选技术发现 VDR 基因多态性与 IBD 发病有关[68~70]。最近一项 meta 分析评估了 IBD 与 VDR 基因 ApaI、BsmI、FokI 和 TaqI 多态性的相关性,亚组分析发现 VDR ApaI 基因与 CD 风险增加有关,TaqI 基因与 UC 风险降低有关。此外,本研究发现不同民族群体的遗传指纹图谱也不同[71]。DBP 基因多态性也与 IBD 相关,通过对 884 名参与者包括 636 例 IBD 患者进行统计学分析,结果显示非 IBD 对照组中 DBP 420 Lys 表达较 IBD 患者多[72]。

维生素 D 水平与 IBD 严重程度

已有多项临床研究评估了维生素 D 水平与 IBD 严重程度的相关性,研究结果尚不一致,但总体上均证实维生素 D 在控制 IBD 中具有重要作用。最近一项基于多机构共 3217 名 IBD 患者的队列研究结果显示,维生素 D 缺乏是 IBD 相关手术的独立危险因素之一。CD 队列研究发现,CD 与维生素 D 存在剂量相关性,维生素 D 恢复正常水平后相关手术的风险降低[73]。一项纳入 101 例 IBD 患者的回顾性队列研究,给予患者 TNF-α 治疗后检测其维生素 D 水平,结果显示无应答或失去应答队列中维生素 D 不足[74]。34 例 CD 患者队列研究中发现 CD 疾病严重程度与 25-(OH)-D_3 水平呈负相关[75]。182 例 CD 横断面研究评估疾病活动度,结果显示 CD 疾病活动指数、CRP 浓度与维生素 D 水平较低有关[76]。此外,通过对 220 例 IBD 患者(其中 CD141 例,UC79 例)进行队列研究,发现维生素 D 血清浓度与冬、春季 UC 和 CD 患者的健康相关生活质量有关[77]。

仅有少量研究探讨了维生素 D 水平对 UC 严重程度的影响。纳入 34 例 UC 患者的横断面研究评估了维生素 D 水平与疾病活动度 Mayo 评分的关系,结果显示 25-(OH)-D_3 浓度降低可能加重 UC 严重程度,且有统计学意义[78]。通过对 1000 多例 IBD 患者进行为期 5 年的前瞻性研究初步发现,维生素 D 水平降低可导致患者生活质量下降、卫生保健体系利用率提高 44%,类固醇、生物制剂和麻醉药物等药品使用增加[79]。尽管这些研究显示维生素 D 水平降低可加重 UC,但仍有许多研究发现即使大部分患者存在维生素 D 缺乏,维生素 D 水平与 UC 疾病严重程度无关[80,81]。

补充维生素 D 治疗 IBD

通过对实验性结肠炎模型的观察性研究数据结果显示,维生素 D 可用于 IBD 治疗[39,58,82]。两项 IBD 治疗相关研究进一步评估了维生素 D 治疗 CD 和 UC 的效果。一项是在丹麦对 180 例缓解期 CD 患者进行的多中心随机双盲对照试验,设置治疗组和对照组,治疗组每日给予 1200IU 1,25-(OH)$_2$-D_3+1200mg 钙,对照组(安慰剂组)每日给予 1200mg 钙,1 年后评估复发率,结果显示对照组和治疗组复发率分别为 29% 和 13%,差异无统计学意义(P=0.06)[83]。另一项是评价 1,25-(OH)$_2$-D_3 和 25-(OH)-D_3 用于改善 CD 患者疾病活动度和骨骼健康效果的前瞻性研究[84],结果显示 1,25-(OH)$_2$-D_3 治疗 6 周后,CD 患者疾病活动指数、CRP 和骨转换标志物水平显著下降(P<0.05),但 12 个月后无明显差异,且 25-(OH)-D_3 治疗无明显效果[84]。

维生素 D 与艰难梭菌感染的风险

IBD 患者感染艰难梭菌(clostridium difficile infection,CDI)风险增加[85,86]。维生素 D 可影响肠道的抗菌作用及其抗菌化合物的产生,如抗菌肽,能预防性地抗感染,并作为微生物调节剂[32,33,87]。近期一项来自多机构 IBD 的队列研究发现提高血浆 25-(OH)-D_3 水平与 IBD 患者 CDI 风险降低有关[88]。由此推测,维生素 D 可用于 IBD 患者预防 CDI。

维生素 D 与结肠癌风险

IBD 患者进展为结直肠癌(colorectal cancer,CRC)的风险增加,CRC 是 IBD 患者死亡的主要原因之一[89]。炎症是 IBD 进展为 CRC 的危险因素,IBD 频繁复发显著增加了 CRC 风险[90,91]。维生素 D 具有抗炎作用,可预防 IBD 进展为 CRC。体外研究结果显示 $1,25-(OH)_2-D_3$ 能抑制结肠癌细胞系生长并促进其分化[92-94]。研究发现维生素 D 干预后人结肠癌细胞系(HT-29)生长受损,该研究认为维生素 D 通过 TLR4 途径预防 IBD 患者进展为 CRC[95]。VDR 表达水平较低的 UC 患者进展为 CRC 的风险较高,由此推测,VDR 低表达可用作评估 UC 患者发育不良和癌变风险的标志物[96]。基于病例对照研究的 meta 分析发现,血清高水平维生素 D 患者相较于低水平组 CRC 发病风险降低 50%,日常补充维生素 D 可降低 CRC 发病率[97]。此外,每日摄取 1000IU 维生素 D 可将 CRC 发病风险降低 50%[98]。与之结论矛盾,通过在 36 282 名绝经后妇女中进行随机双盲对照临床试验,每日给予实验组维生素 D 400IU,7 年后结果显示两组患者 CRC 发病率无显著差异[99]。值得注意的是,该研究具有明显的局限性,因试验中补充维生素 D 的剂量为低于日推荐量的 400IU,且研究期间未监测血清维生素 D 水平。

临床推荐意见

维生素 D 维持肠道健康和平衡的作用在临床专家中是众所周知且广泛认同的。虽然需要更多研究进一步确认维生素 D 缺乏与肠道炎症的相关性,但维持 IBD 患者血清 25-(OH)-D_3 处于最适水平意义重大(表3.2)。目前为止,尚无胃肠相关的指南提出 IBD 患者应常规评估维生素 D 水平,而内分泌学会的临床指南小组委员会(the Clinical Guidelines Subcommittee of the Endocrine Society)推荐对使用类固醇治疗的 IBD 患者应检测血清 25-(OH)-D_3 水平[6]。我们认为每年筛查维生素 D 缺乏是合理的,以下情况应增加检测频率:维生素 D 缺乏患者伴或不伴有代谢性骨病、活动期 IBD 患者使用类固醇药物治疗。患者理想的筛查时间是冬季或早春,这段期间体内维生素 D 水平最低,尤其是在居住北纬地区的患者[100]。美国预防服务工作组(the U.S.Preventive Services Task Force)最近发布其推荐意见,因为目前证据不足以评估维生素 D 的利弊,不推荐对无症状成人常规进行维生素 D 缺乏的筛查。

IBD 患者的每日最适维生素 D 摄入量取决于患者年龄和血清 25-(OH)-D_3 水平。根据医学会和内分泌学会相关指南建议,对于维生素 D 水平正常的患者,婴幼儿每日维生素 D 推荐摄入量为 400IU,1~70 岁 600IU,70 岁以上老年人 800IU[101];维生素 D 缺乏高风险患者,每日应至少摄入 1000IU;体内 25-(OH)-D_3 缺乏的成年人,推荐日摄入量为 6000IU,持续 6 周;或每周 50 000IU,持续 8 周[6]。为评估 IBD 患者最适维生素 D 摄入方案,通过随机、对照、非

表 3.2　IBD 患者补充维生素 D 的临床推荐意见

维生素 D 缺乏推荐检测人群	所有 IBD 患者	[6]
推荐监测时间	每年 1 次,或根据维生素 D 水平具有维生素 D 缺乏风险应适当增加。理想的筛查时间是体内维生素 D 水平最低的冬季或早春	[100]
血清 25-(OH)-D$_3$ 水平		
缺乏	<25nmol/L(10ng/ml)(IOM[a])	[1,5~7]
	<50nmol/L(20ng/ml)(内分泌学会)	
不足	25~50nmol/L(10~20ng/ml)(IOM)	[1,5~7]
	50~75nmol/L(20~30ng/ml)(内分泌学会)	
充足	≥50nmol/L(20ng/ml)(IOM)	[1,5~7]
	≥75nmol/L(30ng/ml)(内分泌学会)	
维生素 D 推荐摄入量		
<1 岁伴维生素 D 不足	每日 400IU	[6,101]
1~70 岁伴维生素 D 不足	每日 600IU	
>70 岁伴维生素 D 不足	每日 800IU	
成年人伴维生素 D 缺乏风险	每日 1000IU	
成年人伴维生素 D 缺乏	每日 6000IU,持续 6 周;或每周 50 000IU,持续 8 周	

[a]Institute of Medicine,医学会

盲临床试验,各组每日分别服用维生素 D$_2$ 2000IU、维生素 D$_3$ 2000IU,或每周服用维生素 D$_2$ 5000IU,持续 6 周,结果显示三种摄入方案耐受性均良好,但每日 2000IU 维生素 D$_3$ 和每周 5000IU 维生素 D$_2$ 两种口服方案提高 25-(OH)-D$_3$ 血清水平效果较明显[102]。

展望

需要进一步的研究阐明对维生素 D 水平在 IBD 发生发展中的作用及机制(表 3.3)。维生素 D 不足是否成为 CD 和 UC 发展危险因素尚不清楚,虽已有实验模型结果表明维生素 D 与 IBD 具有相关性,但证实维生素 D 缺乏与 IBD 发生发展相关的临床研究几乎没有[48],且多为横断面研究。需

完善相关前瞻性试验,证实维生素 D 缺乏在 IBD 中的严重后果、评估维生素 D 是否可以用于 IBD 预防,并深入研究维生素 D 缺乏是否会导致 IBD 复发,明确维生素 D 水平降低是否仅为肠道炎症导致吸收不良的结果。已有文献报道维生素 D 缺乏可加重 IBD,但尚需大样本的高质量研究进一步加以证实[73~76,78,103]。此外,维持肠道健康的最适维生素 D 剂量和血清维生素 D 最适浓度则是今后研究的重点方向。使用维生素 D 作为一种潜在的治疗方法治疗 IBD 具有优势,其价格便宜、容易耐受且具有安全药物的特征。目前,相关研究工作正在进行,以提高我们对维生素 D 缺乏及其影响的认识,以期在 IBD 预防和治疗方面取得新的进展。

表 3.3 未来研究方向

1. 维生素 D 缺乏与 IBD 发病机制：证实其致病的机制
2. 补充维生素 D 作为 IBD 预防、控制和治疗方式
3. 确定控制肠道炎症的最佳血清维生素 D 水平
4. 维生素 D 缺乏致机体失衡与 IBD 发病的关联
5. 维生素 D 水平与结肠癌发病风险
6. 维生素 D 血清水平与 IBD 严重程度和复发之间的关系
7. 维生素 D 是否能作为 IBD 患者艰难梭菌相关结肠炎的保护因素

参考文献

1. Holick MF. Vitamin D deficiency. N Engl J Med. 2007;357(3):266–81.
2. Lowe KE, Maiyar AC, Norman AW. Vitamin D-mediated gene expression. Crit Rev Eukaryot Gene Expr. 1992;2(1):65–109.
3. Haddad JG. Vitamin D—solar rays, the Milky Way, or both? N Engl J Med. 1992;326(18):1213–5.
4. Binkley N, Novotny R, Krueger D, et al. Low vitamin D status despite abundant sun exposure. J Clin Endocrinol Metab. 2007;92(6):2130–5.
5. Rosen CJ. Clinical practice. Vitamin D insufficiency. N Engl J Med. 2011;364(3):248–54.
6. Holick MF, Binkley NC, Bischoff-Ferrari HA, et al. Evaluation, treatment, and prevention of vitamin D deficiency: an Endocrine Society clinical practice guideline. J Clin Endocrinol Metab. 2011;96(7):1911–30.
7. Institute Of Medicine, Taylor CL, Ross AC, Yaktine AL, Del Valle HB, editors. Dietary reference intakes calcium vitamin D. Washington, DC: National Academies Press; 2011.
8. Powe CE, Evans MK, Wenger J, et al. Vitamin D-binding protein and vitamin D status of black Americans and white Americans. N Engl J Med. 2013;369(21):1991–2000.
9. Holick MF, Siris ES, Binkley N, et al. Prevalence of Vitamin D inadequacy among postmenopausal North American women receiving osteoporosis therapy. J Clin Endocrinol Metab. 2005;90(6):3215–24.
10. Lips P, Hosking D, Lippuner K, et al. The prevalence of vitamin D inadequacy amongst women with osteoporosis: an international epidemiological investigation. J Intern Med. 2006;260(3):245–54.
11. Holick MF. High prevalence of vitamin D inadequacy and implications for health. Mayo Clin Proc. 2006;81(3):353–73.
12. Peterson CA, Tosh AK, Belenchia AM. Vitamin D insufficiency and insulin resistance in obese adolescents. Ther Adv Endocrinol Metab. 2014;5(6):166–89.
13. Drincic AT, Armas LA, Van Diest EE, et al. Volumetric dilution, rather than sequestration best explains the low vitamin D status of obesity. Obesity (Silver Spring). 2012;20(7):1444–8.
14. Mawer EB, Backhouse J, Holman CA, et al. The distribution and storage of vitamin D and its metabolites in human tissues. Clin Sci. 1972;43(3):413–31.
15. Blum M, Dolnikowski G, Seyoum E, et al. Vitamin D(3) in fat tissue. Endocrine. 2008;33(1):90–4.
16. Prosnitz AR, Leonard MB, Shults J, et al. Changes in vitamin D and parathyroid hormone metabolism in incident pediatric Crohn's disease. Inflamm Bowel Dis. 2012;19(1):45–53.
17. Pappa HM, Grand RJ, Gordon CM. Report on the vitamin D status of adult and pediatric patients with inflammatory bowel disease and its significance for bone health and disease. Inflamm Bowel Dis. 2006;12(12):1162–74.
18. Siffledeen JS, Siminoski K, Steinhart H, et al. The frequency of vitamin D deficiency in

adults with Crohn's disease. Can J Gastroenterol. 2003;17(8):473–8.

19. Jahnsen J, Falch JA, Mowinckel P, et al. Vitamin D status, parathyroid hormone and bone mineral density in patients with inflammatory bowel disease. Scand J Gastroenterol. 2002;37(2):192–9.

20. Pollak RD, Karmeli F, Eliakim R, et al. Femoral neck osteopenia in patients with inflammatory bowel disease. Am J Gastroenterol. 1998;93(9):1483–90.

21. Bjarnason I, Macpherson A, Mackintosh C, et al. Reduced bone density in patients with inflammatory bowel disease. Gut. 1997;40(2):228–33.

22. Dumitrescu G, Mihai C, Dranga M, et al. Bone mineral density in patients with inflammatory bowel disease from north-eastern Romania. Rev Med Chir Soc Med Nat Iasi. 2014;117(1):23–8.

23. Bernstein CN, Blanchard JF, Leslie W, et al. The incidence of fracture among patients with inflammatory bowel disease. A population-based cohort study. Ann Intern Med. 2000;133(10):795–9.

24. Vestergaard P, Krogh K, Rejnmark L, et al. Fracture risk is increased in Crohn's disease, but not in ulcerative colitis. Gut. 2000;46(2):176–81.

25. Siffledeen JS, Siminoski K, Jen H, et al. Vertebral fractures and role of low bone mineral density in Crohn's disease. Clin Gastroenterol Hepatol. 2007;5(6):721–8.

26. Loftus Jr EV, Crowson CS, Sandborn WJ, et al. Long-term fracture risk in patients with Crohn's disease: a population-based study in Olmsted County, Minnesota. Gastroenterology. 2002;123(2):468–75.

27. Bernstein CN, Leslie WD, Leboff MS. AGA technical review on osteoporosis in gastrointestinal diseases. Gastroenterology. 2003;124(3):795–841.

28. Cantorna MT, Zhu Y, Froicu M, et al. Vitamin D status, 1,25-dihydroxyvitamin D3, and the immune system. Am J Clin Nutr. 2004;80(6 Suppl):1717S–20.

29. Cantorna MT, Mahon BD. D-hormone and the immune system. J Rheumatol Suppl. 2005;76:11–20.

30. Reich KM, Fedorak RN, Madsen K, et al. Vitamin D improves inflammatory bowel disease outcomes: basic science and clinical review. World J Gastroenterol. 2014;20(17):4934–47.

31. Guillot X, Semerano L, Saidenberg-Kermanac'h N, et al. Vitamin D and inflammation. Joint Bone Spine. 2010;77(6):552–7.

32. Liu PT, Stenger S, Li H, et al. Toll-like receptor triggering of a vitamin D-mediated human antimicrobial response. Science. 2006;311(5768):1770–3.

33. Adams JS, Ren S, Liu PT, et al. Vitamin d-directed rheostatic regulation of monocyte antibacterial responses. J Immunol. 2009;182(7):4289–95.

34. Wang TT, Dabbas B, Laperriere D, et al. Direct and indirect induction by 1,25-dihydroxyvitamin D3 of the NOD2/CARD15-defensin beta2 innate immune pathway defective in Crohn disease. J Biol Chem. 2010;285(4):2227–31.

35. Wu S, Sun J. Vitamin D, vitamin D receptor, and macroautophagy in inflammation and infection. Discov Med. 2011;11(59):325–35.

36. Yuk JM, Shin DM, Lee HM, et al. Vitamin D3 induces autophagy in human monocytes/macrophages via cathelicidin. Cell Host Microbe. 2009;6(3):231–43.

37. Provvedini DM, Tsoukas CD, Deftos LJ, et al. 1,25-dihydroxyvitamin D3 receptors in human leukocytes. Science. 1983;221(4616):1181–3.

38. Fritsche J, Mondal K, Ehrnsperger A, et al. Regulation of 25-hydroxyvitamin D3-1 alpha-hydroxylase and production of 1 alpha,25-dihydroxyvitamin D3 by human dendritic cells. Blood. 2003;102(9):3314–6.

39. Daniel C, Sartory NA, Zahn N, et al. Immune modulatory treatment of trinitrobenzene sulfonic acid colitis with calcitriol is associated with a change of a T helper (Th) 1/Th17 to a Th2 and regulatory T cell profile. J Pharmacol Exp Ther. 2008;324(1):23–33.

40. Canning MO, Grotenhuis K, de Wit H, et al. 1-alpha,25-Dihydroxyvitamin D3 (1,25(OH)(2) D(3)) hampers the maturation of fully active immature dendritic cells from monocytes. Eur J Endocrinol. 2001;145(3):351–7.

41. Penna G, Adorini L. 1 Alpha,25-dihydroxyvitamin D3 inhibits differentiation, maturation, activation, and survival of dendritic cells leading to impaired alloreactive T cell activation. J Immunol. 2000;164(5):2405–11.

42. Helming L, Bose J, Ehrchen J, et al. 1alpha,25-Dihydroxyvitamin D3 is a potent suppressor of interferon gamma-mediated macrophage activation. Blood. 2005;106(13):4351–8.

43. Dickie LJ, Church LD, Coulthard LR, et al. Vitamin D3 down-regulates intracellular Toll-like receptor 9 expression and Toll-like receptor 9-induced IL-6 production in human monocytes. Rheumatology (Oxford). 2010;49(8):1466–71.

44. Jeffery LE, Burke F, Mura M, et al. 1,25-Dihydroxyvitamin D3 and IL-2 combine to inhibit T cell production of inflammatory cytokines and promote development of regulatory T cells expressing CTLA-4 and FoxP3. J Immunol. 2009;183(9):5458–67.

45. Meehan MA, Kerman RH, Lemire JM. 1,25-Dihydroxyvitamin D3 enhances the generation of nonspecific suppressor cells while inhibiting the induction of cytotoxic cells in a human MLR. Cell Immunol. 1992;140(2):400–9.

46. Barrat FJ, Cua DJ, Boonstra A, et al. In vitro generation of interleukin 10-producing regulatory CD4(+) T cells is induced by immunosuppressive drugs and inhibited by T helper type 1 (Th1)- and Th2-inducing cytokines. J Exp Med. 2002;195(5):603–16.

47. Chen S, Sims GP, Chen XX, et al. Modulatory effects of 1,25-dihydroxyvitamin D3 on human B cell differentiation. J Immunol. 2007;179(3):1634–47.

48. Ananthakrishnan AN, Khalili H, Higuchi LM, et al. Higher predicted vitamin D status is associated with reduced risk of Crohn's disease. Gastroenterology. 2012;142(3):482–9.

49. Shivananda S, Lennard-Jones J, Logan R, et al. Incidence of inflammatory bowel disease across Europe: is there a difference between north and south? Results of the European collaborative study on inflammatory bowel disease (EC-IBD). Gut. 1996;39(5):690–7.

50. Armitage EL, Aldhous MC, Anderson N, et al. Incidence of juvenile-onset Crohn's disease in Scotland: association with northern latitude and affluence. Gastroenterology. 2004;127(4):1051–7.

51. Khalili H, Huang ES, Ananthakrishnan AN, et al. Geographical variation and incidence of inflammatory bowel disease among US women. Gut. 2012;61(12):1686–92.

52. Nerich V, Monnet E, Etienne A, et al. Geographical variations of inflammatory bowel disease in France: a study based on national health insurance data. Inflamm Bowel Dis. 2006;12(3):218–26.

53. Jantchou P, Clavel-Chapelon F, Racine A, et al. High residential sun exposure is associated with a low risk of incident Crohn's disease in the prospective E3N cohort. Inflamm Bowel Dis. 2014;20(1):75–81.

54. Nerich V, Jantchou P, Boutron-Ruault MC, et al. Low exposure to sunlight is a risk factor for Crohn's disease. Aliment Pharmacol Ther. 2011;33(8):940–5.

55. Kuhn R, Lohler J, Rennick D, et al. Interleukin-10-deficient mice develop chronic enterocolitis. Cell. 1993;75(2):263–74.

56. Cantorna MT, Munsick C, Bemiss C, et al. 1,25-Dihydroxycholecalciferol prevents and ameliorates symptoms of experimental murine inflammatory bowel disease. J Nutr. 2000;130(11):2648–52.

57. Froicu M, Zhu Y, Cantorna MT. Vitamin D receptor is required to control gastrointestinal immunity in IL-10 knockout mice. Immunology. 2006;117(3):310–8.

58. Kong J, Zhang Z, Musch MW, et al. Novel role of the vitamin D receptor in maintaining the integrity of the intestinal mucosal barrier. Am J Physiol Gastrointest Liver Physiol. 2008;294(1):G208–16.

59. Henderson P, van Limbergen JE, Schwarze J, et al. Function of the intestinal epithelium and its dysregulation in inflammatory bowel disease. Inflamm Bowel Dis. 2011;17(1):382–95.

60. Zeissig S, Burgel N, Gunzel D, et al. Changes in expression and distribution of claudin 2, 5 and 8 lead to discontinuous tight junctions and barrier dysfunction in active Crohn's disease. Gut. 2007;56(1):61–72.

61. Liu N, Nguyen L, Chun RF, et al. Altered endocrine and autocrine metabolism of vitamin D in a mouse model of gastrointestinal inflammation. Endocrinology. 2008;149(10):4799–808.

62. Zhu Y, Mahon BD, Froicu M, et al. Calcium and 1 alpha,25-dihydroxyvitamin D3 target the TNF-alpha pathway to suppress experimental inflammatory bowel disease. Eur J Immunol. 2005;35(1):217–24.

63. Lagishetty V, Misharin AV, Liu NQ, et al. Vitamin D deficiency in mice impairs colonic anti-bacterial activity and predisposes to colitis. Endocrinology. 2010;151(6):2423–32.

64. Wu S, Zhang YG, Lu R, et al. Intestinal epithelial vitamin D receptor deletion leads to defective autophagy in colitis. Gut. 2015;64(7):1082–94.

65. Garg M, Rosella O, Lubel JS, et al. Association of circulating vitamin D concentrations with intestinal but not systemic inflammation in inflammatory bowel disease. Inflamm Bowel Dis. 2013;19(12):2634–43.

66. Wu S, Xia Y, Liu X, et al. Vitamin D receptor deletion leads to reduced level of IkappaBalpha protein through protein translation, protein-protein interaction, and post-translational modification. Int J Biochem Cell Biol. 2010;42(2):329–36.

67. Liu W, Chen Y, Golan MA, et al. Intestinal epithelial vitamin D receptor signaling inhibits experimental colitis. J Clin Invest. 2013;123(9):3983–96.

68. Simmons JD, Mullighan C, Welsh KI, et al. Vitamin D receptor gene polymorphism: association with Crohn's disease susceptibility. Gut. 2000;47(2):211–4.

69. Dresner-Pollak R, Ackerman Z, Eliakim R, et al. The BsmI vitamin D receptor gene polymorphism is associated with ulcerative colitis in Jewish Ashkenazi patients. Genet Test. 2004;8(4):417–20.

70. Naderi N, Farnood A, Habibi M, et al. Association of vitamin D receptor gene polymorphisms in Iranian patients with inflammatory bowel disease. J Gastroenterol Hepatol. 2008;23(12):1816–22.

71. Wang L, Wang ZT, Hu JJ, et al. Polymorphisms of the vitamin D receptor gene and the risk of inflammatory bowel disease: a meta-analysis. Genet Mol Res. 2014;13(2):2598–610.

72. Eloranta JJ, Wenger C, Mwinyi J, et al. Association of a common vitamin D-binding protein polymorphism with inflammatory bowel disease. Pharmacogenet Genomics. 2011;21(9):559–64.

73. Ananthakrishnan AN, Cagan A, Gainer VS, et al. Normalization of plasma 25-hydroxy vitamin D is associated with reduced risk of surgery in Crohn's disease. Inflamm Bowel Dis. 2013;19(9):1921–7.

74. Zator ZA, Cantu SM, Konijeti GG, et al. Pretreatment 25-hydroxyvitamin D levels and durability of anti-tumor necrosis factor-alpha therapy in inflammatory bowel diseases. JPEN J Parenter Enteral Nutr. 2014;38(3):385–91.

75. Joseph AJ, George B, Pulimood AB, et al. 25 (OH) vitamin D level in Crohn's disease: association with sun exposure & disease activity. Indian J Med Res. 2009;130(2):133–7.

76. Jorgensen SP, Hvas CL, Agnholt J, et al. Active Crohn's disease is associated with low vitamin D levels. J Crohns Colitis. 2013;7(10):e407–13.

77. Hlavaty T, Krajcovicova A, Koller T, et al. Higher vitamin D serum concentration increases health related quality of life in patients with inflammatory bowel diseases. World J Gastroenterol. 2014;20(42):15787–96.

78. Blanck S, Aberra F. Vitamin D deficiency is associated with ulcerative colitis disease activity. Dig Dis Sci. 2013;58(6):1698–702.

79. Kabbani TA, Rivers C, Swoger J, et al. Association of mean vitamin D level with clinical status in inflammatory bowel disease: a 5-year prospective study. In: 79th Annual scientific meeting of the American College of Gastroenterology; 2014.

80. El-Matary W, Sikora S, Spady D. Bone mineral density, vitamin D, and disease activity in children newly diagnosed with inflammatory bowel disease. Dig Dis Sci. 2011;56(3):825–9.

81. Levin AD, Wadhera V, Leach ST, et al. Vitamin D deficiency in children with inflammatory bowel disease. Dig Dis Sci. 2011;56(3):830–6.

82. Narula N, Marshall JK. Management of inflammatory bowel disease with vitamin D: beyond bone health. J Crohns Colitis. 2012;6(4):397–404.

83. Jorgensen SP, Agnholt J, Glerup H, et al. Clinical trial: vitamin D3 treatment in Crohn's disease—a randomized double-blind placebo-controlled study. Aliment Pharmacol Ther.

2010;32(3):377–83.

84. Miheller P, Muzes G, Hritz I, et al. Comparison of the effects of 1,25 dihydroxyvitamin D and 25 hydroxyvitamin D on bone pathology and disease activity in Crohn's disease patients. Inflamm Bowel Dis. 2009;15(11):1656–62.

85. Trifan A, Stanciu C, Stoica O, et al. Impact of *Clostridium difficile* infection on inflammatory bowel disease outcome: a review. World J Gastroenterol. 2014;20(33):11736–42.

86. Regnault H, Bourrier A, Lalande V, et al. Prevalence and risk factors of Clostridium difficile infection in patients hospitalized for flare of inflammatory bowel disease: a retrospective assessment. Dig Liver Dis. 2014;46(12):1086–92.

87. Guo C, Gombart AF. The antibiotic effects of vitamin D. Endocr Metab Immune Disord Drug Targets. 2014;14(4):255–66.

88. Ananthakrishnan AN, Cagan A, Gainer VS, et al. Higher plasma vitamin D is associated with reduced risk of *Clostridium difficile* infection in patients with inflammatory bowel diseases. Aliment Pharmacol Ther. 2014;39(10):1136–42.

89. Triantafillidis JK, Nasioulas G, Kosmidis PA. Colorectal cancer and inflammatory bowel disease: epidemiology, risk factors, mechanisms of carcinogenesis and prevention strategies. Anticancer Res. 2009;29(7):2727–37.

90. Federico A, Morgillo F, Tuccillo C, et al. Chronic inflammation and oxidative stress in human carcinogenesis. Int J Cancer. 2007;121(11):2381–6.

91. Ahmadi A, Polyak S, Draganov PV. Colorectal cancer surveillance in inflammatory bowel disease: the search continues. World J Gastroenterol. 2009;15(1):61–6.

92. Cross HS, Pavelka M, Slavik J, et al. Growth control of human colon cancer cells by vitamin D and calcium in vitro. J Natl Cancer Inst. 1992;84(17):1355–7.

93. Hofer H, Ho G, Peterlik M, et al. Biological effects of 1alpha-hydroxy- and 1beta-(hydroxymethyl)-vitamin D compounds relevant for potential colorectal cancer therapy. J Pharmacol Exp Ther. 1999;291(2):450–5.

94. Bischof MG, Redlich K, Schiller C, et al. Growth inhibitory effects on human colon adenocarcinoma-derived Caco-2 cells and calcemic potential of 1 alpha,25-dihydroxyvitamin D3 analogs: structure-function relationships. J Pharmacol Exp Ther. 1995;275(3):1254–60.

95. Murillo G, Nagpal V, Tiwari N, et al. Actions of vitamin D are mediated by the TLR4 pathway in inflammation-induced colon cancer. J Steroid Biochem Mol Biol. 2010;121(1–2):403–7.

96. Wada K, Tanaka H, Maeda K, et al. Vitamin D receptor expression is associated with colon cancer in ulcerative colitis. Oncol Rep. 2009;22(5):1021–5.

97. Gorham ED, Garland CF, Garland FC, et al. Optimal vitamin D status for colorectal cancer prevention: a quantitative meta analysis. Am J Prev Med. 2007;32(3):210–6.

98. Gorham ED, Garland CF, Garland FC, et al. Vitamin D and prevention of colorectal cancer. J Steroid Biochem Mol Biol. 2005;97(1–2):179–94.

99. Wactawski-Wende J, Kotchen JM, Anderson GL, et al. Calcium plus vitamin D supplementation and the risk of colorectal cancer. N Engl J Med. 2006;354(7):684–96.

100. Pappa H. Vitamin D deficiency and supplementation in patients with IBD. Gastroenterol Hepatol (N Y). 2014;10(2):127–9.

101. Ross AC, Manson JE, Abrams SA, et al. The 2011 report on dietary reference intakes for calcium and vitamin D from the Institute of Medicine: what clinicians need to know. J Clin Endocrinol Metab. 2011;96(1):53–8.

102. Pappa HM, Mitchell PD, Jiang H, et al. Treatment of vitamin D insufficiency in children and adolescents with inflammatory bowel disease: a randomized clinical trial comparing three regimens. J Clin Endocrinol Metab. 2012;97(6):2134–42.

103. Ulitsky A, Ananthakrishnan AN, Naik A, et al. Vitamin D deficiency in patients with inflammatory bowel disease: association with disease activity and quality of life. JPEN J Parenter Enteral Nutr. 2011;35(3):308–16.

第4章
炎症性肠病合并缺铁的诊断与治疗

引言

铁是细胞中基本代谢过程的重要元素，在携氧（血红蛋白）、维持肌肉功能（肌红蛋白）和线粒体功能中至关重要[1]。尽管在人体新陈代谢中起着重要作用，但铁供应与铁需求之间存在动态平衡。铁缺乏是全球最常见的营养缺乏症之一[2]，是导致贫血最主要的原因[3-5]。美国铁缺乏症的发病率介于4.5%~18.0%[6-8]，全球50%的贫血被认为是由铁缺乏引起的[9]，即贫血会给全球约22亿人造成影响[4]。

铁缺乏症是临床常见病，主要临床症状包括面色苍白、疲劳、头痛和呼吸困难等，因以上症状不具有特异性，导致大多数病例未确诊[2,10-12]。而心动过速、眩晕甚至晕厥等重度缺铁性典型的临床表现则较少被报道[13,14]。由于铁缺乏是慢性过程，多无明显症状，大多数诊断依赖常规实验室检测血红蛋白和铁蛋白。因此，铁缺乏症和贫血筛查等常规实验室检查发现以下患者具有铁供应不足的风险较高：素食者，儿童，肠吸收功能障碍（乳糜泻或IBD），出血增多（肠道肿瘤或肠道寄生虫），慢性病贫血、缺铁性贫血伴慢性炎症。然而，缺铁性贫血大多见于铁需求增加的健康人，如孕妇、青少年或运动员[2]。慢性和无症状性铁缺乏严重影响患者生活质量和工作能力，增加住院和医疗费

用，导致严重后果，而备受关注[15-17]。

贫血是IBD患者最常见的并发症和肠外表现[18-21]，其发病率在9%~74%[22]。贫血类型中主要为缺铁性贫血，其主要病因是铁摄入不足、肠道铁吸收障碍、失血或继发性失血导致的体内铁缺乏；其次是慢性病贫血，多由肠道炎症引起[23,24]。前者由缺铁（摄入或肠吸收减少，持续或复发性失血）发展而来，后者是由炎症过程引起的；且这两种类型往往伴随发生[23]。维生素B_{12}缺乏，叶酸缺乏或药物毒性作用等其他原因也可导致贫血。缺铁和贫血是IBD两种常见的并发症，因不易通过实验室检查发现，未经治疗可导致上述严重后果[20]。临床上即使对IBD患者进行有效的抗炎治疗，但IBD仍会频繁复发，因此积极预防并治疗贫血和缺铁对于IBD患者的治疗至关重要[25]。

本章我们主要研究缺铁性贫血，讨论人体铁循环的生理机制、缺铁性IBD患者临床实践中的诊断步骤和治疗方法。目前的欧洲克罗恩病和结肠炎组织（European Crohn's and Colitis Organisation，ECCO）指南已发表IBD患者关于铁缺乏和贫血的筛查、治疗和预防的建议[25]。

铁循环

经肠道吸收是铁吸收的唯一途径，说明铁吸收受严格的调控[1]。相比之下铁的

排泄不受调节,铁丢失多通过脱皮、肠上皮细胞或失血(例如月经血)等不受控的方式,经上述方式通常丢失 1~2mg 铁[26]。人体铁总量 3~5g,每日红细胞生成和细胞代谢需铁 20~25mg[26]。代谢过程中所需的铁主要来自衰老红细胞通过网状内皮系统(reticuloendothelial system,RES)再循环生成[1]。然而,铁丢失只能通过肠道吸收补偿。

肠道摄取铁量与铁需求量之间的差距很小。膳食铁有血红素和非血红素铁两种形式,前者由 Fe^{2+}(二价铁)组成,主要来源于肉类或家禽等动物性食物;后者由 Fe^{3+}(三价铁)组成,主要来源于素食[2,27]。Fe^{2+} 仅通过小肠刷状缘上的二价金属转运体(divalent metal transporter,DMT1)转运[28];Fe^{3+} 须先经膜相关的铁还原酶 DcytB 代谢后吸收[29]。因此,Fe^{2+} 的吸收率通常较高[2]。在基底膜上,Fe^{2+} 经膜铁转运蛋白转运入血[30,31],再次经多功能氧化酶同源血浆铜蓝蛋白氧化为 Fe^{3+},Fe^{3+} 与转铁蛋白结合形成铁-转铁蛋白复合物[1],被骨髓中成熟红细胞表面的 Tf 结合蛋白识别,被运输至全身各组织。以金属形式,铁最终能够结合铁转运蛋白转铁蛋白,而铁-铁蛋白复合物在其表面与表达 Tf 结合蛋白的细胞结合,这些细胞中最重要和最常见的是骨髓中的成红血细胞[1]。

铁吸收受严格控制,通过上调或下调肠道功能,根据体内需求进行摄取。铁吸收的动态平衡主要受铁调素(hepcidin)调控,铁调素是由肝脏合成并分泌的抗菌多肽,可以通过结合或诱导膜铁转运蛋白降解,调节铁稳态。当机体铁过载或全身炎症伴或不伴感染时,铁调素含量增加,部分解释了炎症反应和铁缺乏同时发生于慢性病贫血的原因;当机体铁缺乏或组织缺氧、红细胞生成增多时,铁调素含量降低[1,3]。

缺铁与 IBD 合并贫血

IBD 患者的肠外表现(extraintestinal manifestations,EIM)发生率为 6%~47%[34~41],极大影响着 IBD 患者的发病和死亡[42,43]。肠外表现可在 IBD 肠道症状之前出现,典型的肠外表现主要包括关节炎、葡萄膜炎或皮肤改变。IBD 相关并发症还可能包括由代谢异常引起的全身性表现,如肾结石、淀粉样变性、骨病或贫血[41]。与 IBD 其他典型的肠外表现相比,贫血由于过于常见以至于未被认为是 IBD 的一个并发症[23,44]。此外,贫血的治疗往往没有引起足够的重视。尽管研究显示 IBD 患者贫血的发病率从 9% 到 74% 不等[22],但贫血在 IBD 的发病率应该很高。最近一项研究发现 IBD 患者平均住院率从 17% 增加至 68%[21]。因此,贫血可被认为是急性 IBD 最常见的系统性并发症之一[23]。铁缺乏是 IBD 患者发生贫血最常见的原因,在所有 IBD 患者中占 36%~90%[19]。虽然慢性失血和铁吸收减少导致铁缺乏并持续进展为贫血,但 IBD 患者贫血通常是造成铁缺乏[45]和慢性病贫血[46]的复合因素。其他可能病因还包括药物毒性(柳氮磺吡啶、硫嘌呤),IBD 相关的自身免疫性溶血,骨髓增生异常综合征或维生素 B_{12}、叶酸的吸收障碍[23]。

由于贫血的发病机制不同于 IBD[44],贫血已被确认为 IBD 的一种重要的症状。贫血对 IBD 患者生活质量影响很大[25],一些研究结果显示,伴[17,18,22,44]或不伴[47,48]有 IBD 的贫血患者生活质量均有所下降,即使无其他合并症,贫血仍会影响生活质量[15,17,23]。值得注意的是,IBD 合并贫血与晚期癌症合并贫血的患者生活质量都是一样的低,而且患者对贫血的关注度等同于腹痛和腹泻等症状,其生活质量更低[44,49]。除导致生活质量降低之外,贫血还会降低患者工作能力、增加住院费和医疗费[16,25]。因此，贫血不仅仅是 IBD 患者的一种重要的临床特征，还对患者具有很重要的临床意义[23]。为更好诊疗 IBD 患者，医护人员应重点关注贫血。

铁缺乏与贫血的诊断

IBD 患者贫血的诊断是独立的，世界卫生组织（WHO）定义的临界值适用于所有 IBD 患者[25]，但应考虑个体差异和某些调节因素，如年龄、性别、怀孕、高血压、吸烟和种族[50,51]。WHO 制定的诊断标准认为在海平面地区 Hb 低于下述水平诊断为贫血：成年女性为 12.0g/L，成年男性为 13.0g/L。铁缺乏通常根据血清铁蛋白水平诊断，全身炎症水平定义其下限。缺乏生化（通过 CRP、ESR 和中性粒细胞计数来评估）及临床证据（通过 CDAI、CDEIS、Mayo 得分评估）的炎症情况下，铁缺乏的临界值是血清铁蛋白 <30μg/L[25]。伴随全身性炎症时铁缺乏症尚无一致的定义[52-55]。血清铁蛋白高达 100μg/L 可能仍然存在铁缺乏[44,56]，在这样的情况下，血清中可溶性转铁蛋白受体（soluble transferrin receptor，sTfR）浓度和 sTfR/log 铁蛋白指数能表明可用于评估红细胞生成的铁供应量，有助于区分缺铁性贫血和慢性病性贫血。血清铁蛋白超过 100μg/L 可排除铁缺乏。此外，sTfR/log 血清铁蛋白 <1，有利于排除铁缺乏所致的慢性病贫血[52,56]。同时，转铁蛋白饱和度（transferrin saturation，TfS）<20% 表明慢性病贫血经常伴随功能性铁缺乏[25]。

建议所有 IBD 患者检测全血细胞计数、血清铁蛋白和 CRP 等相关指标筛查贫血和铁缺乏，活动期 IBD 患者应至少每 3 个月筛查一次，临床缓解期患者应每 6~12 个月筛查一次[25]。此外，至少每年需定期检测维生素 B_{12} 和叶酸，且回肠切除和巨红细胞症患者等高风险人群应适当增加检查频率。

患者检测结果显示血红蛋白及以下参数低于正常范围均提示贫血，包括：红细胞指数（RDW，MCV）、网织红细胞计数、白细胞分类计数、转铁蛋白饱和度、CRP 和血清铁蛋白。基于血液学算法，大多数贫血形式可轻松分类而无需额外的测量。进一步诊断的检查包括维生素 B_{12}、叶酸、珠蛋白的血清浓度，低色素性红细胞、网织红细胞血红蛋白、乳酸脱氢酶、可溶性转铁蛋白受体、肌酸酐和尿素的比例[25]。如果经处理后贫血原因仍不清楚，建议转诊疗血液科专家继续诊疗。

IBD 合并缺铁性贫血的治疗

所有伴缺铁性贫血的 IBD 患者均应及时治疗，从而改善生活质量[17,57]。IBD 患者经静脉补充铁剂效果更好，反应更快，患者耐受较好，故经静脉补充优于口服补充[58-61]。已有研究证实，纠正 IBD 患者的缺铁性贫血是安全、有效和耐受性良好的[57,60,62,63]。因 IBD 患者肠道炎症可影响肠道吸收铁，未被吸收的铁暴露在肠道溃疡表面，可能导致肠黏膜损伤甚至疾病加重[64-67]。因此，口服补充铁剂仅推荐给轻度贫血、无活动性肠道炎症或无口服不耐受铁剂病史的患者[25]，每日补充铁剂含量不应超过 100mg，过量则可能导致更多不良反应而降低患者的依从性。而且，大多数情况口服低剂量铁剂是有效的[68~70]。口服含铁制剂根据剂量、盐、铁的化学形式（Fe^{2+}、Fe^{3+}）和药物剂型（速效 vs 缓释）[71]的不同而具有多种类型。在非 IBD 的缺铁性贫血中，二价铁制剂具有高效力、可耐受性（特别是缓释剂）、成本低的特性，而三价铁制剂吸收较差且更昂贵[71]。四种常用的亚铁制剂包括：标准形式硫酸亚铁、硫酸亚铁离子、葡萄糖酸亚铁和富马酸亚铁[2]。口服补充铁剂为缺铁性贫血患者的一线治疗方式，而 IBD 患者的缺铁性贫血的一线治疗方式为静脉补充铁剂。IBD 伴缺铁性贫血的治疗目标是恢复血红蛋白和铁储存水平。应注意经静脉补充铁剂前 8 周,不建议测量血清铁水平,因为检测结果可能受干扰或假性增高[72]。以下六种不同的静脉注射方案均可用于治疗缺铁性贫血:蔗糖铁、葡萄糖酸铁、羟基麦芽糖铁、异麦芽糖酐铁 1000、纳米氧化铁和低分子右旋糖酐铁[2]。低分子右旋糖酐铁与其他静脉注射铁制剂相对安全[74],而高分子右旋糖酐铁因包括过敏反应等严重不良反应的发生率较高,已经从市场上撤出[73]。为进一步减少严重不良反应的风险,实用指南建议降低输液速率、严密观察患者,以及确保治疗过程中相关抢救设施准备到位[3,73,74]。这些铁制剂的配方不同导致铁的释放速率也不同,这决定了单一剂量提供的铁量。表 4.1 根据 Larson[75] 和 Auerbach[76] 的综述总结了目前可用的静脉注射铁制剂。静脉补充铁剂补铁剂量可按 Ganzoni 公式计算:元素铁（mg）= 体重（kg）× 2.3 × 血红蛋白缺乏量（血红蛋白目标值 – 实测值）+500~1000[77]。目前已发现一个比 Ganzoni 公式效力和顺应性更好的简化计算方法[57],总铁需求量的估计仅基于基线血红蛋白水平和体重。虽然该方案仅通过 FERGIcor 试验[57] 测试了羟基麦芽糖铁,但也可用于其他静脉注射铁制剂的给药。

表 4.1　静脉铁制剂（参考 Larson[75] 和 Auerbach[76]）

	分子量（kDa）	试验剂量	防腐剂	单次最大剂量	高剂量（适应证以外）
低分子右旋糖酐铁（CosmoFer®,INFeD®）	165	是（25mg 15~30min）	无	100mg（>30s）	最长不超过 4h
蔗糖铁（Venofer®）	34~60	否	无	200mg（2~5min）	300mg（>1h）
葡萄糖酸铁（Ferrelcit®,Nulecit®）	289~444	否	苯甲醇	125mg（10min）	250mg（15min）
纳米氧化铁（Feraheme®）	750	否	无	510mg（<1min）	无
羟基麦芽糖铁（Injectafer®,Ferinject®）	150	否	静脉铁剂现配现用	750mg（缓推或 >15min）	无
异麦芽糖酐铁（Monofer®）	150	否	无	20mg/kg（30~60min）	无

与缺铁性贫血不同,缺铁但无贫血的 IBD 患者治疗仍存在争议[25]。有证据表明在进展为贫血之前及时治疗铁缺乏有利于改善育龄妇女和其他疾病,如心力衰竭患者的疲劳或其他不适[78-80]。迄今为止缺乏 IBD 患者铁缺乏相关资料。目前指南推荐补充铁主要取决于患者病史、症状和个人习惯[25]。

如何预防 IBD 合并缺铁性贫血

鉴于肠道疾病程度和活动性与血液

丢失和贫血程度紧密相关,因此改善疾病活动性是治疗和预防铁缺乏和贫血的关键[19,81,82]。贫血复发通常提示肠道疾病持续处于活动期,需要进一步研究可能的亚临床疾病活动性[25]。IBD 患者贫血复发率高,故成功治疗缺铁性贫血后 1 年应严密随访[62,83]。指南建议治疗后第 1 年每隔 3 个月检测全血细胞计数和铁蛋白水平,此后每隔 6~12 个月进行检测[25]。且有研究表明治疗后铁贮存量与 IBD 患者缺铁性贫血复发的时间有关,铁贮存量超过 400μg/L 预防复发较 400μg/L 以下明显更有优势[83]。值得注意的是,FERGImain 试验结果显示,铁蛋白水平低于 100μg/L 患者,每隔 2 个月评估铁补充效果,其复发率显著降低;此外,预防性补铁的患者比没有进行预防性补铁治疗的患者胃肠道症状和 IBD 疾病活动明显减少[62]。另外,针对 IBD 患者建议采取积极主动的预防治疗还可降低治疗成本[84]。

慢性病贫血患者静脉补铁反应率较低,且利用生物制剂等充分抗炎治疗后血红蛋白水平仍较低,这种情况下应考虑贫血的其他治疗方案如促红细胞生成素甚至输血。输血治疗仅限于血红蛋白浓度低于 7g/dl 并伴有贫血症状或合并冠状动脉疾病等的患者[85-87],但大多数患者即使血红蛋白水平低于 7g/dl 仍可以耐受且无严重的临床表现。因此,患者补铁的关键仍然是促红细胞生成素或输血。

与 IBD 患者沟通病情

筛查铁缺乏和贫血是治疗 IBD 患者的关键,因其无症状或疾病进展缓慢疾病的筛查不应该依赖于临床症状。动物性食物来源的膳食铁比素食饮食来源的铁更容易被吸收[88]。应该将贫血视为与关节炎或皮肤改变等 EIM 类似的 IBD 全身表现[20]。考虑到贫血对 IBD 患者生活质量和工作能力的影响,对符合 WHO 缺铁性贫血标准的每个患者应及时开始治疗[16,25]。静脉补铁为一线治疗方法,口服补铁则仅适用于轻度贫血患者、无活动性肠道疾病和口服耐受者。但口服铁剂可能加重 IBD 患者的肠道炎症活动度[64-67]。IBD 患者伴铁缺乏而不是贫血时,是否需要补铁治疗仍存在争议,应与患者详细讨论,根据患者临床表现、病史和个人习惯选择是否进行相关治疗。为预防频繁复发,在贫血治疗后第 1 年内应密切随访[62,83]。血清铁蛋白水平低于 100μg/L 的患者应积极重新静脉补铁[62]并积极主动提供有关预防疾病发作的相关资料。最后,同样重要的是,鉴于积极预防铁缺乏的复发可能预防贫血性 IBD 及其后果,因此预防性补铁在一定程度上可降低 IBD 患者治疗成本[84]。

参考文献

1. Hentze MW, Muckenthaler MU, Galy B, Camaschella C. Two to tango: regulation of mammalian iron metabolism. Cell. 2010;142(1):24–38.
2. Lopez A, Cacoub P, Macdougall IC, Peyrin-Biroulet L. Iron deficiency anaemia. Lancet. 2015;pii: S0140-6736(15)60865-0. doi: 10.1016/S0140-6736(15)60865-0.
3. Camaschella C. Iron-deficiency anemia. N Engl J Med. 2015;372(19):1832–43.
4. Kassebaum NJ, Jasrasaria R, Naghavi M, et al. A systematic analysis of global anemia burden from 1990 to 2010. Blood. 2014;123(5):615–24.
5. Stevens GA, Finucane MM, De-Regil LM, et al. Global, regional, and national trends in haemoglobin concentration and prevalence of total and severe anaemia in children and pregnant and non-pregnant women for 1995–2011: a systematic analysis of population-representative data. Lancet Glob Health. 2013;1(1):e16–25.

6. Looker AC, Dallman PR, Carroll MD, Gunter EW, Johnson CL. Prevalence of iron deficiency in the United States. JAMA. 1997;277(12):973–6.

7. Cogswell ME, Looker AC, Pfeiffer CM, et al. Assessment of iron deficiency in US preschool children and nonpregnant females of childbearing age: National Health and Nutrition Examination Survey 2003–2006. Am J Clin Nutr. 2009;89(5):1334–42.

8. Mei Z, Cogswell ME, Looker AC, et al. Assessment of iron status in US pregnant women from the National Health and Nutrition Examination Survey (NHANES), 1999–2006. Am J Clin Nutr. 2011;93(6):1312–20.

9. WHO, UNICEF, UNU. Iron deficiency anemia: assessment, prevention and control. Report of a joint WHO/UNICEF/UNU consultation. Geneva: World Health Organization; 1998.

10. Fourn L, Salami L. Diagnostic value of tegument pallor in anemia in pregnant women in Benin. Sante Publique. 2004;16(1):123–32.

11. Bager P. Fatigue and acute/chronic anaemia. Dan Med J. 2014;61(4):B4824.

12. Bergsjø P, Evjen-Olsen B, Hinderaker SG, Oleking'ori N, Klepp KI. Validity of non-invasive assessment of anaemia in pregnancy. Trop Med Int Health. 2008;13(2):272–7.

13. Matteson KA, Raker CA, Pinto SB, Scott DM, Frishman GN. Women presenting to an emergency facility with abnormal uterine bleeding: patient characteristics and prevalence of anemia. J Reprod Med. 2012;57(1–2):17–25.

14. Quinn JV, Stiell IG, McDermott DA, Sellers KL, Kohn MA, Wells GA. Derivation of the San Francisco Syncope Rule to predict patients with short-term serious outcomes. Ann Emerg Med. 2004;43(2):224–32.

15. Pizzi LT, Weston CM, Goldfarb NI, et al. Impact of chronic conditions on quality of life in patients with inflammatory bowel disease. Inflamm Bowel Dis. 2006;12(1):47–52.

16. Ershler WB, Chen K, Reyes EB, Dubois R. Economic burden of patients with anemia in selected diseases. Value Health. 2005;8(6):629–38.

17. Wells CW, Lewis S, Barton JR, Corbett S. Effects of changes in hemoglobin level on quality of life and cognitive function in inflammatory bowel disease patients. Inflamm Bowel Dis. 2006;12(2):123–30.

18. Gasche C. Anemia in IBD: the overlooked villain. Inflamm Bowel Dis. 2000;6(2):142–50; discussion 51.

19. Kulnigg S, Gasche C. Systematic review: managing anaemia in Crohn's disease. Aliment Pharmacol Ther. 2006;24(11–12):1507–23.

20. Gisbert JP, Gomollón F. Common misconceptions in the diagnosis and management of anemia in inflammatory bowel disease. Am J Gastroenterol. 2008;103(5):1299–307.

21. de la Morena F, Gisbert J. Anemia and inflammatory bowel disease. Rev Esp Enferm Dig. 2008;100(5):285–93.

22. Wilson A, Reyes E, Ofman J. Prevalence and outcomes of anemia in inflammatory bowel disease: a systematic review of the literature. Am J Med. 2004;116(Suppl 7A):44S–9.

23. Gomollón F, Gisbert JP. Anemia and inflammatory bowel diseases. World J Gastroenterol. 2009;15(37):4659–65.

24. Stein J, Hartmann F, Dignass AU. Diagnosis and management of iron deficiency anemia in patients with IBD. Nat Rev Gastroenterol Hepatol. 2010;7(11):599–610.

25. Dignass AU, Gasche C, Bettenworth D, et al. European consensus on the diagnosis and management of iron deficiency and anaemia in inflammatory bowel diseases. J Crohns Colitis. 2015;9(3):211–22.

26. Steinbicker AU, Muckenthaler MU. Out of balance—systemic iron homeostasis in iron-related disorders. Nutrients. 2013;5(8):3034–61.

27. McDermid JM, Lönnerdal B. Iron. Adv Nutr. 2012;3(4):532–3.

28. Gunshin H, Mackenzie B, Berger UV, et al. Cloning and characterization of a mammalian proton-coupled metal-ion transporter. Nature. 1997;388(6641):482–8.

29. McKie AT. The role of Dcytb in iron metabolism: an update. Biochem Soc Trans. 2008;36(Pt 6):1239–41.

30. McKie AT, Marciani P, Rolfs A, et al. A novel duodenal iron-regulated transporter, IREG1, implicated in the basolateral transfer of iron to the circulation. Mol Cell. 2000;5(2):299–309.

31. Donovan A, Brownlie A, Zhou Y, et al. Positional cloning of zebrafish ferroportin1 identifies a conserved vertebrate iron exporter. Nature. 2000;403(6771):776–81.

32. Nemeth E, Tuttle MS, Powelson J, et al. Hepcidin regulates cellular iron efflux by binding to ferroportin and inducing its internalization. Science. 2004;306(5704):2090–3.

33. Camaschella C. Iron and hepcidin: a story of recycling and balance. Hematology Am Soc Hematol Educ Program. 2013;2013:1–8.

34. Bernstein CN, Blanchard JF, Rawsthorne P, Yu N. The prevalence of extraintestinal diseases in inflammatory bowel disease: a population-based study. Am J Gastroenterol. 2001;96(4): 1116–22.

35. Bernstein CN, Wajda A, Blanchard JF. The clustering of other chronic inflammatory diseases in inflammatory bowel disease: a population-based study. Gastroenterology. 2005;129(3): 827–36.

36. Mendoza JL, Lana R, Taxonera C, Alba C, Izquierdo S, Díaz-Rubio M. Extraintestinal manifestations in inflammatory bowel disease: differences between Crohn's disease and ulcerative colitis. Med Clin (Barc). 2005;125(8):297–300.

37. Ricart E, Panaccione R, Loftus EV, et al. Autoimmune disorders and extraintestinal manifestations in first-degree familial and sporadic inflammatory bowel disease: a case-control study. Inflamm Bowel Dis. 2004;10(3):207–14.

38. Rankin GB, Watts HD, Melnyk CS, Kelley ML. National Cooperative Crohn's Disease Study: extraintestinal manifestations and perianal complications. Gastroenterology. 1979;77(4 Pt 2):914–20.

39. Su CG, Judge TA, Lichtenstein GR. Extraintestinal manifestations of inflammatory bowel disease. Gastroenterol Clin North Am. 2002;31(1):307–27.

40. Veloso FT, Carvalho J, Magro F. Immune-related systemic manifestations of inflammatory bowel disease. A prospective study of 792 patients. J Clin Gastroenterol. 1996;23(1):29–34.

41. Vavricka SR, Brun L, Ballabeni P, et al. Frequency and risk factors for extraintestinal manifestations in the Swiss inflammatory bowel disease cohort. Am J Gastroenterol. 2011;106(1):110–9.

42. Das KM. Relationship of extraintestinal involvements in inflammatory bowel disease: new insights into autoimmune pathogenesis. Dig Dis Sci. 1999;44(1):1–13.

43. Monsén U, Sorstad J, Hellers G, Johansson C. Extracolonic diagnoses in ulcerative colitis: an epidemiological study. Am J Gastroenterol. 1990;85(6):711–6.

44. Gasche C, Lomer MC, Cavill I, Weiss G. Iron, anaemia, and inflammatory bowel diseases. Gut. 2004;53(8):1190–7.

45. Semrin G, Fishman DS, Bousvaros A, et al. Impaired intestinal iron absorption in Crohn's disease correlates with disease activity and markers of inflammation. Inflamm Bowel Dis. 2006;12(12):1101–6.

46. de Silva AD, Mylonaki M, Rampton DS. Oral iron therapy in inflammatory bowel disease: usage, tolerance, and efficacy. Inflamm Bowel Dis. 2003;9(5):316–20.

47. Haas JD, Brownlie T. Iron deficiency and reduced work capacity: a critical review of the research to determine a causal relationship. J Nutr. 2001;131(2S-2):676S–88; discussion 88S–90S.

48. Goodnough LT, Nissenson AR. Anemia and its clinical consequences in patients with chronic diseases. Am J Med. 2004;116(Suppl 7A):1S–2.

49. Leitgeb C, Pecherstorfer M, Fritz E, Ludwig H. Quality of life in chronic anemia of cancer during treatment with recombinant human erythropoietin. Cancer. 1994;73(10):2535–42.

50. Beutler E, Waalen J. The definition of anemia: what is the lower limit of normal of the blood hemoglobin concentration? Blood. 2006;107(5):1747–50.

51. Perry GS, Byers T, Yip R, Margen S. Iron nutrition does not account for the hemoglobin differences between blacks and whites. J Nutr. 1992;122(7):1417–24.

52. Skikne BS, Punnonen K, Caldron PH, et al. Improved differential diagnosis of anemia of chronic disease and iron deficiency anemia: a prospective multicenter evaluation of soluble transferrin receptor and the sTfR/log ferritin index. Am J Hematol. 2011;86(11):923–7.

53. Infusino I, Braga F, Dolci A, Panteghini M. Soluble transferrin receptor (sTfR) and sTfR/log ferritin index for the diagnosis of iron-deficiency anemia. A meta-analysis. Am J Clin Pathol.

2012;138(5):642–9.

54. Oustamanolakis P, Koutroubakis IE. Soluble transferrin receptor-ferritin index is the most efficient marker for the diagnosis of iron deficiency anemia in patients with IBD. Inflamm Bowel Dis. 2011;17(12):E158–9.

55. Beguin Y. Soluble transferrin receptor for the evaluation of erythropoiesis and iron status. Clin Chim Acta. 2003;329(1–2):9–22.

56. Weiss G, Goodnough LT. Anemia of chronic disease. N Engl J Med. 2005;352(10):1011–23.

57. Evstatiev R, Marteau P, Iqbal T, et al. FERGIcor, a randomized controlled trial on ferric carboxymaltose for iron deficiency anemia in inflammatory bowel disease. Gastroenterology. 2011;141(3):846–53. e1–2.

58. Lee TW, Kolber MR, Fedorak RN, van Zanten SV. Iron replacement therapy in inflammatory bowel disease patients with iron deficiency anemia: a systematic review and meta-analysis. J Crohns Colitis. 2012;6(3):267–75.

59. Macdougall IC, Bock AH, Carrera F, et al. FIND-CKD: a randomized trial of intravenous ferric carboxymaltose versus oral iron in patients with chronic kidney disease and iron deficiency anaemia. Nephrol Dial Transplant. 2014;29(11):2075–84.

60. Onken JE, Bregman DB, Harrington RA, et al. A multicenter, randomized, active-controlled study to investigate the efficacy and safety of intravenous ferric carboxymaltose in patients with iron deficiency anemia. Transfusion. 2014;54(2):306–15.

61. Vadhan-Raj S, Strauss W, Ford D, et al. Efficacy and safety of IV ferumoxytol for adults with iron deficiency anemia previously unresponsive to or unable to tolerate oral iron. Am J Hematol. 2014;89(1):7–12.

62. Evstatiev R, Alexeeva O, Bokemeyer B, et al. Ferric carboxymaltose prevents recurrence of anemia in patients with inflammatory bowel disease. Clin Gastroenterol Hepatol. 2013;11(3):269–77.

63. Kulnigg S, Stoinov S, Simanenkov V, et al. A novel intravenous iron formulation for treatment of anemia in inflammatory bowel disease: the ferric carboxymaltose (FERINJECT) randomized controlled trial. Am J Gastroenterol. 2008;103(5):1182–92.

64. de Silva AD, Tsironi E, Feakins RM, Rampton DS. Efficacy and tolerability of oral iron therapy in inflammatory bowel disease: a prospective, comparative trial. Aliment Pharmacol Ther. 2005;22(11–12):1097–105.

65. Seril DN, Liao J, Ho KL, Warsi A, Yang CS, Yang GY. Dietary iron supplementation enhances DSS-induced colitis and associated colorectal carcinoma development in mice. Dig Dis Sci. 2002;47(6):1266–78.

66. Seril DN, Liao J, West AB, Yang GY. High-iron diet: foe or feat in ulcerative colitis and ulcerative colitis-associated carcinogenesis. J Clin Gastroenterol. 2006;40(5):391–7.

67. Oldenburg B, van Berge Henegouwen GP, Rennick D, Van Asbeck BS, Koningsberger JC. Iron supplementation affects the production of pro-inflammatory cytokines in IL-10 deficient mice. Eur J Clin Invest. 2000;30(6):505–10.

68. Rimon E, Kagansky N, Kagansky M, et al. Are we giving too much iron? Low-dose iron therapy is effective in octogenarians. Am J Med. 2005;118(10):1142–7.

69. Makrides M, Crowther CA, Gibson RA, Gibson RS, Skeaff CM. Efficacy and tolerability of low-dose iron supplements during pregnancy: a randomized controlled trial. Am J Clin Nutr. 2003;78(1):145–53.

70. Gasche C, Ahmad T, Tulassay Z, et al. Ferric maltol is effective in correcting iron deficiency anemia in patients with inflammatory bowel disease: results from a phase-3 clinical trial program. Inflamm Bowel Dis. 2015;21(3):579–88.

71. Santiago P. Ferrous versus ferric oral iron formulations for the treatment of iron deficiency: a clinical overview. ScientificWorldJournal. 2012;2012:846824.

72. Ali M, Rigolosi R, Fayemi AO, Braun EV, Frascino J, Singer R. Failure of serum ferritin levels to predict bone-marrow iron content after intravenous iron-dextran therapy. Lancet. 1982;1(8273):652–5.

73. Faich G, Strobos J. Sodium ferric gluconate complex in sucrose: safer intravenous iron therapy than iron dextrans. Am J Kidney Dis. 1999;33(3):464–70.

74. Okam MM, Mandell E, Hevelone N, Wentz R, Ross A, Abel GA. Comparative rates of adverse events with different formulations of intravenous iron. Am J Hematol. 2012;87(11):E123–4.

75. Larson DS, Coyne DW. Update on intravenous iron choices. Curr Opin Nephrol Hypertens. 2014;23(2):186–91.

76. Auerbach M, Ballard H, Glaspy J. Clinical update: intravenous iron for anaemia. Lancet. 2007;369(9572):1502–4.

77. Ganzoni AM. Intravenous iron-dextran: therapeutic and experimental possibilities. Schweiz Med Wochenschr. 1970;100(7):301–3.

78. Krayenbuehl PA, Battegay E, Breymann C, Furrer J, Schulthess G. Intravenous iron for the treatment of fatigue in nonanemic, premenopausal women with low serum ferritin concentration. Blood. 2011;118(12):3222–7.

79. Anker SD, Comin Colet J, Filippatos G, et al. Ferric carboxymaltose in patients with heart failure and iron deficiency. N Engl J Med. 2009;361(25):2436–48.

80. Favrat B, Balck K, Breymann C, et al. Evaluation of a single dose of ferric carboxymaltose in fatigued, iron-deficient women—PREFER a randomized, placebo-controlled study. PLoS One. 2014;9(4):e94217.

81. Cronin CC, Shanahan F. Anemia in patients with chronic inflammatory bowel disease. Am J Gastroenterol. 2001;96(8):2296–8.

82. Oldenburg B, Koningsberger JC, Van Berge Henegouwen GP, Van Asbeck BS, Marx JJ. Iron and inflammatory bowel disease. Aliment Pharmacol Ther. 2001;15(4):429–38.

83. Kulnigg S, Teischinger L, Dejaco C, Waldhör T, Gasche C. Rapid recurrence of IBD-associated anemia and iron deficiency after intravenous iron sucrose and erythropoietin treatment. Am J Gastroenterol. 2009;104(6):1460–7.

84. Nissenson AR, Wade S, Goodnough T, Knight K, Dubois RW. Economic burden of anemia in an insured population. J Manag Care Pharm. 2005;11(7):565–74.

85. Villanueva C, Colomo A, Bosch A, et al. Transfusion strategies for acute upper gastrointestinal bleeding. N Engl J Med. 2013;368(1):11–21.

86. Hébert PC, Wells G, Blajchman MA, et al. A multicenter, randomized, controlled clinical trial of transfusion requirements in critical care. Transfusion requirements in critical care investigators, Canadian Critical Care Trials Group. N Engl J Med. 1999;340(6):409–17.

87. Bager P, Dahlerup JF. The health care cost of intravenous iron treatment in IBD patients depends on the economic evaluation perspective. J Crohns Colitis. 2010;4(4):427–30.

88. Hurrell R, Egli I. Iron bioavailability and dietary reference values. Am J Clin Nutr. 2010;91(5):1461S–7.

第 5 章
IBD 患者其他微量营养素缺乏

引言

IBD 包括 UC 和 CD,是一类可增加患者发生营养不良风险的慢性胃肠道炎症性疾病。回顾性研究发现,70%~80% 的 IBD 患者在疾病进程中可出现消瘦[1~4]。然而,上述研究大多基于 20 世纪 60~80 年代严重活动状态且长期依赖糖皮质激素治疗的患者所得出的结论。

在过去 30 年间,IBD 治疗出现了很多突破性进展(包括多种生物制剂、早期联合治疗与降阶梯治疗),并使部分患者的症状获得临床缓解。营养学研究发现,IBD 缓解期患者的宏量营养素摄入量[5,6]和体重指数[7,8]与健康对照组相似。实际上,最近许多研究报道 IBD 患者中肥胖的比例逐渐增加[7,9,10]。

营养不良一般可以分为宏量营养素(能量和蛋白质摄入)缺乏和微量营养素(维生素、矿物质和微量元素)缺乏。蛋白质 - 能量营养不良可导致体重下降和肌肉减少,且大多数发生于严重的活动性 IBD 患者。然而,微量营养素缺乏可见于轻度 IBD 甚至 IBD 缓解期。同时多种微量元素缺乏多见于 CD 患者,特别是伴有瘘管、狭窄或者已行小肠切除术的患者[2]。

IBD 患者可出现多种维生素和矿物质缺乏[1~4]。值得注意的是,由于样本含量较小、属于回顾性研究、非公认的营养评估方法和统计学分析等使这些研究的可信度不高。此外,临床上使用的实验室检查(血浆或血清中微量元素水平)可能并未准确反映患者体内微量元素水平,且许多微量营养素的体内最佳水平尚不清楚。

IBD 患者最常缺乏的微量元素是维生素 D 和铁,这些在其他的相关章节中具体讨论。在本部分内容,我们综述了 IBD 患者可能出现的其他微量元素缺乏并讨论其临床意义。

正常微量元素的吸收和膳食需求

维生素和矿物质在维持机体多种生物学功能中起到重要作用,包括细胞和组织生长调节、能量代谢和直接抗氧化作用[11,12]。由于所有的微量元素和矿物质(即基本元素)不能完全通过机体合成来满足机体需求,部分需要从食物中吸收补给。

维生素是有机化合物,分为水溶性和脂溶性两种类型。水溶性化合物(B 族维生素和维生素 C)可在小肠中经自由扩散(如维生素 B_3、维生素 B_6 和维生素 C)或经载体依赖的主动转运形式通过肠上皮细胞膜而容易被吸收。而脂溶性维生素(维生素 A、维生素 D、维生素 E 和维生素 K)是疏水性的,可首先溶解于脂肪滴,然后被脂肪酶分解,随后在十二指肠中与胆盐结合形成可通过肠上皮细胞膜的混合胶束[11]。

膳食中的矿物质是无机物质,在组成细胞骨架结构中发挥重要作用并充当酶代谢过程中的辅助因子和催化剂。所谓的大量矿物质是指那些在机体中大量存在(以 kg 或 g 为单位)的矿物质,包括钙、磷酸、钾、镁和铁。微量矿物质是指在机体中含量较少(以 ng 为单位)的矿物质,包括锌、铜和硒。大量矿物质和微量矿物质以主动或被动运输的形式通过肠道黏膜,常常需要特殊的转运蛋白,如钙特异性 TRPV6(瞬时受体蛋白)或转运 Fe^{2+}、Zn^{2+} 和 Cu^{2+} 等二价金属离子的 DMT1(二价金属转运体 1)[11,12]。

正常情况下,食物中超过95%的维生素和矿物质通常在到达空肠之前被近端小肠所吸收[11]。而维生素 B_{12} 则例外,它与内因子结合后在末端回肠吸收。此外,远端回肠可吸收胆汁酸,而胆汁酸对脂肪和脂溶性维生素的吸收至关重要。

膳食需求

不同维生素和矿物质的膳食推荐摄入量差异显著,每日从几纳克到几克不等。美国医学食品研究所和营养委员会(Institute of Medicine's Food and Nutrition Board)提出的膳食指南,主要是用于食品营养价值评定和学校餐饮计划等公共卫生政策。最新数据显示某些特定营养素可促进健康、预防疾病,据此,这些指南[通常称为膳食推荐摄入指南(Dietary Reference Intakes,DRI)]最近也作出了相应改变[11,12]。另外,由于调查显示越来越多的人服用多种维生素和膳食补充物,如今 DRI 也加入了这些微量元素的中毒剂量。

DRI 由四种参考值组成(表 5.2):

● 推荐摄入量(recommended dietary allowance,RDA):能够满足健康人机体需求(97%~98%)的某种矿物质日平均摄入量。这是最常见的 DRI 值。

● 适宜摄入量(adequate intake,AI):用于因数据不足导致 RDA 不能确定时。AI 是基于健康人群的某些营养素的观察摄入量。

● 可耐受最高摄入量(tolerable upper intake level,UL):对于所有正常人群,某种营养素不产生毒性的日常最大摄入量。

● 估计平均需求量(estimated average requirement,EAR):是指能满足人群中50%个体对某种营养素量的需求。

这些参考值已在表 5.2 中列出。

值得注意的是,DRI 值是基于健康人的参考值,并不能反映 IBD 患者的需求。对于患有活动性疾病和严重腹泻的患者,他们对铁、钾、钙、镁和锌等日常需求量明显增加[2,5]。此外,许多富含上述微量元素的食物对于某些 IBD 患者来说难以耐受(表5.2)。因而,某些特殊情况下需要口服补充物,但是因为日常推荐摄入量和最大上限量之间差距很小,摄入这些补充物时需谨慎(特别是锌和维生素 A)。一般来说,对任何有最大上限量的微量元素,给予补充物时需要监测。

IBD 患者微量营养素缺乏的发病机制

IBD 患者微量营养素缺乏的发生机制可能有多种。如表 5.1 所示,IBD 患者存在一系列危险因素,有些可引起疾病相关症状(如腹泻、厌食),有些可导致疾病并发症(如小肠切除),而有些是 IBD 药物(柳氮磺吡啶和叶酸拮抗剂)治疗引起的。

摄入减少是引起 IBD 患者出现营养不良的最主要机制之一。IBD 患者对所有食物的摄入量均减少或者对某些特定食物的摄入量减少均比较普遍。处于活动期的 IBD 患者由于厌食而导致上述症状更加明显(继发于 IL-6 和 TNF 等炎症因子)[14]。许多患者为了减轻腹痛和腹泻症状(通常认

表 5.1　IBD 患者微量营养素缺乏的发病机制

食物摄入量减少	• 厌食症（TNF 介导）
	• 避免高残留饮食（可加重腹痛和腹泻）
	• 避免含乳糖食物（伴随乳糖不耐受症比率高）
经肠道丢失量增加	• 腹泻（Zn^{2+}、K^+、Mg^{2+} 丢失量增加）
	• 隐性 / 显性失血（缺铁）
	• 渗出性肠病［蛋白质丢失，白蛋白结合蛋白的减少（如维生素 D 结合蛋白）］
	• 脂肪泻（脂肪和脂溶性维生素）
吸收不良	• 活动性炎症、肠切除、旁路或瘘管所致肠道可吸收表面积下降
	• 与维生素 B_{12} 和脂溶性维生素缺乏相关的回肠末端疾病
高代谢状态	• 休息状态下能量消耗改变
药物相互作用	• 柳氮磺胺吡啶和甲氨蝶呤抑制叶酸吸收
	• 糖皮质激素损害 Ca^{2+}、Zn^{2+} 和磷吸收，加重维生素 C 丢失和维生素 D 抵抗
	• PPI 影响铁的吸收，考来烯胺影响脂溶性维生素、维生素 B_{12} 和铁的吸收
长期全肠外营养	• 在全肠外营养液中没有加入任何微量元素均可发生
	硫胺素、维生素 A、微量元素 Zn^{2+}、Cu^{2+}、硒和铬缺乏

表 5.2　微量营养素：饮食推荐摄入量

	微量营养素	主要吸收部位	膳食来源	日常推荐摄入量（RDA 或 AI^b）
水溶性维生素	维生素 B_1（硫胺素）	空肠 / 回肠	猪肉、牛肉、火腿、葵花籽	1.1mg（女性）
				1.2mg（男性）
	维生素 B_2（核黄素）	空肠	肝、牛奶、酸奶、猪肉	1.1mg（女性）
				1.3mg（男性）
	维生素 B_3（烟酸）	空肠	金枪鱼、火鸡、鸡肉、牛肉、花生、牛奶、酸奶酪	14mg（女性）
				16mg（男性）
				18mg（孕妇）
	维生素 B_5（泛酸）	空肠	蘑菇、玉米、肝、花椰菜	$4mg^b$
	维生素 B_6（吡哆醇）	空肠	三文鱼、鸡肉、豆类、香蕉、萝卜叶	1.3~1.5mg（女性）
				1.3~1.7mg（男性）
	维生素 B_7（生物素）	空肠	瑞士甜菜、蛋、花生	$30\mu g^b$
	维生素 B_9（叶维生素酸）	空肠 / 回肠	芦笋、布鲁塞尔豆芽、谷物、菠菜、哈密瓜	400mg（男性、女性）
				600mg（孕妇）
	维生素 B_{12}（钴胺素）	回肠末端	鳟鱼、牛肉、贝类、金枪鱼、牛奶	2.4μg（男性、女性）

续表

	微量营养素	主要吸收部位	膳食来源	日常推荐摄入量（RDA 或 AI[b]）
	维生素 C（抗坏血酸）	空肠 / 回肠	猕猴桃、橙、青椒、花椰菜、西蓝花	75mg（女性）
				90mg（男性）
脂溶性维生素	维生素 A	回肠	胡萝卜、红薯、菠菜、哈密瓜、肝脏	RAE[c]：700μg（女性）
				900μg（男性）（UL[d]3000μg）
	维生素 D	回肠	三文鱼、金枪鱼、牛奶	15μg/600IU（<70 岁）
				20μg/800IU（<70 岁）（UL[d]100μg）
	维生素 E	回肠	葵花籽、杏仁、甘薯、贝类	15mg（男性、女性）（UL[d]1000mg）
	维生素 K	回肠	甘蓝、菠菜、西蓝花	90μg[b]（女性）
				120μg[b]（男性）
宏量矿物质	钙	十二指肠 / 空肠	酸奶、牛奶、奶酪、桂冠蔬菜、豆腐	1000mg（19~70 岁男性，19~50 岁女性）
				1200mg（>70 岁男性，>50 岁女性）
	镁	十二指肠 / 空肠	花生、麸皮、豆类、豆芽、豆腐	420mg（男性）
				320mg（女性）
微量矿物质	铁	十二指肠	强化谷物、肝、牛肉、烤豆、猪肉、杏仁汁、杏子	8mg（>50 岁男性、女性）
				18mg（<50 岁女性）
	锌	不清楚	牛肉、螃蟹、火腿、猪肉、小麦胚芽、山核桃	8mg（女性），10mg（男性）（UL[d]40mg）
	铬	近端小肠	牛肉、鸡肉、鸡蛋、菠菜、香蕉、苹果、小麦胚芽	20~35μg[b]
	铜	十二指肠	牡蛎、豆类、腰果	900μg（UL[d]1000μg）
	锰	不清楚	菠萝、糙米、豆类	1.8~2.3mg[b]
	硒	回肠	龙虾、金枪鱼、虾、火腿	55μg（UL[d]400μg）

[a] 膳食推荐摄入量，医学食品研究所和营养委员会推荐[11,12]

[b] AI，适宜摄入量（在估计 RDA 证据不足时）

[c] RAE，视黄醇活性量（1μgRAE=1μg 视黄醇 =12μg β 胡萝卜素 =24μg α 胡萝卜素 =5IU）

[d] UL，上限（每日可耐受最高摄入量，高于此量可能发生副作用 / 毒性）

为高脂饮食和导致肠道蠕动减慢的饮食可加剧这些症状）而自发地减少食物摄入量。

最近的一项研究显示，即使是缓解期，部分患者仍避免进食部分食物，大约有 1/3 的患者避免谷物，1/3 患者避免乳制品，还有 18% 的患者避免进食所有蔬菜[9]。另外，多项研究发现，IBD 患者（无论处于活动期还是缓解期）钙和维生素 C 的摄入量均显著低于推荐日常摄入量（RDA，表 5.2）。此外，IBD 患者摄入叶酸、硫胺素、吡哆醇、维生素 K、维生素 E 和 β 胡萝卜素的量也明显减少[5,15]。

引起营养不良的另外两种机制是营养素的肠源性丢失（腹泻和瘘管等）和吸收不

良。慢性腹泻和瘘管输出可导致锌、钙和钾的丢失[3]，而铁缺乏在肠炎患者最常见，且大部分由慢性胃肠道出血所致[16]。由于小肠炎症或者小肠切除，吸收不良在 CD 患者中更为常见。特别是末端回肠疾病和（或）小肠切除超过 40~60cm 可引起维生素 B_{12} 缺乏、胆盐丢失及脂溶性维生素吸收不良[17]。此外，由于胆管狭窄，特别是胆道主要分支狭窄可引起胆盐不足和脂肪泻，因而晚期原发性硬化性胆管炎患者也存在吸收不良的风险[17]。

最后，一些 IBD 常用药物也可干扰微量营养素的吸收。糖皮质激素能抑制钙、磷和锌的吸收，也可导致维生素 C 和维生素 D 代谢障碍[4]。甲氨蝶呤是潜在的叶酸拮抗剂，而柳氮磺吡啶也可干扰叶酸的吸收[18]。如果与膳食铁或铁补充剂同时服用，质子泵抑制剂、抗酸剂和钙补充剂可抑制铁的吸收[16]。胆甾醇胺作为一种辅助性抗腹泻药，可干扰脂溶性维生素的吸收[4,11]。最后，由于长期肠外营养过程中因某些营养素添加不足可引起该营养素缺乏，最常见的包括维生素 A、维生素 D、维生素 E、锌、铜和硒[19]。

IBD 患者特定微量营养素缺乏

IBD 患者可出现一系列维生素和矿物质缺乏，特别是中重度炎症性肠病、克罗恩病小肠受累和肠道切除的患者[1-4]。研究最多的是铁、维生素 D、叶酸、钴胺素和锌缺乏[4-6]。这些微量营养素缺乏除了在 IBD 患者中较常见，也与许多常见临床表现明显相关（如缺铁性贫血、叶酸缺乏性贫血和维生素 D 缺乏相关性骨质疏松症）。

对于其他微量营养素，相关文献较少且由于缺乏症的标准（膳食摄入、血清水平和疑似的临床症状）和 IBD 类型不一（儿童与成人，活动期与缓解期），结果存在争议。

这里，我们将讨论 IBD 患者中一些特定微量营养素缺乏及其相关风险。我们着重讨论预防、危险因素、临床表现、诊断性检测及膳食和补充剂治疗（表 5.2、表 5.3 和表 5.4）。

表 5.3　IBD 患者微量营养素缺乏

		发病机制	症状	诊断	流行病学
水溶性维生素	维生素 B_1（硫胺素）	机制不清	外周神经病变、心肌病	主要通过临床症状，症状严重时结合血清维生素 B_1 水平	32%CD 患者出现，UC 患者中发病率不清
	维生素 B_9（叶酸）	吸收不良（回肠炎/小肠切除术相关）	巨细胞性贫血	血清叶酸 <2.5ng/ml（可出现假性下降，同型半胱氨酸 >16mmol/L 可进一步确诊），红细胞叶酸 <140ng/ml	40%~78%IBD 患者摄入不足；0~26%CD 患者可能出现缺乏
		药物（甲氨蝶呤、柳氮磺吡啶）	高同型半胱氨酸血症		
		IBD 孕妇	眼炎、角膜炎、抑郁症		
	维生素 B_{12}（钴胺素）	活动性回肠炎	巨细胞性贫血、全血细胞减少症	血维生素 B_{12}<200pg/ml（敏感度不足）	11%~22%CD 患者
		回肠/回结肠切除术史？回肠袋	外周神经病、痴呆	如果血清 B_{12}<400pg/ml，检测血清甲基丙二酸或同型半胱氨酸水平	回肠切除超过 60cm，100% 患者出现
					回肠切除 20~40cm，48% 患者出现

续表

		发病机制	症状	诊断	流行病学
	维生素 C（抗坏血酸）	摄入量不足	伤口愈合不良	根据临床症状	超过 50%CD 患者
			牙龈炎、鳞状皮肤、关节痛	血清抗坏血酸水平 <11.4μmol/L	
脂溶性维生素	维生素 A	摄入量不足	伤口愈合不良	血清检测可靠度不高	35%~90%IBD 患者摄入量不足；0~44% 患者血清水平较低
		脂肪泻 / 脂肪吸收不良	夜盲症，干眼症	血清视黄醇、视黄醇结合蛋白、β 胡萝卜素	
		胆汁盐缺乏（考来烯胺引起）			
	维生素 D	同上	骨代谢异常（可能导致骨质减少 / 骨质疏松）	血清 25OHD	22%~70%CD 患者和多大 45%UC 患者缺乏[20-23]
		日晒量不足 / 摄入量不足	加重 IBD 炎症	<15 缺乏	
				<20 不足	
				>30 最佳	
	维生素 E	脂肪泻 / 胆汁盐缺乏	神经病、视网膜病变、贫血	血清 α- 生育酚 <5μg/ml	发病率不清，有研究发现 CD 患者血清水平下降
	维生素 K	摄入量不足	骨代谢异常（比维生素 D 引起症状轻）	骨水平	发病率不清，CD 患者血清未羧化骨钙素水平下降
		脂肪泻 / 脂肪吸收不良	出血，软骨 / 动脉	未羧化骨钙素	
		胆汁盐缺乏（考来烯胺引起）		血清叶绿素 PT/INR	
宏量矿物质	钙	摄入量不足	骨密度降低	骨密度扫描	80%~86%IBD 患者日常摄入量不足[5,24]
		维生素 D 缺乏（肠道 / 肾吸收下降）	甲状旁腺功能低下、高血压、肌肉痉挛 / 抽搐	血清钙不是反应性的	22%~55%CD 患者和 32%~67%UC 患者伴有骨质疏松
		腹泻引起的低镁血症	增加散发性息肉 / 结直肠癌风险		
	镁	摄入量不足	与骨发育健康有关	24 小时尿镁可靠度最高	不清楚
		腹泻丢失	低钙血症 / 甲状旁腺功能减退症		
微量矿物质	铁	慢性血液丢失	微红细胞性贫血	转铁蛋白 <16%	36%~90%IBD 患者有缺铁性贫血
		铁代谢受损（IL-6、TNF-α、铁调素上调、摄入不足）	疲劳、舌炎、角质性唇炎、腿部神经过敏综合征	血清铁蛋白 <30（非活动性疾病，CRP 正常）	
				血清铁蛋白 <100（活动性疾病，CRP 上升）	
	锌	慢性腹泻	伤口愈合不良	依靠临床症状	不清楚

续表

		发病机制	症状	诊断	流行病学
		吸收不良（小肠）	腹痛、味觉下降	没有精确测量方法	
		高代谢状态需求量增加（败血症、严重疾病）			
	硒	长期全肠外营养	心肌病、软骨变性、甲状腺功能减退	血清硒 <130ng/ml	不清楚，但 UC 和 CD 患者血清平均水平下降
		对于非全肠外营养患者机制不清			

表 5.4　微量营养素缺乏筛查和治疗策略

		经验性补充[a]	筛查人群	治疗策略
水溶性维生素	维生素 B_1（硫胺素）	活动性回肠炎或多个空肠/回肠切除术（使用 B 族复合维生素通常足够）	无需检测	硫胺素每日 100mg（使用 B 族复合维生素通常足够）
			如果临床怀疑需进一步筛查	
	维生素 B_3（烟酸）	无充足证据	无充足证据	—
	维生素 B_6（吡哆醇）	异烟肼或皮质类固醇患者（吡哆醇每日 50~100mg）	通常不需检测，如果临床怀疑需进一步筛查	吡哆醇每日 50~100mg（使用 B 族复合维生素通常足够）
		考虑同型半胱氨酸升高或血栓栓塞病史（使用 B 族复合维生素通常足够）		
	维生素 B_9（叶酸）	甲氨蝶呤或柳氮磺胺吡啶治疗的患者（使用叶酸每日 1mg 通常足够）	绝对筛查：新发贫血患者	叶酸每日 1mg；如果空肠吸收正常，则补充 2 周通常足够
		可以考虑作为结直肠癌预防筛查，尽管在 RCT 中没有得到验证	可能：活动性回肠炎或小肠切除患者定期筛查	如果吸收功能受损（活动性回肠炎、多次切除），请考虑在 4~6 周内重新检查叶酸
			可能：所有 CD 患者定期筛查	
	维生素 B_{12}（钴胺素）	所有回肠切除 >60cm 的患者都需要终身服用/IM 维生素 B_{12}	绝对筛查：新近贫血患者	回肠疾病/切除患者，维生素 B_{12} 肌肉注射 1000μg，每月 1 次；高风险患者每年监测
			可能：对所有活动性回肠炎或小肠切除患者进行定期筛查	非 IBD 患者口服或鼻吸入维生素 B_{12}；对回肠疾病患者也有效
			可能：所有 CD 患者定期筛查	
	维生素 C	瘘管或近期手术患者（每日 500mg × 10 日）	通常不需检测	维生素 C 每日 100mg，可以无限期处于低毒性风险

续表

		经验性补充[a]	筛查人群	治疗策略
			如果临床怀疑需进一步筛查	
脂溶性维生素	维生素 A	瘘管或近期手术患者（每日 10 000IU，口服 /IM×10 日；类固醇患者每日 15 000IU）	严重的脂肪泻 / 吸收不良和（或）多次回肠切除	维生素 A 每日 10 000IU，口服 /IM×10 日
	维生素 D	大多数 IBD 患者（每日 600~2000IU，长期服用；糖皮质激素患者或肥胖患者使用上述剂量 2~3 倍）	所有 IBD 患者需定期筛查	维生素 D_2 50 000IU，1~2 次 /周，持续 8 周，直到血清 25OH 水平 >30
			骨质疏松症或危险因素（类固醇、肥胖、吸收不良）的患者短间隔定期监测	每日 6000IU（胆钙化醇），肥胖、吸收不良或使用类固醇的患者使用上述剂量 2~3 倍
				对于准备接受治疗的患者监测维生素 D 水平每周 8 次，随后每月 6 次或每年 6 次
	维生素 E	无充足证据	严重的脂肪泻 / 吸收不良和（或）多次回肠切除	α- 生育酚 15~25mg/kg，口服，每日 1 次 /；严重缺乏时需加大补充的剂量（罕见）
	维生素 K	目前无充足证据	严重的脂肪泻 / 吸收不良和（或）多次回肠切除	如出血并发症，植物甲萘醌 5~20mg，口服 ×3 日；监控 PT/INR
		骨质疏松症患者密切监测毒性（小样本研究显示骨密度可与甲萘醌 -4 同时增加）		
宏量矿物质	钙	大多数 IBD 患者	血清钙不具有反应性	1000~1500mg 钙（联合维生素 D）
		年龄在 18~25 岁的女性和 <65 岁男性 1000mg	骨质疏松症、类固醇暴露、绝经后、家族史	
		25 岁至绝经期女性 1300mg		
		绝经后女性和 >65 岁男性 1500mg		
	镁	活动性腹泻（每日 >300g）或排泄瘘的患者（每日 5~20mmol）	活动性腹泻、肠瘘	每日 5~20mmol；严重 / 持续性腹泻或瘘管患者考虑检查血清 / 尿镁
微量矿物质	铁	无推荐	绝对筛查：所有贫血患者	静脉注射铁
			可能：活动性炎症和出血症状患者定期筛查	铁蔗糖传统静脉注射（200mg，输注，直至贫血纠正）
			可能：所有 IBD 患者定期筛查	最近半胱氨酸麦芽糖被开发并在 1 RCT 中被证明有效（1000mg，输注）
				口服铁通常耐受性差，可能会增加炎症

续表

		经验性补充 [a]	筛查人群	治疗策略
微量矿物质				无症状患者治疗开始后 4 周监测铁 / CBC（早期严重者）
				治疗目标是恢复女性 Hgb>12，男性 >13
	锌	患者瘘管或近期手术，改善伤口愈合（220 mg，每日 2 次 ×10 日） 严重腹泻患者	无精确筛查方法	对于活跃 / 严重腹泻、可接受补充时间长度不明确的患者，可以考虑每日 1~2 次，每次 220mg
	硒	全肠外营养患者	可能：所有 IBD 患者定期筛查	硒每日 100μg ×2~3 周；监测时间间隔不清楚
	铬	考虑加至 TPN 中，尽管污染物经常存在	可能：TPN 患者监测	
	锰	考虑加至 TPN 中，尽管污染物经常存在；监测毒性反应	可能：TPN 患者监测	

[a] 经验性 = 无临床或实验室缺乏的证据；为了健康促进或预防并发症而补充营养

主要的 B 族维生素

叶酸（维生素 B₉）

叶酸在红细胞代谢中发挥重要作用，在 DNA 合成和红细胞分裂中充当辅助因子[11,18]。因而，叶酸缺乏与巨细胞性贫血相关。此外，由于叶酸是同型半胱氨酸转化为甲硫氨酸的重要辅助因子，因此叶酸缺乏可引起血液中同型半胱氨酸转水平堆积。高同型半胱氨酸血症是动脉和静脉血栓明确的危险因素[28,29]。IBD 患者高同型半胱氨酸血症（血浆水平 >15ng/ml）的发病率明显升高，其发病率在 11%~52%，而正常对照组的发病率在 3.3%~5%[30-33]，因而 IBD 患者血栓栓塞的风险明显升高。

另外，有研究报道 IBD 患者叶酸缺乏和结直肠癌发病率存在相关性，但结果存在争议。由于参与甲基化和核酸合成，叶酸可能在结肠炎症和致癌中发挥作用。在动物模型中，叶酸缺乏与 p53 mRNA 水平下降、DNA 双链破坏和结肠低甲基化有关[33-34]。

根据人类流行病学研究发现，低膳食叶酸摄入与散发结直肠癌有关[35-38]。而 IBD 人群研究发现，两个病例对照研究和一个回顾性研究发现与结肠炎患者相比，癌症和癌症前病变患者血清叶酸水平下降[39-41]。

日常摄入不足时很快引起叶酸缺乏，因为健康人体叶酸平均储存量只有 500~20 000μg，而急性疾病或者吸收不良相关疾病患者体内叶酸水平更低[18]。对于健康人，叶酸的 RDA 是每日 400μg，而孕妇和哺乳期妇女叶酸 RDA 是 500~600μg[11]。对于服用甲氨蝶呤或柳氮磺吡啶等叶酸拮抗剂或者酗酒等存在叶酸缺乏风险的人群，叶酸日常摄入量为 1000μg。富含叶酸的天然食物包括黑叶绿菜（菠菜、羽衣甘蓝叶和萝卜绿），芦笋，西蓝花，柑橘类水果，鳄梨，甜菜和扁豆等（见表 5.2）。在美国和加拿大，几乎所有的谷类和富含谷类的食品均添加了叶酸，因为上述国家在 20 世纪 80 年代就出台了相关政策以减少神经管出生缺陷发生率[42]。

尽管存在这些预防方案,但与正常对照组相比,IBD患者叶酸缺乏风险可能较高。虽然近期研究发现IBD患者叶酸缺乏流行率较以前有所下降,但CD患者叶酸缺乏仍然普遍存在(51%~80%)[3,4,18]。2010年的一个回顾性病例对照研究发现,28.8%CD患者和8.8%UC患者出现了血清叶酸水平异常(<3ng/ml),而正常人中只有3%[43]。三项CD相关研究(其中一个只纳入了缓解期CD患者)报道了相似的血清叶酸水平异常发生率(20%~26%)[24,43,44]。值得注意的是,上述研究均检测的是血清叶酸水平,而不是能够反映前三个月叶酸平均水平的红细胞叶酸水平。已有两个研究将检测IBD患者红细胞叶酸水平,发现叶酸缺乏率明显减低(0~7%)[45]。

IBD患者发生叶酸缺乏的潜在机制包括膳食摄入不足、吸收不良和药物相互作用。其中,摄入不足是主要原因,前瞻性研究发现,外科IBD患者出现叶酸摄入不足的占40%~78%[5,45]。活动性CD回结肠炎或小肠切除是叶酸缺乏的危险因素,这些结果支持IBD患者发生叶酸缺乏与吸收不良有关[24,43]。最后,由于柳氮磺吡啶和甲氨蝶呤是二氢叶酸还原酶和细胞摄取叶酸的抑制剂,因而它们均可导致叶酸缺乏[46]。

目前,没有针对IBD患者筛选叶酸缺乏的相关指南,特别是缓解期患者或者饮食不受限制的患者。然而,对贫血型IBD患者,特别是CD患者,需测量叶酸水平(红细胞叶酸水平优于血清叶酸水平)。此外,如果患者存在叶酸缺乏的其他临床表现(如舌炎、角膜口炎或抑郁症),也应检查叶酸水平[11]。如果红细胞叶酸水平正常,但又怀疑存在叶酸缺乏的,可检测同型半胱氨酸水平。血清同型半胱氨酸水平上升对于诊断叶酸缺乏的灵敏度更高,但特异度下降,因为高同型半胱氨酸血症也见于维生素 B_6 和维生素 B_{12} 缺乏。

一旦叶酸缺乏确诊,每日给予1mg叶酸补充物就可在2~3周内恢复机体叶酸储存量[47]。当机体叶酸储存量耗竭时,DRI推荐长期摄入400~600μg是足够的。但对于服用叶酸拮抗剂(甲氨蝶呤和柳氮磺吡啶)、怀孕IBD患者和长期肠外营养的患者而言,上述补充量不够[48]。对这些高风险患者,只要他们的危险因素仍然存在,就至少需要每日补充叶酸1mg(直到停用叶酸拮抗剂、肠外营养或完成分娩)。

对于IBD患者,补充叶酸的另外一个目的是预防结肠炎相关结直肠癌,但这一观点仍然存在争议。许多小样本研究认为具有潜在的化学预防作用(至少在分子水平)。一个小样本前瞻性安慰剂对照研究发现,散发腺瘤患者每日补充5mg叶酸,6~12个月后,可使基因组DNA甲基化水平上升和p53相关DNA双链结构破坏减轻[33]。UC患者每日补充15mg叶酸可使直肠黏膜细胞增殖速度下降[49]。除了这些临床前研究,一些meta分析并不能证实叶酸确实存在化学预防作用[50,51]。然而,叶酸安全性较高、成本低,对有多年全结肠炎和其他结肠癌风险因素的患者,每日应至少补充叶酸1mg。

钴胺素(维生素 B_{12})

维生素 B_{12},又名钴胺素,是一种必需营养素,在能量、氨基酸和脂肪酸代谢中发挥辅助因子的作用。另外,维生素 B_{12} 在维持神经元功能、血液形成、骨髓健康和DNA合成/调节等许多关键过程中发挥重要作用。

虽然不如叶酸缺乏在普通人群中那么常见,但维生素 B_{12} 缺乏在CD患者和所有老年IBD患者中不容忽视。与叶酸缺乏相似,维生素 B_{12} 缺乏与巨细胞性贫血和高同型半胱氨酸血症相关[17,30]。除了血液学异常,维生素 B_{12} 缺乏还可引起神经系统和骨骼变化等其他临床表现。维生素 B_{12} 缺乏可增加骨质疏松、髋关节和脊柱骨风险,这可能与成骨细胞活性受抑制有关[52-54]。对出现神经精神系统表现的患者，维生素 B_{12} 缺乏可影响神经元髓磷脂形成，导致痴呆、感觉异常、共济失调、虚弱和痉挛[11,55]。

食物中维生素 B_{12} 主要来源于动物制品，特别是红肉以及鲭鱼、鲑鱼和沙丁鱼等鱼制品。其他维生素 B_{12} 来源见表 5.2。维生素 B_{12} 在胃肠道的吸收是一个比较复杂的过程。R 因子在胰蛋白酶的作用下形成钴胺素，然后与胃内合成的内因子结合。随后内因子 - 钴胺素复合物转运至回肠与特异性受体钴胺素结合，促进其通过末端回肠黏膜而被吸收。由于 CD 常累及回肠，25%~35%CD 患者伴有孤立性回肠炎，30%~40% 患者回肠杆菌感染阳性[1]及长期肠道炎症，导致维生素 B_{12} 吸收障碍。因此，CD 患者发展为维生素 B_{12} 缺乏风险较高[43]。

为数不多的研究探讨了 IBD 人群维生素 B_{12} 水平。CD 患者维生素 B_{12} 发生率为 11%~22%[17,43,56]。在这些研究中样本含量最大的 Headstrom 等[56]纳入了 200 个 CD 患者，维生素 B_{12} 缺乏危险因素最高的是回肠切除术（OR=7.22，95%CI=1.97~26.5）或回结肠切除术（OR=5.81，95% CI=2.09~10.12）。病变部位和发病时间不是维生素 B_{12} 缺乏的独立危险因素。相反，UC 病变常常局限于结肠，因而 UC 的维生素 B_{12} 缺乏发生率与正常人群相似[43,44]。然而，有报道行直肠切除术加回肠肛门吻合口术后的 UC 患者也出现维生素 B_{12} 缺乏，虽然还不确定这是否与回肠切除后肛门吻合口重建或小肠过度生长相关[57]。

维生素 B_{12} 缺乏的诊断以前往往是依赖血清维生素 B_{12} 水平，通常血清维生素 B_{12} 水平低于 200pg/ml（150pmol/L）并存在疾病临床证据即可诊断。然而，许多患者，特别是老年患者开始出现不可逆性的神经精神系统表现，即使没有出现维生素 B_{12} 缺乏的血液学表现，也可诊断为维生素 B_{12} 缺乏[55]。因而，维生素 B_{12} 缺乏高风险人群（回肠疾病 CD 患者和老年 IBD 患者）的血清维生素 B_{12} 水平正常，随后就应检测甲基丙二酸和同型半胱氨酸水平，因为它们对于诊断维生素 B_{12} 的敏感度更高[55,56]。

对伴有贫血的 IBD 患者，必须测量维生素 B_{12} 水平。此外，对新发的抑郁症、记忆障碍、运动功能障碍、严重疲劳或性格改变，也应检测维生素 B_{12} 水平。同时，CD 患者，特别是活动性回肠受累 CD 患者和回肠切除患者，应定期筛查维生素 B_{12} 水平，但筛查最佳间隔时间尚未确定。有研究表明，末端回肠切除超过 60cm 需要终身服用维生素 B_{12} 补充物，而末端回肠切除长度在 20~40cm 者最终会发展为维生素 B_{12} 缺乏症[58,59]。

对仍保留回肠或者疾病处于缓解期的 CD 患者，口服或舌下含服维生素 B_{12} 补充物即可。对回肠切除或严重回肠炎症患者，最佳补充方法尚不清楚。通常，优先的方法是胃肠外注射，因为这种方法费用低且能快速纠正维生素 B_{12} 缺乏状态[47]。最近一项 Cochrane meta 分析发现，口服高剂量钴胺素（1000~2000μg，开始每日，随后每周，每月）与肌肉注射效果相似，但研究并未纳入 CD 患者[60]。然而，IBD 患者特别是活动性小肠疾病患者对口服钴胺素可能存在吸收障碍。因而，在推荐维生素缺乏 IBD 患者口服钴胺素前需要大量研究进一步证实。

吡哆醇（维生素 B_6）

维生素 B_6（吡哆醇）是一类水溶性 B 族维生素，包括吡哆醇、吡哆醛、吡哆胺及它们的 5' - 磷酸盐形式等类型。吡哆醛 -5- 磷酸盐（pyridoxal-5-phosphate，PLP）是维生素 B_6 的生物学活性形式，是碳水化合物和蛋白质代谢，神经元功能和 RBC 产物等 140 多种生物学反应的辅助因子。此外，由于血浆 PLP 浓度与 C 反应蛋白等炎症标志物负相关，因此维生素 B_6 也在炎症中发挥作用[61]。

由于维生素 B_6 可在空肠和回肠以被动扩散的形式被吸收，维生素 B_6 缺乏少见于其他 B 族维生素缺乏。虽然正常人群中严重的维生素 B_6 缺乏较为少见，但美国人有 19%~27% 存在轻度维生素 B_6 缺乏（血浆 PLP<20nmol/L）[62]。目前仅有两个研究分析了 IBD 患者维生素 B_6 水平。根据这两个小样本研究，IBD 患者维生素 B_6 缺乏发生率为 10%~13%，其中一个研究认为 IBD 患者维生素 B_6 缺乏发生率明显高于正常人群（27% vs.2.9%，$P<0.01$[63,64]。与类风湿性关节炎研究结果相似，表明炎症可使血浆中维生素 B_6 降低。另外，皮质类固醇和异烟肼可干扰维生素 B_6 代谢[46]。

维生素 B_6 的 RDA 值是 1.3~1.7mg/d（见表 5.2）。谷物、坚果、菠菜和白菜等植物性食物，以及金枪鱼、火鸡和牛肉等肉类均含有维生素 B_6。食物的加工和制备，特别是过度烹饪，可使维生素 B_6 含量减少 50%[62]。

维生素 B_6 缺乏常见的临床表现包括皮疹等脂溢性皮炎、萎缩性舌炎及神经系统症状。维生素 B_6 可通过测量 PLP 水平评估，当 PLP<10ng/ml 时可定义为维生素 B_6 缺乏。对 IBD 患者，红细胞转氨酶活性（无论是否检测 PLP）可作为吡哆醇水平的功能性检测，也可能是反映危重患者维生素 B_6 水平的更精确指标[61,62]。每日补充 50~100mg 吡哆醇可纠正维生素 B_6 缺乏[11]。

其他 B 族维生素

硫胺素（维生素 B_1）

硫胺素是一种水溶性维生素，在糖和氨基酸的分解代谢中发挥重要作用，其缺乏可引起周围神经病变和心肌病[11]。鸡蛋、肉、面包和坚果等膳食中均包含硫胺素，高温烹饪、烘焙及巴氏杀菌均能破坏硫胺素。与维生素 B_6 相似，硫胺素主要在空肠根据体内储存量和肠腔硫胺素浓度通过主动或被动转运的方式吸收。

已有两个小样本研究发现与正常人群相比，CD 患者更容易出现硫胺素缺乏[5,63]。

最近一项纳入 54 名缓解期 CD 患者的小样本研究发现，与正常人相比，CD 患者膳食摄入硫胺素降低，且 32%CD 患者血清维生素 B_1 水平明显下降[5]。活动期 CD 患者和 UC 患者中硫胺素缺乏的发病率仍不清楚。另外一项研究发现，伴有疲乏症状的 IBD 患者可出现细胞内硫胺素缺乏，口服或肠外给予硫胺素可使症状缓解[65]。对于普通人群，硫胺素的 RDA 值是 1.2~1.4mg/d[11]，IBD 患者每日应至少摄入上述剂量。如果患者无法通过膳食补充上述剂量的硫胺素，大多数 B 族混合维生素可用于补充。

核黄素（维生素 B_2）

维生素 B_2（核黄素）也是一种水溶性维生素，在脂肪酸氧化、谷胱甘肽还原反应和丙酮酸脱羧等多种重要生物反应中充当氧化剂的作用。肉、鱼、鸡蛋、牛奶、绿色蔬菜和酵母等食物中富含维生素 B_2。核黄素主要通过 Na^+ 依赖性主动转运。核黄素缺乏可表现角质性唇炎、唇裂等口部症状，以及畏光等眼睛症状。核黄素缺乏在 IBD 患者中并不常见，只有一项研究发现 CD 患者核黄素缺乏发生率轻微升高[63]。

烟酸（维生素 B_3）

烟酸（尼克酸）是另外一种水溶性 B 族维生素，是 NAD^+/NADH 和 $NADP^+$/NADPH 的前体并参与 DNA 修复和肾上腺类固醇激素合成。烟酸主要在空肠吸收，鸡肉、牛肉、鱼、谷物、坚果、乳制品和鸡蛋含有烟酸。严重缺乏烟酸可引起腹泻、皮炎和痴呆，轻度的缺乏烟酸可引起皮肤和精神系统疾病[66]。

一项最近研究发现 77% 的缓解期 CD 患者血浆维生素 B_3 水平下降[5]。然而，上述结果需谨慎解释，烟酸水平可通过泌尿系统生物标记物评估，比血浆水平更可靠。因而，该研究认为，CD 患者可能普遍存在叶酸缺乏。叶酸的每日推荐摄入量为女性 14mg，男性 16mg，孕妇和哺乳期妇女 18mg[11]。如果患者无法通过饮食达到上述要求，可口服复合维生素加以补充。

生物素（维生素 B₇）

维生素 B₇（生物素）是脂肪酸和亮氨酸代谢的辅酶，在糖异生中发挥重要作用。与其他 B 族维生素相似，生物素也在空肠吸收。生物素缺乏较为少见，而且只表现出较轻的症状。只有一项研究探讨了 IBD 患者体内生物素水平，发现血清中生物素水平与正常人无明显差别[63]。

脂溶性维生素

维生素 A

维生素 A 其实是一类化合物，包括视黄醇/视黄醛（维生素 A 的活性前体，只有牛肉和鸡蛋等动物食品中含有），视黄酸（由视黄醛转化而来）和类胡萝卜素（维生素 A 前体，由植物合成，可以被人体转化为视黄醇）。类胡萝卜素中最重要的是 β 胡萝卜素，胡萝卜、蔬菜、菠菜、橙汁、红薯和哈密瓜中富含 β 胡萝卜素[11]。

维生素 A 在维持视力和促进伤口愈合中发挥重要作用。视黄醛是视网膜柱细胞和锥细胞中视色素的重要组成部分[20]。视黄酸在伤口愈合中发挥重要作用，促进伤口部位巨噬细胞和单核细胞聚集、刺激成纤维细胞胶原蛋白的产生[20,67]。维生素 A 在生殖中也起着重要作用，并且作为上皮细胞激素样生长因子，参与细胞分化和基因调控[20]。

随着通过饮食摄入，视黄醇和类胡萝卜素在胆盐作用下溶解被小肠上皮细胞吸收，然后进入乳糜微粒中，在肝脏（主要储存部位，占 50%~80%）和组织（如视网膜和皮肤）间来回穿梭。食物中可利用的胡萝卜素含量主要取决于吸收率（5%~50%，取决于胡萝卜素的类型和来源），相关蛋白复合物的消化率以及与类胡萝卜素同时摄入的脂肪水平[11,20]。由于锌在视黄醇结合蛋白（retinol binding protein，RBP）的合成中发挥重要作用，而 RBP 负责视黄醇在血循环中的转运以及激活视黄醇的酶反应，因而维生素 A 的代谢也依赖于锌。

已有几个小样本研究发现 IBD 患者维生素 A 和 β 胡萝卜素水平明显降低[14,21,22]。但是上述研究结果需要谨慎对待，因为评估体内维生素 A 状态比较复杂，而且血清维生素 A 水平并不能准确反映体内维生素 A 的储存量。然而，也有研究发现大多数 IBD 患者（36%~90%）通过膳食的维生素 A 摄入量明显低于 RDA 水平（每日女性 700μg，男性 900μg）[5,6,45]。

由于血清维生素 A 水平检测并不能准确反映体内维生素 A 水平，因而维生素 A 缺乏的诊断也比较困难。目前的检测途径包括：血清视黄醇水平、血清视黄醛结合蛋白和血清胡萝卜素水平。因为大多数维生素 A 储存于肝脏，而肝脏又不断释放视黄醇直至维生素 A 极度缺乏，所以通过检测血清视黄醇水平来反映体内维生素 A 水平并不准确。相反，当蛋白质 - 能量营养不良时（伴有恶心或体重下降的 IBD 患者），由于 RBP 产物减少，血清视黄醇水平也可能出现明显下降。另外，又根据近期膳食维生素 A 摄入量不同，血清胡萝卜素水平差异明显。

尽管存在上述因素影响维生素 A 水平评估，但目前认为血清视黄醇水平 <20μg/dl 或视黄醇∶RBP 值 <0.8，则认为存在维生素 A 缺乏[20]。然而，对没有达到上述标准而又是高风险人群，应高度怀疑并认真观察患者是否存在维生素 A 缺乏的早期临床表现。维生素 A 缺乏的早期临床表现包括干眼症（结膜干燥）和由于视觉色素缺失引起的夜间视力受损（夜盲症），这些表现均可在维生素 A 缺乏早期很快出现。另外，维生素 A 缺乏也与滤泡角化过度（皮炎）等皮肤结构变化、伤口愈合、不明原因的贫血和受损的免疫能力（T 淋巴细胞数量减少和促有丝分裂反应）有关[20]。

对 IBD 患者补充维生素 A 相关研究并

不十分清楚,由于长期补充维生素 A 会产生毒性反应,因而目前对没有确诊维生素 A 缺乏的患者并不推荐定期补充维生素 A。对存在维生素 A 缺乏的患者,特别是已出现视力受损的患者,推荐短期补充大剂量维生素 A。例如,对出现结膜干燥的患者,应在眼科医生指导下给予 100 000IU(2000μg)剂量维生素 A。一般来说,对维生素 A 重度缺乏的 IBD 患者,补充剂量应尽量达到 DRI 最大摄入剂量(10 000~15 000IU,即 2000~3000μg 视黄醇或 3000~4500μg 胡萝卜素),每 1~2 周 1 次。一旦开始补充维生素 A,则应密切监测其毒性反应(头痛、骨痛、肝脏毒性和出血)[11]。

另外,肠道手术围手术期患者或肠道难治性瘘患者也应补充维生素 A。为了加快急性损伤伤口愈合,许多专家推荐每日口服或肌肉注射维生素 A 10 000~15 000IU,持续 10 日[20,68]。上述措施可能对于皮质类固醇治疗患者或伴随蛋白营养不良的患者尤为有益。

维生素 D

维生素 D 是一种脂溶性维生素,对于骨骼健康至关重要,同时也可能在适应性免疫系统调节中发挥重要作用。许多研究报道 IBD 患者(22%~70%CD 患者和 45%UC 患者)是维生素 D 缺乏高风险人群。关于维生素 D 缺乏将在另外章节详细讨论。

维生素 E

维生素 E 也是一类脂溶性维生素,在保护机体对抗氧化性损伤中发挥关键作用。位于细胞膜脂质成分中的维生素 E 可保护不饱和膜磷脂避免高氧化活性自由基的氧化降解。维生素 E 可分为两类生物活性物质:①生育酚;②生物活性较低的生育三烯酚。在这些生育酚中,γ- 生育酚在北美饮食中(玉米油、大豆油和人造黄油等)最为常见。α- 生育酚在所有维生素 E 中生物活性最强,在日常饮食中极为常见(仅次于 γ-

生育酚,多见于向日葵和红花油中)。维生素 E 通过胶束依赖性扩散在十二指肠吸收。与其他脂溶性维生素相似,维生素 E 的吸收依赖食物中脂肪、充足的胆汁及正常的胰腺功能。补充剂形式的维生素 E 通常以酯化形式存在(其可以更稳定),但仅在通过十二指肠酯酶水解后才被吸收[70]。

存在脂肪吸收不良或正在接受考来烯胺治疗的患者,维生素 E 缺乏的风险增加。目前,维生素 E 的 RDA 值以 α- 生育酚当量(α-TE)计量;1mg 的 α- 生育酚计为 1 α-TE。成人 α- 生育酚(男性和女性)日常推荐量为每日 15mg(15 α-TE)。维生素 E 缺乏的临床表现包括:振动和位置觉受损、平衡和协调能力改变、肌肉无力、深腱反射丧失和视觉障碍等神经肌肉、血管和生殖系统反应[70,71]。

目前三个研究探讨了 IBD 患者体内维生素 E 的水平,其中一个研究只纳入了 CD 患者[63],一个研究只纳入了 UC 患者[72],另外一个研究同时纳入了 CD 和 UC 患者[22]。在这三个研究中,只有纳入 CD 患者的研究发现血清维生素 E 水平下降。目前没有充分证据支持 IBD 患者维生素 E 缺乏的风险较高,也没有监测维生素 E 的推荐方法。然而,对于可能存在维生素 E 缺乏的患者(特别是伴有脂肪吸收障碍的 CD 患者)出现相关症状,应该短期补充低剂量维生素 E(每日 15mg)。在补充维生素 E 时应常规监测其水平,避免发生毒性反应。

维生素 K

维生素 K 是一种脂溶性维生素,可分为两大类:主要由绿色植物合成的叶绿醌和来源于细菌的甲萘醌。膳食中的叶绿醌在小肠中通过能量依赖行吸收,而甲萘醌在小肠和结肠中以被动扩散的方式吸收[73]。与其他的脂溶性维生素相似,维生素 K 的吸收也依赖膳食中的少量脂肪、胆盐和胰液。绿色蔬菜(玉米、菠菜、色拉用绿叶蔬菜和西蓝花),布鲁塞尔芽甘蓝,卷心菜,植物油和人造黄油均含有丰富的维生素 K。因为目前缺乏数据表明维生素 K 的最合适量,因此 DRI 不能提供维生素 K 的合适摄入量而无法提供 RDA 值(基于健康人的观察性研究表明,女性维生素 K 日常摄入量为 90μg,男性为 120μg)[11]。

维生素 K 在骨骼健康和血液凝固中发挥重要作用。维生素 K 是血液凝固因子和骨钙素等多种蛋白翻译后 γ 羧基化的辅助因子[74,75]。骨钙素由成骨细胞合成,经过 γ 羧基化后可与钙离子结合。在维生素 K 缺乏时,骨钙素不能发生 γ 羧基化而进入血液循环。血清中非 γ 羧基化骨钙素可部分或全部反映骨骼中维生素 K 水平,也常被作为间接反映维生素 K 储存量的测量方法。测量维生素 K 水平的另外一种方法是血清叶绿醌水平,虽然血清叶绿醌水平受到近期膳食中叶绿醌摄入量和甘油三酯水平影响[75,76]。由于缺乏直接反映维生素 K 水平的单独可靠方法,无法准确说明维生素 K 在骨骼健康中起到多大作用。

目前已有许多大样本流行病学研究证实低维生素 K 摄入量与骨质疏松性骨折风险增加和 BMD 降低有关[75-77]。然而,关于维生素 K 的生化检测方法(非 γ 羧基化骨钙素水平和血清叶绿醌水平)和骨骼疾病关系的研究结果缺乏一致性[78,80]。这表明目前维生素 K 水平检测方法有限或者维生素 K 与骨骼疾病无明显关系。

在普通人群中,维生素 K 缺乏较为少见,但存在吸收不良、处于慢性疾病状态或频繁使用抗生素的患者可能存在维生素 K 缺乏的风险。在 IBD 相关文献中,基本没有关注维生素 K 水平的研究。最早的是利用异常凝血酶原抗原测定作为维生素 K 的替代检测方法,发现 31% 的 IBD 患者(17 名 CD 患者,1 名 UC 患者)存在维生素 K 缺乏[73]。有两个最近的研究检测了 CD 患者血清非 γ 羧基化骨钙素水平,发现与正常人和 UC 患者相比,CD 患者血清非 γ 羧基化骨钙素水平明显降低[71-73]。虽然这些研究样本量较小,无法进行亚组分析,但活动性炎症和大范围小肠受累的患者出现维生素 K 缺乏的比例更高,这可能与吸收不良有关。已有多项研究表明 IBD 患者(即使是缓解期患者)的维生素 K 日常摄入量明显低于对照组[9,81]。

在老年人中,低维生素 K 摄入量与髋部骨折发生率升高明显相关,但没有足够数据表明,IBD 患者补充维生素 K 可以预防或治疗骨骼疾病。虽然没有研究探讨维生素 K 与 IBD 患者之间的关系,但有四个随机对照研究针对老年女性与对照组的叶绿醌补充量。没有研究发现多于一个骨骼部位的 BMD 上升[84-86]。也有几个来自日本的阳性结果的研究,它们发现甲萘醌 -4(维生素 K 的另一种形式,在自然界中存在于日本常见的纳豆中)每日补充量高于 45mg 有利于增加 BMD,减少骨折风险[87,88]。然而,这些研究缺乏足够的对照,也不是安慰剂对照试验,因而需要更多的前瞻性研究证实。

总之,有证据表明,膳食维生素 K 摄入不足可能增加骨骼疾病的风险,虽然无法通过目前维生素 K 的检测方法准确反映。由于饮食受到限制或吸收不良,IBD 患者存在维生素 K 缺乏的风险。针对维生素 K 缺乏与骨骼疾病之间关系的研究较少,特别是对维生素 D 水平正常的患者,虽然目前没有足够证据推荐使用口服维生素 K 补充物。由于维生素 K 存在于绿叶蔬菜中(100μg/100g),因而应鼓励患者增加维生素 K 日常摄入以改善骨骼健康。

维生素 C

维生素 C 又称抗坏血酸或 L- 抗坏血酸,是多种组织的抗氧化剂,同时又在胶原合成等多种酶反应中充当辅助因子。在伤口愈合中,维生素 C 可以促进血管生成并调节中性粒细胞活性而发挥重要作用[23]。

由于人体缺乏 L- 古洛糖酸 - 内酯氧化酶而无法合成维生素 C。维生素 C 的 RDA 摄入量是女性 75mg，男性 90mg。水果和蔬菜（柑橘类水果、西红柿和马铃薯）是膳食中含维生素 C 最丰富的食物。维生素 C 在空肠以主动转运和被动扩散的吸收。一旦被吸收，在肾上腺、大脑和眼睛中维生素 C 以氧化形式被浓缩[11]。

在普通人群中，很少见到严重的维生素 C 缺乏。严重的维生素 C 缺乏可导致临床上的坏血病，出现牙龈出血、血管狭窄和伤口愈合不良等症状。而 IBD 患者出现不太严重的维生素 C 缺乏较为常见[21,22]。这可能与许多 IBD 研究结果一致，IBD 患者出现不太严重的维生素 C 缺乏较为常见，但多数是饮食摄入量下降所致[5,15]。

通过监测血浆维生素 C 水平就能反映机体维生素 C 状态。而白细胞维生素 C 浓度等其他方法能够更准确反映组织维生素 C 水平，但在商业化的实验室中难以开展[89]。对于存在容易瘀伤、牙龈出血、毛囊扩大和角化过度等的患者应密切监视。对于伴有维生素 C 缺乏的 IBD 患者应每日补充 100~200mg。高剂量维生素 C 有利于急性伤口愈合，特别是愈合瘘管或近期手术[23]。目前有研究认为，对吸烟的 IBD 患者，由于机体抗坏血酸浓度较低，因而吸烟者每日要额外摄入 35mg。

常量元素

钙

钙是人体含量最丰富的矿物质，平均储存量为 1~2kg，而其中 99% 的钙位于骨骼和牙齿中。血清钙水平为 8.8~10.8mg/dl，而游离钙水平为 4.4~5.2mg/dl，因而高钙血症和低钙血症对机体生理功能均有明显影响。正常情况下，细胞外的钙离子通过与降钙素和甲状旁腺激素结合而被控制在一定范围，同时降钙素和甲状旁腺激素又能调控维生素

D 的活性，进而影响肠道钙离子的吸收[90]。

肠道钙离子的吸收主要位于十二指肠和近端空肠。钙离子主要通过以下两种机制吸收：①不受调控的细胞旁路途径，主要依赖于膳食摄入量和肠腔钙离子浓度；②通过细胞膜钙离子通道的主动转运，主要依赖 1,25- 二羟基维生素 D（1,25-OHD）。此外，钙离子可在远端小肠（远端空肠和回肠）及结肠分泌，但机制尚不十分明确。腹泻和吸收不良时，肠道钙离子丢失加剧，但具体丢失量也尚无明确研究[90]。

小肠的活动性炎症在何种程度上影响钙离子的吸收并增加骨质疏松的风险，目前尚不清楚。由于钙离子与维生素 D 之间存在相互依存的关系，而大部分 IBD 患者存在维生素 D 缺乏，因而难以判断小肠的活动性炎症与钙离子之间的确切关系。另外，在镁离子缺乏（腹泻）和服用糖皮质激素时，肠道和肾脏钙离子吸收和重吸收减少，加剧钙离子吸收不良。除了吸收不良，许多研究证实 80%~86%IBD 患者饮食中钙离子摄入不足[5,15]。由于 70%~90%IBD 患者存在乳糖不耐受而常规避免进食牛奶和其他奶制品，因此 IBD 患者钙摄入不足十分常见[90]。

对大多数 IBD 患者，推荐每日摄入 1000~1500mg 钙（25 岁至绝经期妇女和 65 岁以下男性服用 1000mg；18~25 岁女性服用 1300mg；绝经后妇女和 65 岁以上男性服用 1500mg）。对乳糖不耐受的患者，推荐使用羽衣甘蓝、玉米片、萝卜绿菜和西蓝花等深绿叶蔬菜以及杏仁、沙丁鱼和罐头三文鱼等。许多钙补充剂可供 IBD 患者选择。

较少研究探讨了钙单独补充或联合补充维生素 D 的安全性。然而，两个观察性研究发现 1000mg 钙与非治疗剂量维生素 D 同时补充 1 年可使 BMD 轻度增加，但骨折发病率没有明显变化[91]。一般来说，IBD 患者单独补充钙不足以预防骨丢失，特别是长期使用糖皮质激素的患者[92,93]，因而临床上

需要双磷酸药物治疗严重的骨量丢失。

镁

镁是人体第四大丰富的矿物质,作为 ATP 的辅助因子在大多数细胞反应中发挥重要作用。此外,50%~60% 体内镁整合入骨的羟基磷灰石晶体中,因而对骨细胞生命活动至关重要。镁的吸收率为 35%~45%,可以在全部小肠特别是空肠吸收。一旦镁离子进入血液循环,大约有一半镁以游离形式存在,1/3 与白蛋白结合,其他的镁离子与柠檬酸盐、磷酸盐或其他阴离子结合[94]。

许多流行病学研究认为膳食中镁含量及低镁血症与骨质疏松之间存在一定关系[94,95]。镁缺乏引起骨疾病的机制尚不清楚。细胞和动物模型研究发现,镁离子可促进成骨细胞的有丝分裂,镁缺乏将导致成骨细胞活性下降。然而,镁平衡对钙稳态的影响更重要。酶缺乏可损伤甲状旁腺功能并使 PTH 水平异常下降,导致肠钙吸收较低,诱导低钙血症[95]。低钾血症也在低镁血症患者中较为常见,40%~60% 的低镁血症患者伴有低钾血症[96],可能是由于腹泻和吸收不良导致镁和钾丢失。

在西方国家,镁缺乏越来越常见,32% 的美国人没有达到推荐日常推荐摄入量(RDA)[97]。IBD 患者镁缺乏的风险明显增加,13%~88% 的 IBD 患者存在镁缺乏[98,99]。镁缺乏常常是膳食摄入量减少、慢性腹泻或瘘排出的联合效应[9,98,99]。镁缺乏的临床症状主要包括震颤和虚弱等神经肌肉过度兴奋、QRS 间期延长等心血管表现,以及低血钙、低钾血症和甲状旁腺功能低下等其他矿物质和激素失调。

机体镁状态主要通过血清镁离子水平评估,但由于摄入量改变时血清镁离子水平变化不大,因而血清镁离子水平并不能准确反映体内镁离子储存量。白细胞镁离子含量是反映体内镁离子储存量更敏感指标。另外,24 小时尿镁也能较为准确反映体内镁离子储存量,但要频繁打扰患者。对所有腹泻患者(每日 >300g),当腹泻处于活动期时,应监测镁离子水平并补充镁[97]。

对食物受限的患者,种子、坚果、豆类和碾碎的谷物,以及深绿色的蔬菜是镁的良好膳食来源。对需要补充镁的 IBD 患者,大多数可补充镁的口服复方制剂可加重腹泻,虽然葡萄糖酸锌或焦谷氨酸镁(Mag 2)更容易耐受(特别是如果与口服溶液混合并全天啜饮)。确保正常血清镁所需的元素的总剂量在每日 5~20mmol[100]。

铁

铁缺乏是 IBD 患者出现贫血的主要原因,约 36%~90%IBD 患者出现贫血[101,102]。缺铁的 IBD 患者的临床表现,诊断和治疗等将在其他章节详细介绍。

微量元素

锌

锌是广泛分布于不同脏器的含量相对丰富的微量矿物质,在肾脏、肝脏、肌肉、骨骼、胰腺、头发和皮肤中含量较丰富。锌是一种重要的矿物质,是维持金属蛋白酶等多种酶的催化活性所必需,同时在免疫功能、蛋白质和胶原合成及伤口愈合中发挥作用。锌可在全小肠被吸收,但其转运机制无明显特点[103]。肉类、家禽和牛奶中锌的含量较高。另外,由于面包和其他谷类产品中添加了锌,因而普通人群中锌缺乏较为少见。

在慢性腹泻、吸收不良和高代谢综合征的患者中锌缺乏较为常见。有研究报道 IBD 患者的锌水平较低[5,15]。由于血清中锌的含量非常低,很难用血清中锌含量反映机体锌的储存量。许多研究发现锌缺乏的临床症状在 CD 患者也不少见,虽然近期研究发现 IBD 患者锌缺乏的亚临床症状并没有特殊之处。临床医生需要观察轻度贫血,头发和皮肤变化,味觉减退和伤口愈合不良等锌缺乏的其他表现[103]。

锌的 RDA 推荐量为每日男性 11mg，女性 8mg。对严重腹泻（每日大便量超过 300g）的患者需要补充 25~50mg 锌[103]。除非患者存在严重的持续性腹泻，否则锌的摄入不应超过 2~3 周，因为过量的锌可干扰铁和铜的吸收，导致这些重要矿物质的缺乏。

为了促进伤口愈合，每日应补充 40mg 锌补充物（176mg 硫酸锌），持续 10 天[23,103]。锌主要以两种形式存在：硫酸锌（含 23% 的锌，镁 220mg 的硫酸锌含 50mg 锌元素）和葡萄糖酸锌（含 14.3% 的锌，10mg 葡萄糖酸锌含 1.43mg 锌元素）。在监测锌的同时也应注意钙和叶酸的水平，因为钙和叶酸的高摄入量可减少锌的吸收。相反，如果患者还同时接受缺铁性贫血治疗，高剂量的锌可能会影响铁硫酸亚铁的吸收。

硒

硒是谷胱甘肽过氧化物酶和硫氧还蛋白还原酶等多种具有抗氧化功能的酶的重要组成成分。在动物模型中，硒可使结直肠癌等肿瘤的风险降低[104~106]。

锌的膳食摄入量范围较窄，目前 RDA 推荐值为每日 55μg。海鲜和脏器肉是硒的含量最丰富。肌肉、谷物和牛奶制品中也包含硒。当硒摄入量较低时，轻度患者可出现关节痛，严重时可出现心肌病。硒的每日最小摄入量为 40μg，对维持含有硒的谷胱甘肽过氧化物酶（GSH-Px）等是必需的[105]。

目前硒的吸收机制尚不清楚，但大多位于回肠、空肠和大肠。有五个研究发现，CD 和 UC 患者血清硒的水平明显下降[25-27]，而与疾病活动度和病变部位无关。由于大多数研究仅报道了硒的平均血清水平，无法准确反映机体硒的状况。

最近，研究发现运用检测血清、血小板、红细胞和（或）全血中硒或 GSH-Px 更好。红细胞中硒的检测是长期摄入的标志。由于目前尚无研究评估这些检测方法，因而没有证据表明可以用来检测 IBD 患者是否存在硒缺乏（长期使用全肠外营养者除外）。目前，硒已常规添加入肠外营养液中，通常情况下与其他微量矿物质（锌、铜、镁和镉）混合。美国肠外和肠内营养学会的最新指南推荐每日肠胃营养液中应添加 20~60μg 锌。

铜

铜是一种在生物电子传递和氧运输中发挥双重作用的微量元素。由于铜大量储存于肝脏、肌肉和骨骼中，因而铜缺乏相对少见。铜的吸收受到严格控制，主要发生在小肠，通过易化扩散进入肠道黏膜上皮细胞并经主动转运通过基底膜[26]。

已有许多小样本研究探讨了 IBD 患者体内的铜水平，但结果存在争议。近期一项针对缓解期 CD 患者的研究发现，84% 患者血清中铜离子水平降低[5]，但另外两项类似研究并没有得出相同的结论。一些针对 UC 患者的研究中，一项研究认为 UC 患者血清铜离子水平无明显变化，两项研究认为铜离子水平上升[27]。然而，由于人体中的铜不以离子的形式单独存在，血清中 90% 的铜与铜蓝蛋白（骨髓的红细胞形成细胞功能酶）结合，其余 10% 与白蛋白结合，而这两种蛋白均是急性期反应物，因而血清铜和铜蓝蛋白均不能准确反映体内铜的储存量。在某些肾脏疾病或长期炎症中，由于铁和锌的吸收升高而引起铜水平下降[106]。

成人的铜 RDA 推荐量是每日 900μg。动物内脏、肉、巧克力、坚果和谷物中铜的含量丰富。水果和蔬菜也含有少量铜。目前，除了 TPN，没有其他关于筛查和补充铜的指南。美国肠外和肠内营养学会指南推荐肠外营养补充物中每日应包含 0.3~0.5mg 铜。正常情况下，铜经胆汁排出，因此胆汁淤积患者应采用较低剂量。

铬

铬是一种微量矿物质，具有增强胰岛素作用和调节碳水化合物、脂质和蛋白质代谢功能。铬可以以几种价态存在,其中三价铬是唯一的生物活性形式,是胰岛素作用的重要调节剂。与其他矿物质相似,有机和无机形式的铬吸收方式不同。食物中三价铬的吸收率低于 2%[11]。在动物实验中,铬的吸收随着草酸盐的摄入量增加而增加,同时铬的含量在缺铁的动物中比铁充足的动物更高,表明它与铁吸收途径具有一些相似之处。

铬缺乏较为少见,主要见于葡萄糖不耐受和神经病变而减少铬添加量的长期 TPN 患者。目前美国肠外和肠内营养学会推荐每日肠外营养补充物中应包含 10~15g 铬。

锰

锰是多种酶反应的辅助催化因子,是一种重要的微量元素。锰在全部小肠均能吸收,与铁竞争吸收结合位点。谷物、豆类、坚果和茶中锰的含量相对较高[11]。

目前并没有相关文献报道严重的锰缺乏,所以对 IBD 患者并不必要监测锰水平。但长期 TPN 患者例外,因为这类患者存在锰中毒的风险。因为锰主要在胆汁中排泄,因而慢性肝病和(或)胆汁淤积的患者中这个问题更加突出。锰的毒性与肝脏损伤和神经毒性有关。美国肠外和肠内营养学会(American Society for Parenteral and Enteral Nutrition)2004 年指南铬推荐剂量(0.04~0.1mg)低于之前的指南。然而,许多研究证实,即使铬推荐剂量下降,但长期 TPN 的患者全血铬水平仍上升了 80%~93%。这可能是因为 TPN 配方中包含大量铬类似物且微量元素混合物中已经添加了过量的铬。

结论

IBD 患者通常出现营养不良和消瘦,虽然患者在经过治疗转变为临床缓解后这种情况明显改善,然而微量元素的缺乏仍然较为常见,特别是在伴有小肠疾病或大量切除的 CD 患者中。

微量元素缺乏与多种 IBD 肠外并发症相关,其中贫血是最常见的肠外并发症,可由铁、维生素 B_{12}、叶酸、锌或维生素 A 缺乏导致。而钙、维生素 D、镁,以及维生素 K 和维生素 B_{12} 摄入不足可导致以骨质减少或骨质疏松症为表现的异常骨代谢。另外,IBD 患者静脉血栓栓塞发病率也明显增加,这可能部分是由叶酸、维生素 B_{12} 或吡哆素缺乏诱发的高同型半胱氨酸状态引起。

IBD 患者营养治疗的目的是早期识别并治疗这些并发症,以减少长期后遗症和病死率。然而,目前并没有关于评估 IBD 患者微量营养素时间和频率的指南。但可以确定的是,一旦出现了微量元素缺乏相关临床表现(表 5.4 和表 5.5),就应评估微量营养素状态并积极治疗。

对某些高风险人群中经验性地补充一段时间的微量营养素是有意义的,有证据表明这样可以改善预后并预防并发症。

可以经验性补充微量元素的高风险人群及补充措施见表 5.6。

最后,对低风险 IBD 患者(轻度或缓解期),营养素筛查指南尚不明确。然而,基于目前的文献,在缓解期 IBD 患者中某些微量营养素缺乏仍较为常见(表 5.7)。

虽然营养素状态是 IBD 患者最常被关注的问题之一,但微量营养素监测和补充的相关文献和指南仍然不足,上述推荐补充的方式与剂量只是基于目前的相关研究所给出的方案。这些方案可能会随着后续研究而有所更新,但目前仍可有效地指导医生的临床治疗。

表 5.5　微量营养素缺乏的临床表现和诊断方法[9,16,106]

临床状态	诊断性检测
贫血	铁相关研究（依据疾病状态调整范围的铁蛋白、转铁蛋白、转铁蛋白饱和度）
	叶酸状态（RBC 叶酸 > 血清叶酸,同型半胱氨酸）
	维生素 B_{12} 状态（血清维生素 B_{12}、甲基丙二酸）
	考虑腹泻和吸收不良患者的锌和血清维生素 A（血清视黄醇和视黄醇结合蛋白）
骨质疏松 / 骨质疏松症	维生素 D 状态（维生素 25=OH 水平）,目标 >30
	考虑维生素 K 状态（血清未羧化骨钙素）
	膳食足量的钙、镁、维生素 K 摄入量评估
血栓栓塞	同型半胱氨酸、RBC 叶酸、血清维生素 B_{12}
神经系统疾病	维生素 B_{12} 状态[血清维生素 B_{12}、甲基丙二酸、维生素 B_6 状态（血浆吡哆醛 -5- 磷酸（PLP）水平)]
皮炎	锌状态（饮食评估、血清锌）;维生素 B_6 状态（PLP 水平）

表 5.6　高危患者的经验性微量营养素补充

临床状态	经验性补充
所有 IBD 患者	每日钙 1000~1500mg,维生素 D 600~2000IU,肥胖患者或使用糖皮质激素的患者应提高 2~3 倍[92,107]
甲氨蝶呤或柳氮磺胺吡啶治疗怀孕	每日叶酸 1mg 直至分娩[18,46]
末端回肠切除超过 60cm	终身维生素 B_{12} 肌注 1000μg[17,43]
末段回肠切除较短,重度回肠炎高龄 IBD 患者	每日口服高剂量维生素 B_{12} 补充剂 1000~2000μg[17,43]
严重的腹泻（每日 >300g）	每日镁（300~400mg）[98~100]
	每日葡萄糖酸锌 20~40mg
脂肪泻,重度 PSC 胆汁淤积	每日维生素 D 20 000~40 000IU[107]
	每日维生素 A 5000~1000IU[20,22]
	每日维生素 B_{12} 1000~2000μg[17,43]
瘘管、非愈合性损伤	硫酸锌 220mg,每日 2 次,持续 2~4 周[103]
围手术期使用类固醇的患者	每日维生素 A1000IU,持续 3~5 日[20,22]
	每日维生素 C 100mg[23,89]

表 5.7　无症状患者的微量营养素缺乏症筛查[9,106]

所有 IBD 患者	每年检测铁蛋白、铁饱和度、红细胞叶酸含量、25-OH 维生素 D 浓度
回肠 CD 或老年患者	每年检测维生素 B_{12} 浓度

参考文献

1. Mekhjian HS, Switz DM, Melnyk CS, et al. Clinical features and natural history of Crohn's disease. Gastroenterology. 1979;77(4):898–906.
2. Harries AD, Heatley RV. Nutritional disturbances in Crohn's disease. Postgrad Med J. 1983;59:690–7.
3. Dawson AM. Nutritional disturbances in Crohn's disease. Br J Surg. 1972;59:817–9.
4. Dawson AM. Nutritional disturbances in Crohn's disease. Proc R Soc Med. 1971;64:166–70.
5. Filippi J, Al-Jaouni R, Wiroth JB, et al. Nutritional deficiencies in patients with Crohn's disease in remission. Inflamm Bowel Dis. 2006;12:185–91.
6. Aghdassi E, Wendland BE, Stapleton M, et al. Adequacy of nutritional intake in a Canadian population of patients with Crohn's disease. J Am Diet Assoc. 2007;107:1575–80.
7. Jahnsen J, Falch JA, Mowinckel P, et al. Body composition in patients with inflammatory bowel disease: a population-based study. Am J Gastroenterol. 2003;98:1556–62.
8. Valentini L, Schaper L, Buning C, et al. Malnutrition and impaired muscle strength in patients with Crohn's disease and ulcerative colitis in remission. Nutrition. 2008;24:694–702.
9. Sousa Guerreiro C, Cravo M, Costa AR, et al. A comprehensive approach to evaluate nutritional status in Crohn's patients in the era of biologic therapy: a case-control study. Am J Gastroenterol. 2007;102:2551–6.
10. Hass DJ, Brensinger CM, Lewis JD, et al. The impact of increased body mass index on the clinical course of Crohn's disease. Clin Gastroenterol Hepatol. 2006;4:482–8.
11. Institute of Medicine of the National Academy of Sciences, Food and Nutrition Board. Dietary reference intakes: the essential guide to nutrient requirements. Washington, DC: National Academies Press; 2006. p. 542.
12. Institute of Medicine of the National Academy of Sciences, Food and Nutrition Board. Dietary reference intakes for calcium and vitamin D. Washington, DC: National Academies Press; 2006. p. 1116.
13. Wallace TC, McBurney M, Fulgoni III VL. Multivitamin/mineral supplement contribution to micronutrient intakes in the United States, 2007–2010. J Am Coll Nutr. 2014;33(2):94–102.
14. Braegger CP, MacDonald TT. Immune mechanisms in chronic inflammatory bowel disease. Ann Allergy. 1994;72(2):135–41.
15. Vagianos K, Bernstein CN. Homocysteinemia and B vitamin status among adult patients with inflammatory bowel disease: a one-year prospective follow-up study. Inflamm Bowel Dis. 2012;18(4):718–24.
16. Weiss G, Gasche C. Pathogenesis and treatment of anemia in inflammatory bowel disease. Haematologica. 2010;95:175–8.
17. Duerksen DR, Fallows G, Bernstein CN. Vitamin B12 malabsorption in patients with limited ileal resection. Nutrition. 2006;22:1210–3.
18. Hoffbrand AV, Stewart JS, Booth CC, et al. Folate deficiency in Crohn's disease: incidence, pathogenesis, and treatment. Br Med J. 1968;2:71–5.
19. Van Gossum A, Cabre E, Hebuterne X, et al. ESPEN guidelines on parenteral nutrition: gastroenterology. Clin Nutr. 2009;28:415–27.
20. D'Ambrosio DN, Clugston RD, Blaner WS. Vitamin A metabolism: an update. Nutrients. 2011;3(1):63–103.
21. D'Odorico A, Bortolan S, Cardin R, et al. Reduced plasma antioxidant concentrations and increased oxidative DNA damage in inflammatory bowel disease. Scand J Gastroenterol. 2001;36:1289–94.
22. Hengstermann S, Valentini L, Schaper L, et al. Altered status of anti-oxidant vitamins and fatty acids in patients with inactive inflammatory bowel disease. Clin Nutr. 2008;27:571–8.
23. Sinno S, Lee DS, Khachemoune A. Vitamins and cutaneous wound healing. J Wound Care.

2011;20:287–93.

24. Hodges P, Gee M, Grace M, et al. Vitamin and iron intake in patients with Crohn's disease. J Am Diet Assoc. 1984;84:52–8.

25. Sturniolo GC, Mestriner C, Lecis PE, et al. Altered plasma and mucosal concentrations of trace elements and antioxidants in active ulcerative colitis. Scand J Gastroenterol. 1998; 33:644–9.

26. Ringstad J, Kildebo S, Thomassen Y. Serum selenium, copper, and zinc concentrations in Crohn's disease and ulcerative colitis. Scand J Gastroenterol. 1993;28:605–8.

27. Fernandez-Banares F, Mingorance MD, Esteve M, et al. Serum zinc, copper, and selenium levels in inflammatory bowel disease: effect of total enteral nutrition on trace element status. Am J Gastroenterol. 1990;85:1584–9.

28. den Heijer M, Rosendaal FR, Blom HJ, et al. Hyperhomocysteinemia and venous thrombosis: a meta-analysis. Thromb Haemost. 1998;80:874–7.

29. Cleophas TJ, Hornstra N, van Hoogstraten B, et al. Homocysteine, a risk factor for coronary artery disease or not? A meta-analysis. Am J Cardiol. 2000;86:1005–9.

30. Cattaneo M, Vecchi M, Zighetti ML, et al. High prevalence of hyperchomocysteinemia in patients with inflammatory bowel disease: a pathogenic link with thromboembolic complications? Thromb Haemost. 1998;80:542–5.

31. Mahmood A, Needham J, Prosser J, et al. Prevalence of hyperhomocysteinaemia, activated protein C resistance and prothrombin gene mutation in inflammatory bowel disease. Eur J Gastroenterol Hepatol. 2005;17:739–44.

32. Papa A, De Stefano V, Danese S, et al. Hyperhomocysteinemia and prevalence of polymorphisms of homocysteine metabolism-related enzymes in patients with inflammatory bowel disease. Am J Gastroenterol. 2001;96:2677–82.

33. Romagnuolo J, Fedorak RN, Dias VC, et al. Hyperhomocysteinemia and inflammatory bowel disease: prevalence and predictors in a cross-sectional study. Am J Gastroenterol. 2001; 96:2143–9.

34. Biasco G, Zannoni U, Paganelli GM, et al. Folic acid supplementation and cell kinetics of rectal mucosa in patients with ulcerative colitis. Cancer Epidemiol Biomarkers Prev. 1997; 6(6):469–71.

35. Giovannucci E, Rimm EB, Ascherio A, et al. Alcohol, low-methionine–low-folate diets, and risk of colon cancer in men. J Natl Cancer Inst. 1995;87:265–73.

36. Konings EJ, Goldbohm RA, Brants HA, et al. Intake of dietary folate vitamins and risk of colorectal carcinoma: results from the Netherlands cohort study. Cancer. 2002;95:1421–33.

37. Meyer F, White E. Alcohol and nutrients in relation to colon cancer in middle-aged adults. Am J Epidemiol. 1993;138:225–36.

38. Su LJ, Arab L. Nutritional status of folate and colon cancer risk: evidence from NHANES I epidemiologic follow-up study. Ann Epidemiol. 2001;11:65–72.

39. Lashner BA. Red blood cell folate is associated with the development of dysplasia and cancer in ulcerative colitis. J Cancer Res Clin Oncol. 1993;119:549–54.

40. Lashner BA, Heidenreich PA, Su GL, et al. Effect of folate supplementation on the incidence of dysplasia and cancer in chronic ulcerative colitis. A case-control study. Gastroenterology. 1989;97:255–9.

41. Lashner BA, Provencher KS, Seidner DL, et al. The effect of folic acid supplementation on the risk for cancer or dysplasia in ulcerative colitis. Gastroenterology. 1997;112:29–32.

42. Honein MA, Paulozzi LJ, Mathews TJ, et al. Impact of folic acid fortification of the US food supply on the occurrence of neural tube defects. JAMA. 2001;285:2981–6.

43. Yakut M, Ustun Y, Kabacam G, et al. Serum vitamin B12 and folate status in patients with inflammatory bowel diseases. Eur J Intern Med. 2010;21:320–3.

44. Fernandez-Banares F, Abad-Lacruz A, Xiol X, et al. Vitamin status in patients with inflammatory bowel disease. Am J Gastroenterol. 1989;84:744–8.

45. Vagianos K, Bector S, McConnell J, et al. Nutrition assessment of patients with inflammatory bowel disease. JPEN J Parenter Enteral Nutr. 2007;31:311–9.

46. Lindenbaum J. Drugs and vitamin B12 and folate metabolism. Curr Concepts Nutr.

1983;12:73–87.

47. McNulty H, Scott JM. Intake and status of folate and related B-vitamins: considerations and challenges in achieving optimal status. Br J Nutr. 2008;99 Suppl 3:S48–54.

48. Tominaga M, Iida M, Aoyagi K, Kohrogi N, Matsui T, Fujishima M. Red cell folate concentrations in patients with Crohn's disease on parenteral nutrition. Postgrad Med J. 1989;65(769):818–20.

49. Schernhammer ES, Ogino S, Fuchs CS. Folate and vitamin B6 intake and risk of colon cancer in relation to p53 expression. Gastroenterology. 2008;135:770–80.

50. Baars JE, Looman CW, Steyerberg EW, et al. The risk of inflammatory bowel disease-related colorectal carcinoma is limited: results from a nationwide nested case-control study. Am J Gastroenterol. 2011;106(2):319–28.

51. Subramanian V, Logan RF. Chemoprevention of colorectal cancer in inflammatory bowel disease. Best Pract Res Clin Gastroenterol. 2011;25(4–5):593–606.

52. Dhonukshe-Rutten RA, Lips M, de Jong N, Chin A, Paw MJ. Vitamin B-12 status is associated with bone mineral content and bone mineral density in frail elderly women but not in men. J Nutr. 2003;133(3):801–7.

53. Merriman NA, Putt ME, Metz DC, Yang YX. Hip fracture risk in patients with a diagnosis of pernicious anemia. Gastroenterology. 2010;138(4):1330–7.

54. Carmel R, Lau KH, Baylink DJ, Saxena S, Singer FR. Cobalamin and osteoblast-specific proteins. N Engl J Med. 1988;319(2):70–5.

55. Carmel R. Subtle and atypical cobalamin deficiency states. Am J Hematol. 1990;34:108–14.

56. Headstrom PD, Rulyak SJ, Lee SD. Prevalence of and risk factors for vitamin B12 deficiency in patients with Crohn's disease. Inflamm Bowel Dis. 2008;14:217–23.

57. Coull DB, Tait RC, Anderson JH, et al. Vitamin B12 deficiency following restorative proctocolectomy. Colorectal Dis. 2007;9:562–6.

58. Lenz K. The effect of the site of lesion and extent of resection on duodenal bile acid concentration and vitamin B12 absorption in Crohn's disease. Scand J Gastroenterol. 1975;10:241–8.

59. Thompson WG, Wrathell E. The relation between ileal resection and vitamin B12 absorption. Can J Surg. 1977;20:461–4.

60. Vidal-Alaball J, Butler CC, Cannings-John R, et al. Oral vitamin B12 versus intramuscular vitamin B12 for vitamin B12 deficiency. Cochrane Database Syst Rev. 2005;(3):CD004655.

61. Friso S, Jacques PF, Wilson PW, Rosenberg IH, Selhub J. Low circulating vitamin B(6) is associated with elevation of the inflammation marker C-reactive protein independently of plasma homocysteine levels. Circulation. 2001;103(23):2788–91.

62. Morris MS, Picciano MF, Jacques PF, Selhub J. Plasma pyridoxal 5′-phosphate in the US population: the National Health and Nutrition Examination Survey, 2003–2004. Am J Clin Nutr. 2008;87(5):1446–54.

63. Kuroki F, Iida M, Tominaga M, et al. Multiple vitamin status in Crohn's disease. Correlation with disease activity. Dig Dis Sci. 1993;38:1614–8.

64. Saibeni S, Cattaneo M, Vecchi M, et al. Low vitamin B6 plasma levels, a risk factor for thrombosis, in inflammatory bowel disease: role of inflammation and correlation with acute phase reactants. Am J Gastroenterol. 2003;98:112–7.

65. Costantini AI, Pala MI. Thiamine and fatigue in inflammatory bowel diseases: an open-label pilot study. J Altern Complement Med. 2013;19(8):704–8.

66. Crook MA. The importance of recognizing pellagra (niacin deficiency) as it still occurs. Nutrition. 2014;30(6):729–30.

67. Anstead GM. Steroids, retinoids, and wound healing. Adv Wound Care. 1998;11:277–85.

68. Sentongo TA, Semaeo EJ, Stettler N, et al. Vitamin D status in children, adolescents, and young adults with Crohn disease. Am J Clin Nutr. 2002;76:1077–81.

69. Leslie WD, Miller N, Rogala L, et al. Vitamin D status and bone density in recently diagnosed inflammatory bowel disease: the Manitoba IBD cohort study. Am J Gastroenterol. 2008;103:1451–9.

70. Herrera E, Barbas CJ. Vitamin E: action, metabolism and perspectives. Physiol Biochem.

2001;57(1):43–56.

71. Sokol RJ. Antioxidant defenses in metal-induced liver damage. Semin Liver Dis. 1996; 16(1):39–47.

72. Ramakrishna BS, Varghese R, Jayakumar S, et al. Circulating antioxidants in ulcerative colitis and their relationship to disease severity and activity. J Gastroenterol Hepatol. 1997;12:490–4.

73. Krasinski SD, Russell RM, Furie BC, et al. The prevalence of vitamin K deficiency in chronic gastrointestinal disorders. Am J Clin Nutr. 1985;41:639–43.

74. Booth SL, Broe KE, Gagnon DR, Tucker KL, Hannan MT, McLean RR, et al. Vitamin K intake and bone mineral density in women and men. Am J Clin Nutr. 2003;77:512–6.

75. Macdonald HM, McGuigan FE, Lanham-New SA, Fraser WD, Ralston SH, Reid DM. Vitamin K1 intake is associated with higher bone mineral density and reduced bone resorption in early postmenopausal Scottish women: no evidence of gene-nutrient interaction with apolipoprotein E polymorphisms. Am J Clin Nutr. 2008;87:1513–20.

76. Booth SL, Broe KE, Peterson JW, Cheng DM, Dawson-Hughes B, Gundberg CM, et al. Associations between vitamin K biochemical measures and bone mineral density in men and women. J Clin Endocrinol Metab. 2004;89:4904–9.

77. Feskanich D, Weber P, Willett WC, Rockett H, Booth SL, Colditz GA. Vitamin K intake and hip fractures in women: a prospective study. Am J Clin Nutr. 1999;69:74–9.

78. Luukinen H, Kakonen SM, Pettersson K, et al. Strong prediction of fractures among older adults by the ratio of carboxylated to total serum osteocalcin. J Bone Miner Res. 2000;15:2473–8.

79. Szulc P, Arlot M, Chapuy MC, et al. Serum undercarboxylated osteocalcin correlates with hip bone mineral density in elderly women. J Bone Miner Res. 1994;9:1591–5.

80. Kawana K, Takahashi M, Hoshino H, et al. Circulating levels of vitamin K1, menaquinone-4, and menaquinone-7 in healthy elderly Japanese women and patients with vertebral fractures and patients with hip fractures. Endocr Res. 2001;27:337–43.

81. Duggan P, O'Brien M, Kiely M, et al. Vitamin K status in patients with Crohn's disease and relationship to bone turnover. Am J Gastroenterol. 2004;99:2178–85.

82. Kuwabara A, Tanaka K, Tsugawa N, et al. High prevalence of vitamin K and D deficiency and decreased BMD in inflammatory bowel disease. Osteoporos Int. 2009;20:935–9342.

83. Nakajima S, Iijima H, Egawa S, et al. Association of vitamin K deficiency with bone metabolism and clinical disease activity in inflammatory bowel disease. Nutrition. 2011;27: 1023–8.

84. Fang Y, Hu C, Tao X, et al. Effect of vitamin K on bone mineral density: a meta-analysis of randomized controlled trials. J Bone Miner Metab. 2011;30:60–8.

85. Braam LA, Knapen MH, Geusens P, et al. Vitamin K1 supplementation retards bone loss in postmenopausal women between 50 and 60 years of age. Calcif Tissue Int. 2003;73:21–6.

86. Bolton-Smith C, McMurdo ME, Paterson CR, et al. Two-year randomized controlled trial of vitamin K1 (phylloquinone) and vitamin D3 plus calcium on the bone health of older women. J Bone Miner Res. 2007;22:509–19.

87. Shiraki M, Shiraki Y, Aoki C, et al. Vitamin K2 (menatetrenone) effectively prevents fractures and sustains lumbar bone mineral density in osteoporosis. J Bone Miner Res. 2000;15:515–21.

88. Iwamoto J, Matsumoto H, Takeda T. Efficacy of menatetrenone (vitamin K2) against non-vertebral and hip fractures in patients with neurological diseases: meta-analysis of three randomized, controlled trials. Clin Drug Investig. 2009;29:471–9.

89. Jacob RA, Sotoudeh G. Vitamin C function and status in chronic disease. Nutr Clin Care. 2002;5(2):66–74.

90. Bronner F. Mechanisms of intestinal calcium absorption. J Cell Biochem. 2003;88:387–93.

91. Shea B, Wells G, Cranney A, et al. Meta-analyses of therapies for postmenopausal osteoporosis. VII. Meta-analysis of calcium supplementation for the prevention of postmenopausal osteoporosis. Endocr Rev. 2002;23:552–9.

92. Bernstein CN, Seeger LL, Anton PA, et al. A randomized, placebo-controlled trial of calcium

supplementation for decreased bone density in corticosteroid-using patients with inflammatory bowel disease: a pilot study. Aliment Pharmacol Ther. 1996;10:777–86.

93. von Tirpitz C, Klaus J, Steinkamp M, et al. Therapy of osteoporosis in patients with Crohn's disease: a randomized study comparing sodium fluoride and ibandronate. Aliment Pharmacol Ther. 2003;17:807–16.

94. Reginster JY, Strause L, Deroisy R, et al. Preliminary report of decreased serum magnesium in postmenopausal osteoporosis. Magnesium. 1989;8:106–9.

95. Rude RK, Gruber HE. Magnesium deficiency and osteoporosis: animal and human observations. J Nutr Biochem. 2004;15:710–6.

96. Whang R, Ryder KW. Frequency of hypomagnesemia and hypermagnesemia. Requested vs routine. JAMA. 1990;263(22):3063–4.

97. Krebs-Smith SM, Cleveland LE, Ballard-Barbash R, et al. Characterizing food intake patterns of American adults. Am J Clin Nutr. 1997;65(4 Suppl):1264S–8.

98. Hessov I. Magnesium deficiency in Crohn's disease. Clin Nutr. 1990;9:297–8.

99. Galland L. Magnesium and inflammatory bowel disease. Magnesium. 1988;7:78–83.

100. Jeejeebhoy KN. Clinical nutrition: management of nutritional problems of patients with Crohn's disease. CMAJ. 2002;166:913–8.

101. Gasche C, Lomer MC, Cavill I, et al. Iron, anaemia, and inflammatory bowel diseases. Gut. 2004;53:1190–7.

102. Kulnigg S, Gasche C. Systematic review: managing anaemia in Crohn's disease. Aliment Pharmacol Ther. 2006;24:1507–23.

103. Lansdown AB, Mirastschijski U, Stubbs N, et al. Zinc in wound healing: theoretical, experimental, and clinical aspects. Wound Repair Regen. 2007;15:2–16.

104. Finley JW, Davis CD, Feng Y. Selenium from high selenium broccoli protects rats from colon cancer. J Nutr. 2000;130:2384–9.

105. Lane HW, Medina D, Wolfe LG. Proposed mechanisms for selenium-inhibition of mammary tumorigenesis (review). In Vivo. 1989;3:151–60.

106. Geerling BJ, Badart-Smook A, Stockbrugger RW, et al. Comprehensive nutritional status in recently diagnosed patients with inflammatory bowel disease compared with population controls. Eur J Clin Nutr. 2000;54:514–21.

107. Jackson RD, LaCroix AZ, Gass M, et al. Calcium plus vitamin D supplementation and the risk of fractures. N Engl J Med. 2006;354:669–83.

第三部分
炎症性肠病的营养治疗

第 6 章
IBD 患者肠内营养治疗

引言

全肠内营养（exclusive enteral nutrition，EEN）用于治疗成人和儿童 CD 已超过 30 年。虽然在欧洲、加拿大和日本等地广泛发展，但在美国并没有得到广泛应用。有研究证实，大约 60% 的欧洲儿科的胃肠道疾病医生使用 EEN，而美国只有 4%[1]。本章将讨论 EEN 治疗儿童和成人 CD 的有效性，分析 EEN 对疾病活动度、生物标志物表达水平和内镜下愈合率的影响。本章也将介绍如何开展 EEN 以及实施过程中会遇到哪些问题。EEN 治疗 CD 的优点和缺点已在表 6.1 中列出。由于没有证据表明 EEN 能够有效治疗 UC，因此本章着重介绍 EEN 对 CD 的疗效。读者也可同时阅读北美儿童胃肠道疾病学会（North American Society for Pediatric Gastroenterology，Hepatology and Nutrition）关于 EEN 治疗儿童 CD 的临床报告[2]。

表 6.1 IBD 患者肠内营养治疗的优缺点

优点
减少疾病活动度
降低炎症指标（血沉、粪便钙卫蛋白）
可能诱导缓解
促进体重恢复
促进儿童生长

续表

优点
纠正微量元素缺乏
减少肠道渗透性
作为激素备用
非免疫抑制
超过 30 年的丰富经验，特别是在美国以外国家

缺点
效果不如糖皮质激素（特别是在成人中）
通常仅作为短期诱导缓解治疗方法（6~12 周）
少有数据支持 EN 可作为维持缓解治疗方法
对溃疡性结肠炎无效
对结肠 CD 效果相对较差
可能出现再灌注综合征
可能需要鼻胃管
在诱导过程中若患者未进食时效果最佳
可能不属于医保范围
需要多学科团队（医生、护士、注册营养师和社会工作者等）

发展史

研究者发现家庭肠外营养可有效治疗克罗恩病后，EEN 逐渐开始用于治疗儿科克罗恩病。1979 年，Strobel 等报道了 17 例 9~20 岁接受家庭肠外营养治疗的重度克罗恩病患儿，当时仅柳氮磺吡啶和皮质类固醇可有效维持治疗克罗恩病。所有这些患者均出现小肠和（或）结肠受累，部分患者存在肠外皮肤瘘和发育不良。这些患者被给予 60~80kcal/kg* 的家庭肠外营养，每日 3~4L。这些患者的缓解期为 15~539 天，发现 EEN 可明显促进瘘闭合、减少皮质类固醇剂量、增加血清白蛋白、改善生长和营养状况。肠外营养的并发症主要包括导管脱落、导管感染和缺锌性皮炎[3]。

由于家庭肠外营养治疗效果明显，1980 年 Morin 等给予 4 例儿童 CD 患者肠内营养支持治疗，80cal/kg，持续 6 周，期间未接受其他治疗。其中一位患者治疗期间出现了肠梗阻并行回盲切除术，所有患者体重和身高均增加，CD 疾病活动评分下降。这些患者在全肠内营养治疗前两年身高平均只增加了 1.7cm。在全肠外营养治疗 6 周后，在接下来 6 个月里患者体重平均增加了 5kg，身高增加了 3cm，同时中臂周长和肱三头肌皮褶皱厚度也明显增加[4]。随后，O'Morain 及其同事针对 21 名活动性 CD 患者（15~60 岁）开展了为期 4 周的随机对照试验，实验组采用全肠内营养，而对照组使用泼尼松龙治疗 [0.75mg/(kg·d)]。研究人员报告了临床疾病活动和沉降率的相关性，治疗 3 个月后泼尼松龙治疗组体重增加更加明显，而全肠外营养组白蛋白和球蛋白水平升高更加明显[5]。随后许多其他随机多照研究也证实了 EEN 的有效性。1995 年，Griffiths 等针对纳入 413 名患者的八项随机对照研究进行了 meta 分析，这些研究有些比较不同肠内营养成分效果，有些比较了肠内营养治疗与糖皮质激素治疗的效果。所有研究的样本含量均不大，最大的纳入了 107 名患者[6]。结果发现 EEN 组临床缓解率为 22%~82%，而糖皮质激素组临床缓解率为 50%~90%。

————————
* 1cal=4.184J

这个 meta 分析认为在诱导缓解方面，EEN 次于糖皮质激素，但元素配方和聚合物配方并没有明显差别[7]。随后也有 meta 分析认为 EEN 用于儿童效果优于成人[8]。

EEN 的生物效应

降低肠道渗透性

IBD 患者肠道渗透性可用多种方法评估，最常用的方法是要求患者服用只能通过肠道黏膜屏障吸收的化合物，随后检测血液和尿液中该化合物含量，包括乳果糖、聚乙二醇和铬标记的 EDTA 等。研究发现，活动性 CD 患者肠道渗透性明显增加，但也有研究认为非活动性 CD 患者及未受影响家庭成员肠道渗透性也有所增加[9,10]。体外试验中，肠内营养可增加上皮细胞的黏附性，修复上皮细胞连续性以降低对大分子的渗透性，并增加肠道黏膜屏障的完整性[11,12]。体内试验中，CD 患者接受 4 周 EEN 治疗后肠道渗透压明显降低[13]。

肠道菌群改变

目前关于 IBD 发病机制的研究证据表明，遗传易感个体暴露于潜在的环境触发因素时可诱发 IBD，导致难以控制的肠道炎症。已发现超过 40 种基因可增加或减少 IBD 风险。在大多数患者中缺乏明确的单因素病因，表明环境因素是 IBD 发病机制的核心。饮食是已知的 IBD 环境促发因素，也是 IBD 发病机制研究的热点。目前研究表明，母乳喂养可以防止 IBD 进展。此外，进食较多肉类脂肪、多不饱和脂肪酸和 ω-6 脂肪酸的人群 IBD 发病率更高。在许多动物模型中，改变饮食可促进 IBD 易感个体发病[14,15]。

在动物模型和人体中，饮食影响 IBD 发病的共同机制是改变肠道菌群[16]。如今我们可以通过高通量测序分析慢性疾病患者的肠道菌群。已有研究证实，无论在发病初期还是发病期间，IBD患者和非IBD患者肠道中肠道菌群明显不同。肠道菌群可快速发生变化，而饮食（如EEN）可促使有益于非炎症性共生菌的繁殖[17]。有意思的是，最近的一项研究发现，EEN可减少粪杆菌等"有益细菌"的含量。总之，EEN如何影响肠道菌群目前尚不清楚。但菌群变化与IBD患者疾病活动度之间确实存在关系，肠道菌群改变是否能减轻肠道炎症，或者肠道炎症减轻是否导致菌群改变仍不清楚。

免疫效应

肠内营养液包含多种可以影响肠道黏膜免疫系统发展的微量元素，特别是视黄酸（来源于维生素A）在诱导口服耐受和维持IgA黏膜屏障中发挥关键作用[19]。维生素D对可能导致肠道免疫耐受的某些T细胞亚群的作用持续存在[19,20]。然而，单独补充维生素并不能明显降低IBD疾病活动度，因而可能存在着其他EEN直接影响肠道免疫系统的机制。Sanderson等发现，EEN可减少MHC Ⅱ型细胞的抗原呈递，减少上皮细胞IL-6的产生[21]。EEN在细胞水平上影响炎症的分子机制有待进一步研究。

EEN 的临床获益

活动性 CD 的诱导缓解

对儿童和成人相关研究认为活动性CD患者接受6~10周EEN治疗后，可使60%~80%患者的病程处于缓解状态[2,22]。一项Cochrane系统评价证实，EEN比其他治疗方法（类固醇）更为有效[23]。Borelli等随机选取了37名儿童接受EEN治疗（全聚合物饮食，不允许进食其他食物）或糖皮质激素治疗10周，在试验开始前后记录病史、体格检查、临床疾病活动度评估、血液样品检测及回结肠镜检等。两组患者CD疾病活动指数（从35下降到10）、C反应蛋白（从10mg/dl下降到3mg/dl）和血沉（从40mm/h下降到20mm/h）均明显改善。然而，10周结束时，EEN组（74%）内镜下改善率明显高于类固醇组（33%）[24]。

有证据表明，如果治疗期间患儿不限制饮食可能会影响EEN治疗效果。Johnson及其同事将50名患儿随机分成两组，一组接受EEN治疗并限制饮食，另一组EN治疗但不限制饮食。两组病情均有所改善，但42%EEN组患者达到了临床缓解，而EN组只有15%达到了临床缓解[25]。相反，Levine等对47名儿童和青年患者给予6周EN治疗并限制饮食（麸质、酪蛋白和高脂肪食物），但不限制大米制品、鲜鸡胸肉、胡萝卜、西红柿和水，袋装零食、苏打水和糖果等也不允许食用。在饮食干预后，70%的患儿或成人可出现缓解。在6~12周间，缓慢开放饮食限制，80%获得缓解的患者仍然可处于缓解期。这个研究表明，限制某些类型的食物不影响EEN的有效性[26]。

CD 维持缓解

虽然证据表明EEN有助于诱导缓解儿童和成人活动性CD，但目前尚没有足够证据支持EEN用于CD的维持缓解治疗。对于成年人而言（更不用说儿童），长时间不能进食很难坚持。基于此，许多研究中心将EEN作为类固醇疗法向免疫调节剂等其他维持疗法过渡的一种治疗方法。在成人中，Takagi等将51名CD缓解期患者随机分为两组，一组不限制饮食，一组50%的热量由饮食供应，另外50%的热量由EEN提供，1年后，64%不限制饮食的患者复发，而EN组只有35%的患者复发[27]。

美国费城儿童医院（Children's Hospital of Philadelphia）的一项回顾性分析发现，部分

EN 可维持一些患者缓解状态。43 名儿童经鼻胃管给予 EN,连续喂养 10~12 小时,持续 8~12 周。与 EEN 不一样,这些患者在任意时间均能随意进食(占总热量的 10%~20%)。临床医生根据经验和习惯使用聚合物、部分水解配方或元素配方。同时,允许免疫调节剂、生物制剂和氨基水杨酸盐等联合治疗。在诱导治疗后,65% 的患者可获得临床缓解。超过 6 月后,29 名儿童继续选择营养治疗。治疗期间出现的不良反应包括恶心、呕吐、腹泻、鼻胃管困难和排尿困难[28]。

营养状态和生长发育的改善

　　糖皮质激素治疗可减轻炎症并改善患者的自我感觉,但也有明显的并发症。糖皮质激素治疗虽然可减轻黏膜炎症,但无法消除炎症,同时患者体重增加、脂肪增多,而肌肉质量、骨密度和身高增长速度无明显改变[29,,30]。因此,皮质类固醇保护剂(免疫调节剂和生物制剂)对大多数 CD 患者的长期维持治疗至关重要。研究表明,对于维持缓解治疗,抗 TNF-α 制剂优于硫嘌呤和甲氨蝶呤等,可能会更好地促进生长,增加骨密度和肌肉质量[31,32]。即使只是间断治疗,EN 也可能在治疗发育障碍中发挥关键作用。在使用免疫调节剂治疗发育障碍的青少年 CD 患者之前,连续鼻胃输注配方营养液,每次以 EN 方式给予患者 50% 的热量需求,每 4 个月 1 次,为期 1 年。患者在治疗期间每年生长 7cm,而在治疗之前患者每年生长 2.9cm。同时,对照组在观察期间只生长 1.7cm[33]。图 6.1 给出了联合使用 EN 和生物制剂对使用免疫调节剂作为皮质激素保护剂而发育障碍的青少年的影响。

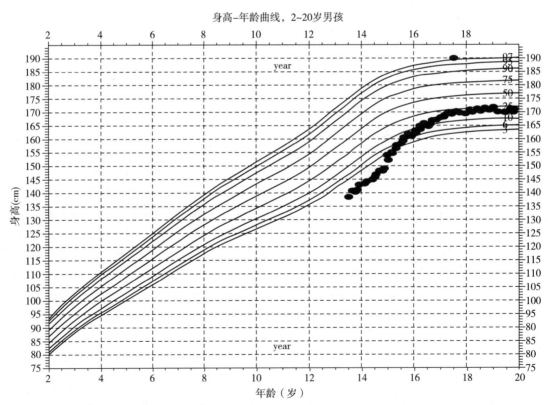

身高-年龄曲线,2~20岁男孩

图 6.1　儿童补充肠外营养和生物制剂的身高曲线。横轴代表年龄,纵轴代表身高。营养补充治疗开始于 14 岁,持续 6 个月,18 岁时,身高有 25%~75% 的增加

骨骼健康的改善

儿童和成人IBD患者存在骨密度降低和骨质疏松的风险。骨密度降低的原因常常是多方面的,包括炎症、成骨减少、骨吸收增加、维生素D减少、长期皮质类固醇治疗所致营养不良和运动减少[34]。EN治疗已被证实可增加骨形成、抑制骨修复(1型胶原的C端肽)[35]。除减少疾病活动度外,EN还可通过提供钙离子和维生素D进而增加骨含量[36]。

生活质量的影响

EN对身体健康方面的影响是显而易见的(包括降低炎症反应、减少皮质激素剂量并促进生长速度的恢复),但关于EN对儿童和成人IBD患者生活质量影响的研究相对较少。生活质量的评估应同时包括身体和心理两个层面。大约25%的青少年IBD患者有焦虑和抑郁症状,认知行为干预治疗可使患者明显获益[37~39]。对接受EN治疗的儿童CD患者,心理层面的获益研究不多。一项研究发现,儿童和青少年患者接受EEN治疗"感觉明显不同",且日常生活受到困扰[40]。其他研究中,有的认为EN可改善生活质量,但也有研究认为EN使患者生活质量下降[41,42]。目前最新的研究认为接受EN治疗的患者需要心理干预。另外,在开始强化治疗之前,应该评估其他降低生活质量潜在的促进因素(如来自父母压力)[43]。

EEN方案成功的必要条件

当儿童被确诊CD后,医生、患者及其家庭应共同制订诱导缓解和维持治疗的策略。轻度患者常选用的方案是糖皮质激素和EEN(尽管抗TNF-α应用越来越广泛)。对于患者,这些选择最终可归结为"我需要每日吃1片药吗,还是我8周不能进食而只

能通过鼻胃管传送营养物质"。除非医生花时间耐心介绍EEN的获益之处并确保EEN能够成功,不然大多数患者仍将选择泼尼松治疗。EEN治疗的好处是能够促进生长、控制疾病活动度,同时避免糖皮质激素所致容貌改变、免疫抑制和心境改变。在对家庭进行教育时,也应向患者的保险公司介绍EN治疗的好处。

假如患儿及其家人同意使用EEN治疗,同时治疗也在其医疗保险的报销范围之内,即可与注册营养师商谈具体方案。营养师可以计算出患儿每日所需热量,也可与患者家属制订出最可口的配方。目前,有许多公式可用于计算静息能量消耗,但Schofield方程是最常用的计算公式[2,44]。一些患儿可以口服这些营养物,特别是比较可口的聚合物配方。但是,一些患儿无法饮用大量液体(1.5~2.5L),可能更倾向于在入睡后部分经鼻胃管进食。这些患者在住院治疗1~2晚后常常可明显受益,他们甚至可以学会放置鼻胃管,使用营养泵,并确保不会出现恶心、胃食管反流症状。通常采用低速喂食(75~100ml/h,10小时以上),数周后逐渐增大至完全剂量。对活动性CD且无法整晚进食营养液的患儿,有一些可以隐藏在背包中的小型泵,可在不妨碍行走的情况下进食配方营养物。选择何种配方取决于医生和患者,而最主要的决定因素是患者是否愿意进食。我们的医疗中心已经使用了聚合物配方(如Ensure®)和部分水解的配方(如Peptomen®)。

在EEN治疗期间,需要患者配合,避免中途放弃治疗。一般来说,电话随访是最主要的措施之一,但患者本人亲自同营养师、护士、社会工作者和医生预约也非常重要。除了优化诱导缓解方案,医生需要和患者的家庭一起设计一套合适的方案,一些患者在EEN基础上加用药物(免疫抑制剂和生物制剂)治疗,另一些采用部分EN或饮食

治疗（轻度 CD 患者）。无论选择何种方案，应经常随访，定期监测临床症状和血生化指标，采取复查肠镜等措施综合评价其疗效。在此，引用北美儿童胃肠道疾病学会的一句话——"最佳的肠内营养配方目前尚不存在"。除了临床医生之外，护士和营养师共同参与制订方案，则成功的可能性更大[2]。

参考文献

1. Levine A, Milo T, Buller H, Markowitz J. Consensus and controversy in the management of pediatric Crohn disease: an international survey. J Pediatr Gastroenterol Nutr. 2003; 36:464–9.
2. Critch J, Day AS, Otley A, King-Moore C, Teitelbaum JE, Shashidhar H. Use of enteral nutrition for the control of intestinal inflammation in pediatric Crohn disease. J Pediatr Gastroenterol Nutr. 2012;54:298–305.
3. Strobel CT, Byrne WJ, Ament ME. Home parenteral nutrition in children with Crohn's disease: an effective management alternative. Gastroenterology. 1979;77:272–9.
4. Morin CL, Roulet M, Roy CC, Weber A. Continuous elemental enteral alimentation in children with Crohn's disease and growth failure. Gastroenterology. 1980;79:1205–10.
5. O'Morain C, Segal AW, Levi AJ. Elemental diet as primary treatment of acute Crohn's disease: a controlled trial. Br Med J (Clin Res Ed). 1984;288:1859–62.
6. Lochs H, Steinhardt HJ, Klaus-Wentz B, et al. Comparison of enteral nutrition and drug treatment in active Crohn's disease. Results of the European Cooperative Crohn's Disease Study. IV. Gastroenterology. 1991;101:881–8.
7. Griffiths AM, Ohlsson A, Sherman PM, Sutherland LR. Meta-analysis of enteral nutrition as a primary treatment of active Crohn's disease. Gastroenterology. 1995;108:1056–67.
8. Heuschkel RB, Menache CC, Megerian JT, Baird AE. Enteral nutrition and corticosteroids in the treatment of acute Crohn's disease in children. J Pediatr Gastroenterol Nutr. 2000;31:8–15.
9. Ainsworth M, Eriksen J, Rasmussen JW, Schaffalitzky de Muckadell OB. Intestinal permeability of 51Cr-labelled ethylenediaminetetraacetic acid in patients with Crohn's disease and their healthy relatives. Scand J Gastroenterol. 1989;24:993–8.
10. Hollander D, Vadheim CM, Brettholz E, Petersen GM, Delahunty T, Rotter JI. Increased intestinal permeability in patients with Crohn's disease and their relatives. A possible etiologic factor. Ann Intern Med. 1986;105:883–5.
11. Guzy C, Schirbel A, Paclik D, Wiedenmann B, Dignass A, Sturm A. Enteral and parenteral nutrition distinctively modulate intestinal permeability and T cell function in vitro. Eur J Nutr. 2009;48:12–21.
12. Keenan JI, Hooper EM, Tyrer PC, Day AS. Influences of enteral nutrition upon CEACAM6 expression by intestinal epithelial cells. Innate Immun. 2014;20:848–56.
13. Teahon K, Smethurst P, Pearson M, Levi AJ, Bjarnason I. The effect of elemental diet on intestinal permeability and inflammation in Crohn's disease. Gastroenterology. 1991;101:84–9.
14. Kim SC, Tonkonogy SL, Albright CA, et al. Variable phenotypes of enterocolitis in interleukin 10-deficient mice monoassociated with two different commensal bacteria. Gastroenterology. 2005;128:891–906.
15. Devkota S, Wang Y, Musch MW, et al. Dietary-fat-induced taurocholic acid promotes pathobiont expansion and colitis in Il10-/- mice. Nature. 2012;487:104–8.
16. Lee D, Albenberg L, Compher C, et al. Diet in the pathogenesis and treatment of inflammatory bowel diseases. Gastroenterology. 2015;148:1087–106.
17. Wu GD, Chen J, Hoffmann C, et al. Linking long-term dietary patterns with gut microbial enterotypes. Science. 2011;334:105–8.
18. Gerasimidis K, Bertz M, Hanske L, et al. Decline in presumptively protective gut bacterial species and metabolites are paradoxically associated with disease improvement in pediatric Crohn's disease during enteral nutrition. Inflamm Bowel Dis. 2014;20:861–71.
19. Spencer SP, Belkaid Y. Dietary and commensal derived nutrients: shaping mucosal and

systemic immunity. Curr Opin Immunol. 2012;24:379–84.

20. Bruce D, Cantorna MT. Intrinsic requirement for the vitamin D receptor in the development of CD8alphaalpha-expressing T cells. J Immunol. 2011;186:2819–25.

21. Sanderson IR, Croft NM. The anti-inflammatory effects of enteral nutrition. JPEN J Parenter Enteral Nutr. 2005;29:S134–8; discussion S8–40, S84–8.

22. Wall CL, Day AS, Gearry RB. Use of exclusive enteral nutrition in adults with Crohn's disease: a review. World J Gastroenterol. 2013;19:7652–60.

23. Zachos M, Tondeur M, Griffiths AM. Enteral nutritional therapy for induction of remission in Crohn's disease. Cochrane Database Syst Rev 2007:CD000542.

24. Borrelli O, Cordischi L, Cirulli M, et al. Polymeric diet alone versus corticosteroids in the treatment of active pediatric Crohn's disease: a randomized controlled open-label trial. Clin Gastroenterol Hepatol. 2006;4:744–53.

25. Johnson T, Macdonald S, Hill SM, Thomas A, Murphy MS. Treatment of active Crohn's disease in children using partial enteral nutrition with liquid formula: a randomised controlled trial. Gut. 2006;55:356–61.

26. Sigall-Boneh R, Pfeffer-Gik T, Segal I, Zangen T, Boaz M, Levine A. Partial enteral nutrition with a Crohn's disease exclusion diet is effective for induction of remission in children and young adults with Crohn's disease. Inflamm Bowel Dis. 2014;20:1353–60.

27. Takagi S, Utsunomiya K, Kuriyama S, et al. Effectiveness of an 'half elemental diet' as maintenance therapy for Crohn's disease: a randomized-controlled trial. Aliment Pharmacol Ther. 2006;24:1333–40.

28. Gupta K, Noble A, Kachelries KE, et al. A novel enteral nutrition protocol for the treatment of pediatric Crohn's disease. Inflamm Bowel Dis. 2013;19:1374–8.

29. Tsampalieros A, Lam CK, Spencer JC, et al. Long-term inflammation and glucocorticoid therapy impair skeletal modeling during growth in childhood Crohn disease. J Clin Endocrinol Metab. 2013;98:3438–45.

30. Sylvester FA, Leopold S, Lincoln M, Hyams JS, Griffiths AM, Lerer T. A two-year longitudinal study of persistent lean tissue deficits in children with Crohn's disease. Clin Gastroenterol Hepatol. 2009;7:452–5.

31. Thayu M, Leonard MB, Hyams JS, et al. Improvement in biomarkers of bone formation during infliximab therapy in pediatric Crohn's disease: results of the REACH study. Clin Gastroenterol Hepatol. 2008;6:1378–84.

32. Dubner SE, Shults J, Baldassano RN, et al. Longitudinal assessment of bone density and structure in an incident cohort of children with Crohn's disease. Gastroenterology. 2009;136:123–30.

33. Belli DC, Seidman E, Bouthillier L, et al. Chronic intermittent elemental diet improves growth failure in children with Crohn's disease. Gastroenterology. 1988;94:603–10.

34. Pappa H, Thayu M, Sylvester F, Leonard M, Zemel B, Gordon C. Skeletal health of children and adolescents with inflammatory bowel disease. J Pediatr Gastroenterol Nutr. 2011;53:11–25.

35. Whitten KE, Leach ST, Bohane TD, Woodhead HJ, Day AS. Effect of exclusive enteral nutrition on bone turnover in children with Crohn's disease. J Gastroenterol. 2010;45:399–405.

36. Sylvester FA. Effects of exclusive enteral nutrition on bone mass, linear growth and body composition in children with Crohn's disease. Nestle Nutr Inst Workshop Ser. 2014;79:125–30.

37. Szigethy E, Levy-Warren A, Whitton S, et al. Depressive symptoms and inflammatory bowel disease in children and adolescents: a cross-sectional study. J Pediatr Gastroenterol Nutr. 2004;39:395–403.

38. Szigethy E, Bujoreanu SI, Youk AO, et al. Randomized efficacy trial of two psychotherapies for depression in youth with inflammatory bowel disease. J Am Acad Child Adolesc Psychiatry. 2014;53:726–35.

39. Mackner LM, Greenley RN, Szigethy E, Herzer M, Deer K, Hommel KA. Psychosocial issues in pediatric inflammatory bowel disease: report of the North American Society for Pediatric Gastroenterology, Hepatology, and Nutrition. J Pediatr Gastroenterol Nutr. 2013;56:449–58.

40. Gailhoustet L, Goulet O, Cachin N, Schmitz J. Study of psychological repercussions of 2

modes of treatment of adolescents with Crohn's disease. Arch Pediatr. 2002;9:110–6.

41. Afzal NA, Van Der Zaag-Loonen HJ, Arnaud-Battandier F, et al. Improvement in quality of life of children with acute Crohn's disease does not parallel mucosal healing after treatment with exclusive enteral nutrition. Aliment Pharmacol Ther. 2004;20:167–72.

42. Hill R, Lewindon P, Muir R, et al. Quality of life in children with Crohn disease. J Pediatr Gastroenterol Nutr. 2010;51:35–40.

43. Gray WN, Boyle SL, Graef DM, et al. Health-related quality of life in youth with Crohn disease: role of disease activity and parenting stress. J Pediatr Gastroenterol Nutr. 2015;60:749–53.

44. Schofield WN. Predicting basal metabolic rate, new standards and review of previous work. Hum Nutr Clin Nutr. 1985;39 Suppl 1:5–41.

第 7 章
饮食排除疗法在 IBD 中的作用

引言

炎症性肠病（inflammatory bowel disease，IBD）患者可以进食哪些食物，这是医务人员被咨询频率最高的问题。许多患者从小就被教育"人如其食"，因此他们将 IBD 的发病或症状恶化归因于他们摄入的食物。目前关于饮食对 IBD 活动度的影响有两种假说：①某些特定的膳食成分使炎症反应加重；②某些特定的膳食成分使炎症反应减轻。饮食排除疗法——从膳食中移除某种或某一类特定的食物，是根据第一种假说提出的。第二种假说的支持者提倡使用膳食补充剂来减轻炎症反应。本章着重讨论第一种假说，即"某些特定的饮食成分会使炎症反应加重"。因此从膳食中移除这些可能加重炎症反应的成分会使炎症反应减轻，从而降低 IBD 活动度。为重点研究膳食摄入对炎症反应的潜在作用，本章不讨论梗阻性狭窄的克罗恩病患者低残留饮食的相关问题。

潜在作用机制：膳食、肠道菌群与肠道炎症之间的相互作用

CD 相关研究中有资料表明膳食摄入对肠道炎症有影响。两项独立研究分别证实了粪流改道在结肠切除术后的作用，可观察到术后肠道暴露在粪便内容物中 8 天内炎症复发[1,2]。然而，粪流是部分消化或完全消化的食物成分与微生物的复杂混合体，它们之间可以相互作用。因此粪流中真正发挥作用的成分仍有待进一步研究。

膳食摄入引起 IBD 的肠道炎症加重或减轻似乎与膳食、肠道菌群及炎症间的相互作用有关。IBD 在非洲农村地区并不常见，通过对特定人群的观察发现，其农业饮食模式与具有普氏菌属特征的微生物群体相关[3,4]。普氏菌属可以发酵膳食纤维，导致短链脂肪酸（short chain fatty acids，SCFA）浓度升高（SCFA 是结肠细胞主要的能量来源），从而发挥抗炎作用[5,6]。相反，在高脂肪饮食的西方人群中，IBD 发病率较高，这是由于高脂肪饮食引起了菌群改变，进而增加了肠道的渗透性，这是 CD 的特点之一[7]。西餐中的高蛋白食物富含磺胺类氨基酸，在肠道中可被细菌发酵产生硫化氢，而硫化氢是一种潜在黏膜毒性物质。另外，在动物模型中，包含乳源性饱和脂肪的饮食可以改变胆汁酸组成，从而促进硫酸盐还原细菌的增殖[8,9]。

IBD 发病风险相关的膳食成分

当考虑在治疗 IBD 时需要限制何种膳食成分的摄入时，我们需要回顾哪些食物成分会增加罹患 IBD 的风险。有研究提示某些膳食成分是 IBD 的诱因，或者可引发肠道

炎症进而加重 IBD 活动度,但是大部分研究都是样本量较小的回顾性研究,易受回忆偏倚干扰,这使许多现有回顾性研究的可靠性受到质疑。一项关于膳食成分增加患 IBD 风险的系统评价研究表明:①富含脂肪、多不饱和脂肪酸(polyunsaturated fatty acids,PUFA)、ω-6 脂肪酸的蔬菜和肉类可以增加 CD 和 UC 的发病风险;②膳食中纤维和水果较多时可以降低 CD 发病风险;③膳食中蔬菜较多时可降低溃疡性结肠炎(ulcerative colitis,UC)的发病风险[10]。这项系统评价的原始研究大部分是回顾性研究,但其他少数前瞻性研究和随后发表的前瞻性研究均支持上述结论。

糖和精制碳水化合物是最先被认为可以促进 IBD 发病或诱发肠道炎症的膳食成分[11~14]。早期的病例对照研究通过问卷调查的形式,分析了 IBD 患者确诊前的饮食模式。后续研究未能证实糖或精制碳水化合物可以增加 IBD 发病风险或加重 IBD 的症状[10]。另外,一项动态生态学研究结果显示 CD 发病与精制糖摄入之间存在关联[15]。

最近发表的前瞻性队列研究指出,高脂肪和高蛋白饮食可增加 IBD 的发病风险[16~19]。欧洲的一项大规模前瞻性队列研究显示,大量摄入动物蛋白将增加 UC 的发病风险(OR=3.29,95%CI=1.34~8.04),而植物蛋白则不会(OR=1.70,95%CI=0.59~4.81)[20]。另外,动物蛋白有增加 CD 发病风险的趋势,但无统计学意义(OR=2.70,95%CI=0.69~10.52)。对此较为合理的解释是动物蛋白可以增加肠道硫酸盐浓度,而硫酸盐浓度与 UC 的内镜下活动度相关[21]。红肉/动物肉类使肠道炎症持续存在的机制可能与多不饱和脂肪酸的平衡有关。长链 ω-3 多不饱和脂肪酸(ω-3 PUFA),如二十二碳六烯酸(docosahexaenoic acid,DHA)、二十碳五烯酸(eicosapentaenoic acid,EPA)和二十二碳五烯酸(docosahexaenoic acid,DPA),可参与

代谢反应进而生成抗炎细胞因子,如白三烯 B_5。然而,ω-6 多元不饱和脂肪酸(ω-6 PUFA)如亚油酸则转化为花生四烯酸(AA)和促炎细胞因子(如前列腺素 E_2、白三烯 B_4 和血栓素 B_2)。UC 患者的结肠黏膜可以检测到促炎细胞因子表达上调(如前列腺素 E_2 和白三烯 B_4),而柳氮磺吡啶主要通过降低前列腺素 E_2 的水平来发挥抗炎作用[22]。

尽管多不饱和脂肪酸在缓解肠道炎症方面发挥一定作用,但从两项关于 CD 的大规模前瞻性随机对照试验的结果来看,补充 ω-3 PUFA 疗法未能取得预期的疗效[23]。其原因可能是 ω-3 PUFA 的绝对水平不如 ω-3 PUFA 和 ω-6 PUFA 之间的相对平衡更为重要。ω-3 PUFA 和 ω-6 PUFA 相互竞争利用脂肪氧化酶和环氧化酶,ω-3 PUFA 的增加可抑制 ω-6 PUFA 的代谢,反之亦然。因此不考虑 ω-6 PUFA 而盲目补充 ω-3 PUFA 可能并不会引起细胞因子环境的变化,从而达不到预期的临床疗效。另外,膳食摄入 PUFA 增加 IBD 发病风险、加重疾病活动度可能与遗传易感性相关。据报道,摄入脂肪引起 CD 活动度增加与肿瘤坏死因子 -α(TNF-α)857 和白介素 -6(IL-6)174 的单核苷酸多态性相关。ω-6 PUFA 与 ω-3 PUFA 比值增大的饮食模式引起疾病活动度增加与 TNF-α857 多态性有关[24]。

并发营养不良的管理

饮食排除疗法不仅可以调节肠道菌群和肠黏膜的细胞因子,还可以通过治疗并发营养不良而减轻 IBD 患者的胃肠道症状。许多饮食排除疗法会减少甚至完全避免碳水化合物、麸质和乳制品的摄入,从而可能治疗原因不明的乳糜泻、乳糖不耐受或肠易激综合征(irritable bowel syndrome,IBS)。本章后面将详细介绍低 FODMAP 饮食缓解 IBS 症状的相关内容[25,26]。一项比

较低 FODMAP 饮食和澳大利亚典型饮食模式的随机交叉研究的结果显示,低 FODMAP 饮食可以减少常见于 IBD 的胃肠道症状,尤其是腹胀、腹痛及腹泻[26]。IBS 引起的腹痛和腹泻通常难以与 IBD 引起的腹痛、腹胀及腹泻相鉴别。一篇系统评价显示 IBD 患者的 IBS 发病率约为 39%（95% CI=30%~48%）[27]。即使饮食排除疗法不能直接减轻 IBD 相关的肠道炎症,但其可能通过改善上述胃肠道症状进而改善 IBD 患者的生活质量,因此在 IBD 患者管理中仍有一定意义。

肠道休息

饮食排除疗法最极端的形式是完全的肠道休息。肠道休息疗法发挥作用的机制可能包括减少机械性创伤、减少肠道分泌及减少经口摄入的抗原刺激[28,29]。与肠道休息伴随的肠外营养（total parenteral nutrition, TPN）可抵消因蛋白质及热量的需求增加引起的营养不良和继发性肠炎[30]。据 20 世纪 70 年代早期的报道,肠道休息可以使 70% 的小肠 CD 住院患者避免手术治疗[31]。在 100 例病程达 7 年以上的 CD 患者中,肠道休息患者的临床缓解率达 77%,其中 81% 的患者未经泼尼松治疗而达到临床缓解[32]。接受肠道休息和肠外营养治疗患者的 1 年缓解率为 54%。值得注意的是,肠道休息对位于结肠的病变疗效欠佳,所有的重度 UC 患者和 43% 的结肠 CD 患者在肠道休息疗法后仍需进行手术治疗[31]。上述研究结果需结合研究设计等具体情况进行解释。

与描述性研究的数据不同的是,后续的关于 UC 或 CD 患者的肠道休息疗法的对照试验未能达到预期的疗效[28,33]。第一个评估肠道休息的对照试验纳入了 36 例 IBD 患者,包括 27 例 UC 和 9 例 CD 患者,所有患者接受口服泼尼松治疗,而后随机分为肠道休息肠外营养组和常规饮食组。这次研究并

未显示出肠道休息组的明显优势,常规饮食组手术率为 35%,而肠道休息组为 47%[33]。另一项纳入 47 例急性肠炎患者的研究结果与之相似,肠道休息组手术率为 11%,而常规饮食组为 5%（差异无统计学意义）[11]。另外,上述研究还指出,在短肠综合征和高输出瘘的 IBD 患者中应慎用完全肠道休息疗法。

肠内营养疗法

单纯肠内营养疗法（exclusive enteral nutrition,EEN）或应用配制的元素或半元素或完全液体营养被认为是次于肠道休息的一种饮食排除疗法。EEN 仅被研究应用于 CD,目前用于欧洲儿童 CD 的一线治疗[34,35]。有几项前瞻性临床试验评估了 EEN 在 CD 的诱导缓解中的作用[36-55]。儿童 CD 患者中 EEN 的有效率超过 80%,然而一篇关于 EEN 的 Cochrane 综述发现 EEN 在诱导缓解的作用次于激素[56]。另一个限制 EEN 临床应用的原因是 EEN 配方的口感较差或需要营养管,因此难以长期应用。一项研究评估了 EEN 联合要素营养补充饮食在维持缓解中的作用,相较于常规饮食组,实验组 CD 复发率减少了 50%[57]。然而,没有确切的证据表明 EEN 的蛋白质或脂肪成分在诱导或维持缓解中起到了重要作用[56]。

与目前现有肠道休息的研究结果一样,EEN 对 UC 患者并无效果。另外 CD 相关临床试验显示小肠病变患者对 EEN 的有效率更高[56,58]。EEN 对 UC 和结肠 CD 患者疗效欠佳的原因仍需进一步的研究。

全食限制饮食

全食限制饮食是指在满足热量和营养需求的同时排除特定食物的摄入,这与人工添加的肠内营养或肠外营养是相反的。几项关于全食限制饮食的小规模临床试验发

现全食限制饮食可降低疾病活动度、延长临床缓解期[59-64]。

基于食物的饮食排除疗法

一项关于 UC 患者的前瞻性研究显示，摄入肉类、鸡蛋、蛋白和酒精较多的患者更容易复发[64]。在这项研究中，红肉和加工过的肉类相较于其他肉类更易使患者复发。然而另一项纳入 22 例 CD 患者的非盲非随机设计的研究显示，2 年内半素食比杂食性饮食患者的临床缓解率更高，前者是 94% 而后者是 33%[59]。在此项研究中，药物或手术诱导缓解的患者被纳入半素食饮食组（每周食用一次鱼类，每 2 周食用一次肉类）。这项研究的局限性在于患者可以自由选择继续限制饮食或恢复常规饮食。此外，由于这项研究是非随机设计的，因此限制了其结论的可靠性。

检测食物内的 IgG4 水平也可用于指导治疗 IBD 患者选择食物种类。鸡蛋和牛肉是富含 IgG4 的常见食材，因此一项纳入 29 例患者的研究中大部分患者避免摄入[60]，结果显示患者症状有显著改善，红细胞沉降率（erythrocyte sedimentation rate，ESR）水平明显降低。但是由于缺乏对照组，尚需进一步研究证实该疗法的有效性。

低 FODMAP 饮食

低 FODMAP 饮食最初研究可用于治疗 IBS 和功能性消化不良，但最近研究发现，低 FODMAP 饮食对 IBD 患者也有一定治疗作用。FODMAP 饮食使得碳水化合物难以吸收，导致细菌繁殖和肠道渗透性的增加，最终产生肠道炎症[65]。其他研究显示细菌繁殖可以增加肠道渗透性，这与 CD 的发病相关[66,67]。

两项小规模的预试验证实了低 FODMAP 饮食疗法治疗 IBD 有一定的疗效[66,67]。一项包括 8 例结肠切除术后 UC 患者的前瞻性研究显示，低 FODMAP 饮食组患者的每日排便的中位次数减少（P=0.02），然而实验组患者没有获益[69]。在一个纳入了 72 例 IBD 患者的回顾性研究中，患者自述低 FODMAP 饮食 3 个月后，腹痛、腹胀及腹泻症状有所缓解（P<0.02）[68]。但这项回顾性研究非常容易产生偏倚，因其缺乏炎症改变与饮食干预之间的客观研究数据，仍需设计严格的前瞻性研究来证实低 FODMAP 饮食疗法在 IBD 中的作用。

以患者为本的饮食排除疗法

与限制摄入那些会引起炎症反应的食物的饮食排除疗法不同，以患者为本的饮食排除疗法是根据患者对特定食物的临床或主观反应来制订的，这种疗法在不同患者之间个体差异性很大。

早期一项关于以患者为本的食物排除疗法的非盲研究纳入了 20 例 CD 缓解期患者，实验组的 10 例患者明确避免摄入他们不能耐受的特定食物，对照组 10 例患者继续标准的高碳水化合物饮食[61]。6 个月后实验组 70% 的患者维持缓解，而对照组则均临床复发。

一项包括 136 例活动期 CD 患者的多中心研究评估了以患者为本的食物排除疗法的疗效[63]。84% 的患者经要素饮食或口服激素诱导缓解后随机分为激素组和饮食治疗组。激素组的患者每日口服 40mg 泼尼松并在 12 周内逐渐减量，同时被指导进行健康饮食。饮食治疗组的患者每日摄入一种食物并排除摄入加重 CD 症状的食物，结果显示激素组和饮食治疗组的缓解期的中位数分别为 3.8 个月和 7.5 个月，2 年复发率分别为 79% 和 62%（P=0.048）[63]。

限定饮食

限定饮食是指医生为患者制订的饮食

治疗方案,基于食物可能与机体相互作用的假说。限定饮食一般只在日常文化中提及,很少以正式的医学指南形式被提出。据报道,限定饮食模式可以减轻肠道炎症[65,70-73]。本章我们将讨论被广泛提倡用于 IBD 的限定饮食模式——特定的碳水化合物饮食(specific carbohydrate diet,SCD)。

特定的碳水化合物饮食

　　SCD 疗法最初由 Sidney Haas 医生所提出,主要用于治疗乳糜泻,经生物学家 Elaine Gottschall 在 *Breaking the Vicious Cycle* 书中介绍后广泛应用于 IBD 的治疗[70]。作者的女儿曾患 UC,经 SCD 治愈,因此作者强烈提倡 SCD 用于治疗 IBD[70]。SCD 的潜在作用机制是限制双糖和多糖的摄入,由于双糖和多糖类很难被机体肠道所吸收,导致细菌和酵母增殖,黏液分泌过多,导致小肠损伤,进而加重碳水化合物吸收不良,形成恶性循环[70]。SCD 和低 FODMAP 饮食的原理相似,但对摄入蜂蜜和多种果蔬时这两种饮食疗法的建议是截然不同的[65]。然而,这两种疗法对限制非肉类摄入的态度相似,低 FODMAP 饮食对特定水果和蔬菜的摄入有严格限制,但 SCD 只对土豆和山药的摄入有一定限制。

　　SCD 对单糖(如葡萄糖、乳糖和半乳糖)之外的所有碳水化合物都有严格的限制,谷物则完全不能摄入。SCD 疗法允许摄入除土豆和山药外的新鲜水果和蔬菜。由于水果蔬菜制成的罐头可能添加糖和淀粉,因此应避免摄入。SCD 疗法允许摄入未经加工的肉类,但加工后的罐头制品及大部分烟熏肉类则需严格限制。某些豆类(如扁豆、豌豆)可以摄入,然而其他豆类则需严格限制(如鹰嘴豆、大豆)。在适度摄入山梨醇和木糖醇的前提下可以适当摄入糖精和蜂蜜。由于牛奶含有乳糖成分,故需限制其摄入,而家庭自制的不含乳糖奶酪则可以食用。

　　目前仅有一项前瞻性研究评估了 SCD 疗法在治疗 CD 患者中的疗效,该研究报道了在儿童 CD 患者中,SCD 疗法有助于临床缓解和肠黏膜愈合[74]。但这项研究仅包括 16 例患者,且未设立对照组,因此可信度不高。如上所述,目前关于碳水化合物的摄入与 IBD 发病风险的研究尚无一致结论。尽管两项队列研究显示碳水化合物摄入与 IBD 无关,但两项研究均没有将单糖与其他碳水化合物分开进行研究[17,20]。

　　关于碳水化合物吸收不良引起细菌繁殖的证据尚不充分:目前市场上可行的用于检测细菌繁殖的检查技术不能准确将细菌分类。摄入碳水化合物可引起菌群的变化,包括厚壁菌门在粪便中的相对含量的改变[3]以及产烷古生菌与念珠菌的比例改变[75]。其他与碳水化合物摄入相关的菌群改变,如普氏菌属和瘤胃球菌属,可以生成产烷菌发酵所需原料[75]。上述过程在 IBD 或功能性消化不良中可以导致肠道产气增加,进而加重腹胀的症状。

　　碳水化合物的摄入可能影响菌群的成分,但在短链有机酸产生的过程中可能出现肠黏膜损伤,具体损伤程度则有待进一步研究。*Breaking the Vicious Cycle* 一书的参考文献中仅有一篇病例报道提及了系统性 D- 乳酸性酸中毒,而未提及黏膜的有机酸浓度或黏膜损伤情况[76-78]。

告知患者事项

　　有几项生物学合理的机制阐述了饮食的摄入可能影响 IBD 的肠道炎症,除 CD 患者使用 EEN 疗法作为一线治疗之外,目前尚缺乏科学的实验数据支持饮食干预作为 IBD 患者的一线治疗方案。虽然 EEN 的口感可能会限制其广泛的临床应用,但它证实了饮食的摄入在 IBD 患者管理中的重要作用(表 7.1)。

表 7.1　如何与 IBD 患者讨论限制饮食

饮食对胃肠道症状的可能影响	• 可能改变黏膜炎症
	• 可能减少吸收不良或 IBS 引起的胀气
避免过度的限制饮食	• 可能引起蛋白质 - 热量或微量元素的缺乏
	• 咨询营养师
饮食建议	
完全肠内营养	• 在饮食治疗中有数据已证明其在 IBD 中的疗效（CD 患者的一线治疗）
	• 对依从性好的患者应经口摄入或胃饲管
基于食物的限制饮食	• 只有小型非随机对照试验
	• 低 FODMAP 饮食可能对合并 IBS 症状的患者有益
以患者为本的饮食疗法	• 对每一个患者都应个体化
	• 最初鼓励自由饮食
	• 鼓励记录饮食和症状
限定饮食（如特定碳水化合物饮食，复古式饮食）	• 关于此类疗法的数据很少
	• 评估微量元素是否有缺乏
	• 若无获益则鼓励患者自由饮食

目前患者可以从书本和网络获取大量的信息，然而这些信息往往难以理解甚至自相矛盾[79]。许多 IBD 患者都认为饮食可以影响 IBD 的症状，这种观念往往根深蒂固。患者对饮食治疗或饮食排除疗法的看法存在一些偏见，需要临床医生进行指导。虽然目前缺乏支持饮食治疗的数据，也只有少量研究显示上述饮食干预对 IBD 或肠道炎症会有一些负面影响。如果患者强烈要求膳食治疗，可以考虑 EEN。对于基于全食的饮食疗法，有兴趣的患者可以先进行以患者为本的个体化的饮食排除疗法。但是，这些饮食疗法都需要在营养师的指导下进行，避免过度限制饮食导致蛋白质 - 热量营养不良和微量元素缺乏。

参考文献

1. Rutgeerts P, et al. Effect of faecal stream diversion on recurrence of Crohn's disease in the neoterminal ileum. Lancet. 1991;338:771–4.
2. D'Haens GR, et al. Early lesions of recurrent Crohn's disease caused by infusion of intestinal contents in excluded ileum. Gastroenterology. 1998;114:262–7.
3. Wu GD, et al. Linking long-term dietary patterns with gut microbial enterotypes. Science. 2011;334:105–8.
4. De Filippo C, et al. Impact of diet in shaping gut microbiota revealed by a comparative study in children from Europe and rural Africa. Proc Natl Acad Sci U S A. 2010;107:14691–6.
5. Flint HJ, Bayer EA, Rincon MT, Lamed R, White BA. Polysaccharide utilization by gut bacteria: potential for new insights from genomic analysis. Nat Rev Microbiol. 2008;6:121–31.
6. Scheppach W, Weiler F. The butyrate story: old wine in new bottles? Curr Opin Clin Nutr Metab Care. 2004;7:563–7.
7. Cani PD, et al. Changes in gut microbiota control inflammation in obese mice through a mech-

anism involving GLP-2-driven improvement of gut permeability. Gut. 2009;58:1091–103.

8. Devkota S, et al. Dietary-fat-induced taurocholic acid promotes pathobiont expansion and colitis in Il10-/- mice. Nature. 2012;487:104–8.

9. Sartor RB. Gut microbiota: diet promotes dysbiosis and colitis in susceptible hosts. Nat Rev Gastroenterol Hepatol. 2012;9:561–2.

10. Hou JK, Abraham B, El-Serag H. Dietary intake and risk of developing inflammatory bowel disease: a systematic review of the literature. Am J Gastroenterol. 2011;106:563–73.

11. Miller B, Fervers F, Rohbeck R, Strohmeyer G. [Sugar consumption in patients with Crohn's disease]. Verhandlungen Dtsch Ges Für Inn Med. 1976;82 Pt 1:922–4.

12. James AH. Breakfast and Crohn's disease. Br Med J. 1977;1:943–5.

13. James AH. Breakfast and Crohn's disease. Br Med J. 1978;2:1715–6.

14. Mayberry JF, Rhodes J, Newcombe RG. Increased sugar consumption in Crohn's disease. Digestion. 1980;20:323–6.

15. Sonnenberg A. Geographic and temporal variations of sugar and margarine consumption in relation to Crohn's disease. Digestion. 1988;41:161–71.

16. Shoda R, Matsueda K, Yamato S, Umeda N. Epidemiologic analysis of Crohn disease in Japan: increased dietary intake of n-6 polyunsaturated fatty acids and animal protein relates to the increased incidence of Crohn disease in Japan. Am J Clin Nutr. 1996;63:741–5.

17. Hart AR, et al. Diet in the aetiology of ulcerative colitis: a European prospective cohort study. Digestion. 2008;77:57–64.

18. Ananthakrishnan AN, et al. A prospective study of long-term intake of dietary fiber and risk of Crohn's disease and ulcerative colitis. Gastroenterology. 2013;145:970–7.

19. John S, et al. Dietary n-3 polyunsaturated fatty acids and the aetiology of ulcerative colitis: a UK prospective cohort study. Eur J Gastroenterol Hepatol. 2010;22:602–6.

20. Jantchou P, Morois S, Clavel-Chapelon F, Boutron-Ruault M-C, Carbonnel F. Animal protein intake and risk of inflammatory bowel disease: the E3N prospective study. Am J Gastroenterol. 2010;105:2195–201.

21. Magee EA, et al. Associations between diet and disease activity in ulcerative colitis patients using a novel method of data analysis. Nutr J. 2005;4:7.

22. Sharon P, Ligumsky M, Rachmilewitz D, Zor U. Role of prostaglandins in ulcerative colitis. Enhanced production during active disease and inhibition by sulfasalazine. Gastroenterology. 1978;75:638–40.

23. Feagan BG, et al. Omega-3 free fatty acids for the maintenance of remission in Crohn disease: the EPIC randomized controlled trials. JAMA. 2008;299:1690–7.

24. Guerreiro CS, et al. Fatty acids, IL6, and TNFalpha polymorphisms: an example of nutrigenetics in Crohn's disease. Am J Gastroenterol. 2009;104:2241–9.

25. Rao SSC, Yu S, Fedewa A. Systematic review: dietary fibre and FODMAP-restricted diet in the management of constipation and irritable bowel syndrome. Aliment Pharmacol Ther. 2015;41(12):1256–70. doi:10.1111/apt.13167.

26. Halmos EP, Power VA, Shepherd SJ, Gibson PR, Muir JG. A diet low in FODMAPs reduces symptoms of irritable bowel syndrome. Gastroenterology. 2014;146:67–75.e5.

27. Halpin SJ, Ford AC. Prevalence of symptoms meeting criteria for irritable bowel syndrome in inflammatory bowel disease: systematic review and meta-analysis. Am J Gastroenterol. 2012;107:1474–82.

28. McIntyre PB, et al. Controlled trial of bowel rest in the treatment of severe acute colitis. Gut. 1986;27:481–5.

29. Greenberg GR, et al. Controlled trial of bowel rest and nutritional support in the management of Crohn's disease. Gut. 1988;29:1309–15.

30. Holm I. Benefits of total parenteral nutrition (TPN) in the treatment of Crohn's disease and ulcerative colitis. A clinical review. Acta Chir Scand. 1981;147:271–6.

31. Reilly J, Ryan JA, Strole W, Fischer JE. Hyperalimentation in inflammatory bowel disease. Am J Surg. 1976;131:192–200.

32. Ostro MJ, Greenberg GR, Jeejeebhoy KN. Total parenteral nutrition and complete bowel rest in the management of Crohn's disease. JPEN J Parenter Enteral Nutr. 1985;9:280–7.

33. Dickinson RJ, et al. Controlled trial of intravenous hyperalimentation and total bowel rest as an adjunct to the routine therapy of acute colitis. Gastroenterology. 1980;79:1199–204.

34. Sandhu BK, et al. Guidelines for the management of inflammatory bowel disease in children in the United Kingdom. J Pediatr Gastroenterol Nutr. 2010;50 Suppl 1:S1–13.

35. Caprilli R, et al. European evidence based consensus on the diagnosis and management of Crohn's disease: special situations. Gut. 2006;55 Suppl 1:i36–58.

36. Akobeng AK, Miller V, Stanton J, Elbadri AM, Thomas AG. Double-blind randomized controlled trial of glutamine-enriched polymeric diet in the treatment of active Crohn's disease. J Pediatr Gastroenterol Nutr. 2000;30:78–84.

37. Bamba T, et al. Dietary fat attenuates the benefits of an elemental diet in active Crohn's disease: a randomized, controlled trial. Eur J Gastroenterol Hepatol. 2003;15:151–7.

38. Gassull MA, et al. Fat composition may be a clue to explain the primary therapeutic effect of enteral nutrition in Crohn's disease: results of a double blind randomised multicentre European trial. Gut. 2002;51:164–8.

39. Giaffer MH, North G, Holdsworth CD. Controlled trial of polymeric versus elemental diet in treatment of active Crohn's disease. Lancet. 1990;335:816–9.

40. Griffiths AM, Pendley F, Issenman R, Cockram D, Jacobsen K, Kelley MJ, et al. Elemental versus polymeric nutrition as primary therapy of active Crohn's disease: a multi-centre pediatric randomized controlled trial. J Pediatr Gastroenterol Nutr. 2000;31(S75).

41. Kobayashi K, et al. [A randomized controlled study of total parenteral nutrition and enteral nutrition by elemental and polymeric diet as primary therapy in active phase of Crohn's disease]. Nihon Shokakibyo Gakkai Zasshi. 1998;95:1212–21.

42. Leiper K, et al. A randomised controlled trial of high versus low long chain triglyceride whole protein feed in active Crohn's disease. Gut. 2001;49:790–4.

43. Mansfield JC, Giaffer MH, Holdsworth CD. Controlled trial of oligopeptide versus amino acid diet in treatment of active Crohn's disease. Gut. 1995;36:60–6.

44. Middleton SJ, Rucker JT, Kirby GA, Riordan AM, Hunter JO. Long-chain triglycerides reduce the efficacy of enteral feeds in patients with active Crohn's disease. Clin Nutr. 1995;14:229–36.

45. Park RH, Galloway A, Danesh BJ, Russell RI. Double-blind controlled trial of elemental and polymeric diets as primary therapy in active Crohn's disease. Eur J Gastroenterol Hepatol. 1991;3:483–9.

46. Raouf AH, et al. Enteral feeding as sole treatment for Crohn's disease: controlled trial of whole protein v amino acid based feed and a case study of dietary challenge. Gut. 1991;32:702–7.

47. Rigaud D, et al. Controlled trial comparing two types of enteral nutrition in treatment of active Crohn's disease: elemental versus polymeric diet. Gut. 1991;32:1492–7.

48. Royall D, et al. Comparison of amino acid v peptide based enteral diets in active Crohn's disease: clinical and nutritional outcome. Gut. 1994;35:783–7.

49. Sakurai T, et al. Short-term efficacy of enteral nutrition in the treatment of active Crohn's disease: a randomized, controlled trial comparing nutrient formulas. JPEN J Parenter Enteral Nutr. 2002;26:98–103.

50. Verma S, Brown S, Kirkwood B, Giaffer MH. Polymeric versus elemental diet as primary treatment in active Crohn's disease: a randomized, double-blind trial. Am J Gastroenterol. 2000;95:735–9.

51. Borrelli O, et al. Polymeric diet alone versus corticosteroids in the treatment of active pediatric Crohn's disease: a randomized controlled open-label trial. Clin Gastroenterol Hepatol. 2006;4:744–53.

52. González-Huix F, et al. Polymeric enteral diets as primary treatment of active Crohn's disease: a prospective steroid controlled trial. Gut. 1993;34:778–82.

53. Lindor KD, Fleming CR, Burnes JU, Nelson JK, Ilstrup DM. A randomized prospective trial comparing a defined formula diet, corticosteroids, and a defined formula diet plus corticosteroids in active Crohn's disease. Mayo Clin Proc. 1992;67:328–33.

54. Lochs H, Meryn S, Marosi L, Ferenci P, Hörtnagl H. Has total bowel rest a beneficial effect in the treatment of Crohn's disease? Clin Nutr. 1983;2:61–4.

55. Malchow H, et al. Feasibility and effectiveness of a defined-formula diet regimen in treating active Crohn's disease. European Cooperative Crohn's Disease Study III. Scand J Gastroenterol. 1990;25:235–44.

56. Zachos M, Tondeur M, Griffiths AM. Enteral nutritional therapy for induction of remission in Crohn's disease. Cochrane Database Syst Rev. 2007;CD000542. doi:10.1002/14651858. CD000542.pub2.

57. Takagi S, et al. Effectiveness of an 'half elemental diet' as maintenance therapy for Crohn's disease: a randomized-controlled trial. Aliment Pharmacol Ther. 2006;24:1333–40.

58. Lochs H, et al. ESPEN guidelines on enteral nutrition: gastroenterology. Clin Nutr. 2006;25:260–74.

59. Chiba M, et al. Lifestyle-related disease in Crohn's disease: relapse prevention by a semi-vegetarian diet. World J Gastroenterol. 2010;16:2484–95.

60. Rajendran N, Kumar D. Food-specific IgG4-guided exclusion diets improve symptoms in Crohn's disease: a pilot study. Colorectal Dis. 2011;13:1009–13.

61. Jones VA, et al. Crohn's disease: maintenance of remission by diet. Lancet. 1985;2:177–80.

62. Bartel G, et al. Ingested matter affects intestinal lesions in Crohn's disease. Inflamm Bowel Dis. 2008;14:374–82.

63. Riordan AM, et al. Treatment of active Crohn's disease by exclusion diet: East Anglian multi-centre controlled trial. Lancet. 1993;342:1131–4.

64. Jowett SL, et al. Influence of dietary factors on the clinical course of ulcerative colitis: a prospective cohort study. Gut. 2004;53:1479–84.

65. Gibson PR, Shepherd SJ. Personal view: food for thought—western lifestyle and susceptibility to Crohn's disease. The FODMAP hypothesis. Aliment Pharmacol Ther. 2005;21:1399–409.

66. Teshima CW, Dieleman LA, Meddings JB. Abnormal intestinal permeability in Crohn's disease pathogenesis. Ann N Y Acad Sci. 2012;1258:159–65.

67. Hollander D, et al. Increased intestinal permeability in patients with Crohn's disease and their relatives. A possible etiologic factor. Ann Intern Med. 1986;105:883–5.

68. Gearry RB, et al. Reduction of dietary poorly absorbed short-chain carbohydrates (FODMAPs) improves abdominal symptoms in patients with inflammatory bowel disease—a pilot study. J Crohns Colitis. 2009;3:8–14.

69. Croagh C, Shepherd SJ, Berryman M, Muir JG, Gibson PR. Pilot study on the effect of reducing dietary FODMAP intake on bowel function in patients without a colon. Inflamm Bowel Dis. 2007;13:1522–8.

70. Gottschall EG. Breaking the vicious cycle: intestinal health through diet. Baltimore: The Kirkton Press; 1994.

71. Haas SV, Haas MP. The treatment of celiac disease with the specific carbohydrate diet; report on 191 additional cases. Am J Gastroenterol. 1955;23:344–60.

72. Voegtlin WL. The stone age diet: based on in-depth studies of human ecology and the diet of man. New York: Vantage Press; 1975.

73. Eaton SB, Konner M. Paleolithic nutrition. A consideration of its nature and current implications. N Engl J Med. 1985;312:283–9.

74. Cohen SA, et al. Clinical and mucosal improvement with specific carbohydrate diet in pediatric Crohn disease. J Pediatr Gastroenterol Nutr. 2014;59:516–21.

75. Hoffmann C, et al. Archaea and fungi of the human gut microbiome: correlations with diet and bacterial residents. PLoS One. 2013;8:e66019.

76. Stolberg L, et al. d-Lactic acidosis due to abnormal gut flora: diagnosis and treatment of two cases. N Engl J Med. 1982;306:1344–8.

77. Traube M, Bock JL, Boyer JL. D-Lactic acidosis after jejunoileal bypass: identification of organic anions by nuclear magnetic resonance spectroscopy. Ann Intern Med. 1983;98:171–3.

78. Oh MS, et al. D-lactic acidosis in a man with the short-bowel syndrome. N Engl J Med. 1979;301:249–52.

79. Hou JK, Lee D, Lewis J. Diet and inflammatory bowel disease: review of patient-targeted recommendations. Clin Gastroenterol Hepatol. 2013;12(10):1592–600. doi:10.1016/j. cgh.2013.09.063.

第 8 章

益生元和益生菌对 IBD 的疗效

引言

肠道菌群在 IBD 的发病中扮演着重要角色,因此可能可以作为一种潜在的新型治疗方案。易感宿主对共生肠道菌群的异常适应性免疫是目前广泛接受的 IBD 起源学说[1],有许多证据支持这个假说。在 IBD 动物模型中,只有在共生菌存在时才会产生炎症,肠道无细菌的动物则不会患病[2,3]。动物研究还显示不同的细菌引发的炎症反应存在于消化道不同部位。例如,在 IL-10 基因敲除的小鼠模型中,肺炎克雷伯菌可以产生中度全结肠炎,而动物双歧杆菌引发的炎症则局限于远端结肠和十二指肠[4,5]。另外,在动物模型中,细菌代谢产物与纤维化、粘连、瘢痕形成甚至结肠癌的发生有关[6~10]。支持微生物在 IBD 中起到重要作用的证据并不仅限于动物研究。NOD2/CARD15 基因突变的 CD 患者在清除侵袭性细菌方面存在一定缺陷[11]。另外 IBD 患者的共生菌群组成比例也发生了变化。IBD 患者与健康对照个体相比,肠道微生物的多样性减少,类杆菌属、大肠杆菌和肠球菌数量增加,产丁酸的细菌(如双歧杆菌和乳酸杆菌)的数量减少[12~14]。吻合术后发生贮袋炎患者的肠道菌群多样性较无贮袋炎的患者也有所减少[15]。一项观察性研究也证实了微生物的作用:回肠造口再吻合术后的粪流恢复后,CD 的临床复发风险随之增加[16]。拟杆菌属与结肠炎加重和 CD 术后早期复发有关[17,18]。

微生物、宿主、环境因素之间的相互作用对 IBD 中的影响亟待进一步研究[19]。但是,研究发现与 IBD 发病有关的环境因素(如吸烟、高脂肪饮食、非甾体类抗炎药和早期抗生素的应用)可改变肠道微生物菌群的组成比例,说明它们可能通过影响肠道菌群发挥作用[20~24]。

这些观察发现益生元和益生菌可能改变肠道菌群,从而使 IBD 的病程向好转的方向进展。IBD 的组织损伤机制尚不明晰,是来源于对正常菌群的异常免疫反应或是对致病菌的正常免疫反应,有待进一步研究。一项研究对 IBD 患者肠道黏膜进行活检发现,炎症和非炎症组织的菌群组成有显著差异,说明菌群组成的改变可能是 IBD 的结局而不是病因[25]。微生物和宿主间之间的相互作用机制虽尚不明确,但在 IBD 与微生物的相关研究中应考虑到这个因素[26]。此外,患者暴露于危险因素(包括菌群的破坏)以及摄入膳食补充剂(如益生元、益生菌)等干预措施的时机至关重要。例如,儿童时期应用抗生素已被确认是 IBD 发病的危险因素之一[27]。在抗生素暴露后尽早使用益生元或益生菌可以降低 IBD 发病风险,而在多年后进行干预的效果则不理想。

益生元和益生菌：对 IBD 的作用机制

益生元

益生元不易被机体消化并吸收，但它是对宿主有益的发酵成分，通过在结肠中选择性刺激某些菌属的增殖和活动来发挥作用。益生元在结肠中经细菌发酵后生成 SCFA 和乳酸，从而降低肠道 pH 值，最终刺激厚壁菌、双歧杆菌和乳酸菌的增殖和活动，抑制拟杆菌属和梭菌的繁殖[28~30]。益生元也被认为可通过减少促炎细胞因子（如肿瘤坏死因子、白介素等）的分泌，从而维持肠道屏障的完整性，调节黏膜及全身性免疫反应[31,32]。

不易消化的低聚糖有低聚乳果糖、低聚果糖、低聚半乳糖、胰岛素、车前子、麸皮和麦芽，这些膳食中只有胰岛素和低聚果糖符合益生元的定义。两者在某些植物中都以储存性碳水化合物的形式存在[33]。益生元对人体无害，但可以引起胃肠道不良反应，如恶心、腹痛，因此不是所有患者都能耐受的。

益生菌

益生菌是指活体微生物食品原料，可以改变肠道微生态并使宿主获益[34,35]。死亡的菌体或细菌产生的生物活性物质，如蛋白质、多糖、核苷酸或多肽，也可能使宿主受益，但目前缺乏相关研究[36]。

益生菌可以通过几种途径改善肠道炎症。研究表明，益生菌通过由 Toll 样受体家族（Toll-like receptors, TLR）促进 T 辅助细胞分化来激活黏膜免疫系统，从而刺激抗体产生，增加吞噬和自然杀伤细胞活性，抑制 NF-κB 通路，诱导 T 细胞凋亡，促进肠道抗炎细胞因子如白介素 -10 和转化生长因子 -β（transforming growth factor-β, TGF-β）的分泌，同时减少促炎细胞因子（如 TNF-α、干扰素 γ 和白介素 -8）的生成[37~44]。

益生菌通过抑制肠上皮细胞凋亡来改善肠上皮屏障功能，促进紧密连接的关键蛋白的合成并增厚黏液层[45,46]。益生菌通过抑制潜在致病菌的繁殖来调节微生物群的组成，通过产生细菌素、建立酸性环境来对炎性细菌产生毒性作用，从而促进乳酸菌和双歧杆菌繁殖[47~49]。益生菌不仅可增加细菌多样性、减少真菌多样性，还可以增加具有抗炎和抗癌特性的脂肪酸的含量[50~52]。

需要特别指出的是，没有两种益生菌是完全相同的。为了安全到达它们的作用部位，益生菌需要不被胃酸、胆汁和消化酶消化[36]。益生菌通常不能在成人肠道繁殖，因此需要连续服用。尽管一直以来益生元和益生菌都很安全，但这在某些疾患者群中仍有一定的风险。需要特别警惕的是有免疫缺陷的患者、急性胰腺炎发作的患者或中央静脉置管的患者[36,53]。

合生元

合生元是指益生元和益生菌的组合，旨在促进体内益生元的生长和活动，从而起到协同作用。体外研究表明合生元具有抗炎作用，甚至有研究报道了其抗增生的特性[54]。

益生元和益生菌在 IBD 患者管理中的应用

几项研究评估了益生元、益生菌和合生元在 CD、UC 和贮袋炎患者中的疗效。

克罗恩病

益生元

目前只有两项随机对照试验评估了益生元在 CD 患者中的应用。与预期相反，两项研究中接受安慰剂治疗的受试者均比益生元治疗的患者疗效要好。一项研究评估了103例患者对低聚果糖的反应,在第4周时进行CDAI评分,结果显示无临床意义[55]。受试患者的粪便中的双歧杆菌数量与受试前无显著差异[55]。另一项关于乳果糖的研究也表明其对CD患者无明显临床意义[56]。

益生菌

益生菌在CD上的数据非常有限且效果不尽如人意。

诱导缓解

两项开放性研究显示益生菌在诱导CD缓解方面有一定疗效,表现为CDAI评分有一定的改善:两项研究总计纳入14例患者,一项研究应用鼠李糖乳杆菌,而另一项联合应用乳酸菌和双歧杆菌[57,58]。但是一项安慰剂对照试验纳入11例患者,预先接受抗生素和激素治疗1周后随机分为安慰剂组或鼠李糖乳杆菌组,结果显示两组患者CD复发时间无显著差异(P=0.5),但是只有5例患者完成了整个试验[59]。

维持缓解

在CD维持缓解方面,一项研究显示鼠李糖乳杆菌的疗效与安慰剂组相比无显著差异,然而事实上很多患者早期由于不良反应而不得不停药[60]。

通过对8项随机对照试验进行meta分析,结果显示益生菌在CD的维持缓解方面疗效欠佳[61,62]。这项meta分析中的大多数研究都涉及乳酸杆菌。三项研究显示酵母菌疗效尚可,但最大病例数仅为32例,因此限制了这项研究的临床意义[63~65]。然而另一项研究显示酵母比美沙拉嗪的疗效更佳,而后者暂无强有力的临床证据支持其在CD有一定的疗效[64]。随后一项纳入165例CD患者的研究显示益生菌和安慰剂对照组的临床复发率无显著差异[66]。另一项为期1年的研究显示大肠杆菌与安慰剂对照组的临床复发率无显著差异[67]。

三项低质量研究评估了益生菌在预防CD术后复发方面的效果,结果显示益生菌不能显著延长术后复发间隔时间[68,69]。

合生元

一项纳入10例活动期CD患者的开放性研究显示,服用合生元21天后疾病活动度显著降低,双歧杆菌数量、TLR表达量及黏膜树突状细胞分泌IL-10增加[70]。另一项纳入25例患者的研究显示应用长双歧杆菌和合生元联合组患者的CDAI评分相较安慰剂组有所增加,但是安慰剂组的基础CDAI评分较高,因此降低了该研究的说服力,限制了其临床推广[71]。

一项随机对照研究评估了合生元(包括乳酸杆菌和可发酵纤维)在CD患者维持缓解方面的疗效,英利西单抗诱导缓解后,随机分为英利西单抗联合合生元或安慰剂进行维持缓解,结果显示两组的复发时间无显著差异[72]。

因此,益生元、益生素及合生元在诱导以及维持缓解或预防CD的术后复发方面未见显著疗效。这些研究结果均不尽如人意的原因可能如Ghouri等在系统评价中所述,包括疾病透壁的特征,或者研究的设计方面欠佳,或者两者兼有[73]。

溃疡性结肠炎

益生元

虽然乳果糖在小鼠结肠炎模型中表现出保护作用,但在人体研究中却无阳性结果。上述在CD部分描述的乳果糖试验也包括UC患者。14例患者每日接受10g乳果糖的标准治疗,4个月后,结果显示在临床表现及内镜下表现方面,乳果糖组与安慰剂组相比无显著临床效果,但是乳果糖组患者的生活质量有一定改善[56]。

两项研究发现发芽的大麦食品和卵叶

车前果壳可以使轻、中度 UC 患者进入缓解期[74-76]。低聚果糖联合胰岛素可以降低 UC 患者的粪便钙卫蛋白水平，表明其炎症反应减轻。这些研究显示益生元可能在 UC 的治疗中有一定临床意义，需要进一步大规模的随机对照研究加以证实。

益生菌

诱导缓解

发表于 2007 年的一篇 Cochrane 综述评估了四项研究（244 例患者），这四项研究均是将益生菌应用于诱导轻、中度 UC 患者进入缓解期，该分析得出了如下结论：益生菌联合传统治疗虽不能增加诱导缓解率，但可以减轻疾病活动度[78]。

随后发表的两项大型研究发现其中一种益生菌可以使患者获益[79,80]。它们均是将益生菌联合标准治疗，如氨基水杨酸和巯嘌呤。第一项研究中，服用 VSL#3 12 周可以增加缓解率，使 UC 疾病活动指数（ulcerative colitis disease activity index，UCDAI）评分降低 50% 以上，并促进黏膜愈合。由于研究持续时间较短且安慰剂组的退出人数较多，研究结果的普遍性受到一定限制[79]。Tursi 等研究基于全球医师评估共识和内镜评分，结果显示实验组和对照组的缓解率无显著差异，但在临床疗效方面，实验组直肠出血和腹泻次数评分减少[80]。

据报道，29 例首诊儿童 UC 患者在标准治疗（激素和 5- 氨基水杨酸）联合 VSL#3 治疗后缓解率达 93%，而安慰剂对照组的缓解率仅为 36%[81]。

一项日本的随机对照试验发现双歧杆菌发酵的牛奶（内含双歧杆菌和嗜酸乳杆菌）相较于安慰剂组的内镜和临床评分均有显著降低[82]。

最近一项大型研究将 100 例活动期 UC 患者随机分为环丙沙星组和安慰剂组，1 周后使用大肠杆菌或安慰剂作为辅助治疗，结果显示益生菌组的临床缓解率更低，但是退出试验的患者人数也较多[83]。

虽然大部分益生菌活性剂的给药方式是口服，但也有少数研究报道了可经直肠给药的益生菌。研究评估了大肠杆菌灌肠治疗急性直肠炎或急性直肠乙状结肠炎的疗效，发现与安慰剂组效果无差别[84]。然而另一项研究表明乳酸菌 ATCC 55730 联合美沙拉嗪栓剂可以显著改善疾病的严重程度、炎症指标和 Mayo 评分[85]。

目前尚无充足的证据推荐或反对益生菌应用于 UC 患者的诱导缓解。一项 meta 分析得出结论，益生菌在 UC 诱导缓解中的有效性和安全性上与安慰剂无显著差异，然而这项 meta 分析的局限性在于各项研究间的方法学不尽相同，存在一定异质性[86]。

维持缓解

几项对照研究将大肠杆菌、布拉酵母菌和短双歧杆菌等不同类型的益生菌应用于轻到中度 UC 患者，结果发现益生菌对轻到中度 UC 患者的维持缓解治疗具有一定作用，大部分研究结果表明大肠杆菌、布拉酵母菌和短双歧杆菌等益生菌与标准 5- 氨基水杨酸具有相似的安全性和有效性[87]。然而其他几项使用嗜酸乳杆菌 La-5 和双歧杆菌亚菌属 BB-12 的研究结果则没有那么理想[88]。

几项应用大肠杆菌 Nissle 1917（EcN）的随机对照研究结果显示益生菌与低剂量美沙拉嗪在维持缓解方面是等效的，包括生活质量评分、内镜下及组织学表现[89~91]。一项关于 UC 的大样本研究，结果发现实验组与对照组的复发率均为 70%，表明两组患者治疗期间复发的时间无显著差异[89]。一项开放随机对照试验基于 UCDAI 评分比较了益生菌组（每日 18×10^9 活菌）、美沙拉嗪组（每日 2.4g）及益生菌联合美沙拉嗪组治疗 1 年后的复发率，结果表明三组间复发率无显著差异[92]。不良反应如恶心、上腹痛、头痛、胃胀气及腹泻在三组中均有报道,益生菌组和美沙拉嗪组的发生率无显著差异。

关于儿童 UC 的小规模研究认为益生菌可作为维持缓解期的治疗。通过诱导缓解 29 名儿童 UC,在标准治疗中添加 VSL#3 可以显著降低复发率,实验组和安慰剂对照组的复发率分别为 21.4% 和 73.3%[81]。另一项开放研究显示在 18 例儿童 UC 患者中应用 VSL#3 联合标准疗法,缓解率达到 61%[93]。

发表于 2011 年的一篇 Cochrane 综述回顾了共纳入 587 例患者的四项研究,其结论是尚无确切证据比较益生菌和其他疗法的在 UC 维持缓解期治疗中的安全性和有效性[94]。益生菌治疗组的复发率较美沙拉嗪治疗组更高,它们分别为 40% 和 34%。两组的不良反应发生率则几乎没有差异,分别是 26% 和 24%。然而令人遗憾的是,四项研究在设计上均存在一定缺陷,如数据不全、盲法设计、随机化过程存在一定问题[94]。

总体而言,益生菌在儿童患者的诱导或维持缓解中具有一定的疗效。根据目前的数据,尚难以明确哪些益生菌种属、菌株或制剂比其他益生菌更有效。需要进一步大样本、高质量的临床试验以探索益生菌在 UC 患者管理中的作用。

合生元

一项小型随机安慰剂对照的研究纳入了 18 例活动期 UC 患者,实验组服用一种叫 Synergy 的合生元,每日口服 2 次。Synergy 是长双歧杆菌、菊粉及低聚果糖的混合物,服用 1 个月后发现 TNF-α 和 IL-1α 等炎性指标显著降低,黏膜活检发现上皮再生增多,内镜直视下炎症程度降低[95]。

另一项大型研究纳入了 120 例处于缓解期或轻度活动期的 UC 患者,随机分为益生菌组、益生元组和合生元组[96]。4 周后,通过 IBD 问卷调查,发现益生元和益生菌组的健康相关生活质量没有改善,而合生元组

的生活质量有显著提高,但是这项研究没有评估内镜下疾病活动度。另一项研究通过对实验组 41 例患者给予合生元(短双歧杆菌菌株与低聚半乳糖混合形成)治疗,对照组给予安慰剂 / 标准治疗,经过 1 年的随访评估,根据 Matt 分类[97],发现实验组内镜下炎症程度较对照组有所改善[98]。

合生元在 UC 患者中的研究有一定的局限性,包括益生菌剂量和类型的不同、研究规模较小、观察持续时间较短,以及缺乏内镜下评估。上述因素严重限制我们对合生元的疗效作出明确的结论,需要进一步大样本的研究评估合生元的作用。

贮袋炎

高达 60% 的 UC 患者全结直肠切除回肠贮袋肛管吻合术(ileal pouch anorectal anastomosis,IPAA)后会并发贮袋炎[99]。抗生素可以成功治愈贮袋炎,说明贮袋的细菌在炎症发展过程中发挥重要作用。

益生菌

五项随机对照研究基于贮袋炎疾病活动指数(pouchitis Disease Activity,PDAI)评估了益生菌在贮袋炎中的疗效[100],PDAI 包括临床表现、内镜下表现和组织学表现三方面,满分为 18 分。

诱导缓解

在一项诱导急性贮袋炎缓解的研究中,虽然益生菌可以改变贮袋的菌群,但在与安慰剂组比较时,其症状和内镜下表现并无明显改善[101]。

维持缓解

有四项研究显示益生菌 VSL#3 在维持缓解方面有着一定疗效:UC 并发贮袋炎并用抗生素治疗,益生菌组患者维持缓解率为 40%~90%,而安慰剂组仅为 0~60%[102~105]。

在无症状 UC 并发贮袋炎的患者中,术

后随访 3~6 个月,服用 VSL#3 有一定疗效,表现为黏膜调节性 T 细胞数量增加以及黏膜中促炎细胞因子 IL-1β 的 mRNA 表达水平降低[105]。

一项最新的系统综述总结了五项关于益生元治疗贮袋炎研究的局限性:研究样本量过少(15~40 例患者)、随访持续时间太短(3~12 个月),以及益生菌剂量不一[73]。研究显示益生菌由于其在改变贮袋细菌多样性中有一定作用,因此可能对贮袋炎有一定疗效[106]。然而 UC 并发回肠肛门袋患者相较于家族性腺瘤性息肉病(FAP)综合征患者,在术后的细菌多样性则有所减少[107]。UC 患者的细菌多样性较 FAP 患者显著降低。UC 患者并发贮袋炎相较于 FAP 并发贮袋炎患者的细菌多样性更低。

益生元

一项小规模随机对照试验纳入 21 例 IPAA 术后患者,实验组连续 3 周补充菊粉 24g,与安慰剂对照组贮袋的形态和生理学变化进行比较[108]。内镜和组织学检查显示菊粉可以减轻贮袋的炎症。相较于安慰剂组,菊粉组丁酸盐浓度增加,pH 降低,脆弱拟杆菌数量减少,粪便中次级胆汁酸浓度降低。以上表现均证实益生元在改善内镜下表现和组织学炎症方面具有一定的作用。

目前尚无随机对照试验评估合生元治疗贮袋炎的疗效。

安全性

一般而言,益生元、益生菌和合生元都比较安全。此外,它们对 IBD 患者的疗效也是令人满意的。一例病毒性肠胃炎的新生患儿服用大肠杆菌菌株 Nissle 1917 后出现败血症,引发广泛关注[109]。目前缺乏足够的关于远期疗效和安全性的研究。由于益生菌的价格因素,对益生菌进行成本效益分析有助于医保报销和了解医疗成本。

总结

尽管肠道菌群在 IBD 的发生和发展中发挥重要作用,益生元、益生菌及合生元对 IBD 患者有一定的疗效,但目前评价这些疗法疗效的研究质量远不如人意,并存在一定的局限性。此外,质控等相关问题依然会持续干扰井然有序的市场。许多超市和药店出售的益生菌和合生元没有充分检测保质期内菌群的活性,其具体成分也未明确标出。重要的混杂因素如饮食和同时服用的药物(包括抗生素、质子泵抑制剂及止泻药)也往往没有严格控制。

考虑到研究的数据较少,目前并不是 IBD 患者使用益生元、益生菌和合生元的最佳时机。

因此,需要更多的随机对照临床试验,更大规模的患者群体及更长时间的随访来恰当地评估这些产品在 IBD 中的疗效以及最佳菌属、剂量、剂型等。这些研究还应该找出那些最有可能对这些产品有反应的患者群体;研究患者的反应与疾病定位和表型是否相关,菌群的基础水平能否预测患者对这些产品的反应性或者为患者选择个体化的治疗方案。另外关于益生元、益生菌和合生元对肠道菌群的影响的纵向研究也是非常有意义的。IBD 的肠道菌群的研究应该详细检测黏膜及粪便中的菌群。

调整肠道菌群的干预措施能否预防 IBD 的发生? 对具有 IBD 高危因素的人群进行干预的策略可能存在,这些高危因素包括 IBD 家族史或暴露于已知的环境危险因素(如早期抗生素使用、吸烟、高脂低纤维饮食)。关于 IBD 复发的危险因素,艰难梭菌被确认是导致复发的危险因素之一,那么预防性使用益生元或益生菌能否预防易感个体的艰难梭菌相关感染和 IBD 复发呢?

结论

从 IBD 病理生理的角度，尽管益生元、益生菌和合生元在理论上具有一定的疗效，但相关研究结果往往不能使人满意。虽然没有充分的证据表明益生菌在 CD 中的作用，但其对 UC 的疗效尚可，尤其是对贮袋炎。我们希望能尽早明确肠道菌群对 IBD 有益的具体成分，以便从肠道菌群这个角度制订相应的治疗策略，同时，开展关于益生元和益生菌安全性及有效性的高质量临床研究，为临床医师提供最佳的证据。

参考文献

1. Bamias G, Nyce MR, De La Rue SA, Cominelli F. New concepts in the pathophysiology of inflammatory bowel disease. Ann Intern Med. 2005;143:895–904.
2. Onderdonk AB, Franklin ML, Cisneros RL. Production of experimental ulcerative colitis in gnotobiotic guinea pigs with simplified microflora. Infect Immun. 1981;32:225–31.
3. Sellon RK, Tonkonogy S, Schultz M, et al. Resident enteric bacteria are necessary for development of spontaneous colitis and immune system activation in interleukin-10-deficient mice. Infect Immun. 1998;66:5224–31.
4. Sartor RB. Microbial influences in inflammatory bowel disease: role in pathogenesis and clinical implications. In: Sartor RB, Snadborn WJ, editors. Kirsner's inflammatory bowel diseases. Philadelphia: Elsevier; 2004. p. 138–62.
5. Moran JP, Walter J, Tannock GW, Tonkonogy SL, Sartor RB. Bifidobacterium animalis causes extensive duodenitis and mild colonic inflammation in monoassociated interleukin-10 deficient mice. Inflamm Bowel Dis. 2009;15:1022–31.
6. Bothin C, Midtvedt T. The role of gastrointestinal microflora in postsurgical adhesion formation—a study in germfree rats. Eur Surg Res. 1992;24:309–12.
7. Mourelle M, Salas A, Guarner F, et al. Stimulation of transforming growth factor beta1 by enteric bacteria in the pathogenesis of rat intestinal fibrosis. Gastroenterology. 1998;114:519–26.
8. Van Tol EAF, Holt L, Ling Li F, et al. Bacterial cell wall polymers promote intestinal fibrosis by direct stimulation of myofibroblasts. Am J Physiol. 1999;277:G245–55.
9. Rigby RJ, Hunt MR, Scull BP, et al. A new animal model of postsurgical bowel inflammation and fibrosis: the effect of commensal microflora. Gut. 2009;58:1104–12.
10. Shanahan F. The colonic microbiota in health and disease. Curr Opin Gastroenterol. 2013;29:49–54.
11. Ogura Y, Bonen DK, Inohara N, et al. A frameshift mutation in nod2 associated with susceptibility to Crohn's disease. Nature. 2001;411:603–6.
12. Swidsinski A, Ladhoff A, Pernthaler A, et al. Mucosal flora in inflammatory bowel disease. Gastroenterology. 2002;122:44–54.
13. Seksik P, Rigottier-Gois L, Gramet G, et al. Alterations of the dominant faecal bacterial groups in patients with Crohn's disease of the colon. Gut. 2003;52:237–42.
14. Joossens M, Huys G, Cnockaert M, et al. Dysbiosis of the faecal microbiota in patients with Crohn's disease and their unaffected relatives. Gut. 2011;60:631–7.
15. Ruseler-van Embden JG, Schouten WR, van Lieshout LM. Pouchitis: result of microbial imbalance? Gut. 1994;35:658–64.
16. D'Haens GR, Geboes K, Peeters M, et al. P: early lesions of recurrent Crohn's disease caused by infusion of intestinal contents in excluded ileum. Gastroenterology. 1998;114:262–7.
17. Rath H, Ikeda J, Wilson K, Sartor R. Varying cecal bacterial loads influences colitis and gastritis in HLA-B27 transgenic rats. Gastroenterology. 1999;116:310–9.
18. Neut C, Bulois P, Desreumaux P, Membre JM, Lederman E, Gambiez L, Cortot A, Quandalle P, van Kruiningen H, Colombel JF. Changes in the bacterial flora of the neoterminal ileum

after ileocolonic resection for Crohn's disease. Am J Gastroenterol. 2002;97:939–46.

19. Quigley E. Commensal bacteria: the link between IBS and IBD? Curr Opin Clin Nutr Metab Care. 2011;14:497–503.

20. Biedermann L, Zeitz J, Mwinyi J, Sutter-Minder E, Rehman A, Ott SJ, et al. Smoking cessation induces profound changes in the composition of the intestinal microbiota in humans. PLoS One. 2013;8:e59260.

21. Hildebrandt MA, Hoffmann C, Sherrill-Mix SA, Keilbaugh SA, Hamady M, Chen YY, et al. High-fat diet determines the composition of the murine gut microbiome independently of obesity. Gastroenterology. 2009;137:1716–24.

22. Murphy EF, Cotter PD, Healy S, Marques TM, O'Sullivan O, Fouhy F, et al. Composition and energy harvesting capacity of the gut microbiota: relationship to diet, obesity and time in mouse models. Gut. 2010;59:1635–42.

23. Montenegro L, Losurdo G, Licinio R, Zamparella M, Giorgio F, Ierardi E, et al. Non steroidal anti-inflammatory drug induced damage on lower gastro-intestinal tract: is there an involvement of microbiota? Curr Drug Saf. 2014;9:196–204.

24. Hviid A, Svanström H, Frisch M. Antibiotic use in inflammatory bowel diseases in childhood. Gut. 2011;60:49–54.

25. Walker AW, Sanderson JD, Churcher C, et al. High-throughput clone library analysis of the mucosa-associated microbiota reveals dysbiosis and differences between inflamed and non-inflamed regions of the intestine in inflammatory bowel disease. BMC Microbiol. 2011;11:7.

26. Sartor RB. Key questions to guide a better understanding of host-commensal microbiota interactions in intestinal inflammation. Mucosal Immunol. 2011;4:127–32.

27. Ungaro R, Bernstein CN, Gearry R, Hviid A, Kolho KL, Kronman MP, et al. Antibiotics associated with increased risk of new-onset Crohn's disease but not ulcerative colitis: a meta-analysis. Am J Gastroenterol. 2014;109:1728–38.

28. Gibson GR, Roberfroid MB. Dietary modulation of the human colonic microbiota: introducing the concept of prebiotics. J Nutr. 1995;125:1401–12.

29. Walker AW, Duncan SH, McWilliam Leitch EC, Child MW, Flint HJ. pH and peptide supply can radically alter bacterial populations and short-chain fatty acid ratios within microbial communities from the human colon. Appl Environ Microbiol. 2005;71:3692–700.

30. Koleva PT, Valcheva RS, Sun X, Gänzle MG, Dieleman LA. Inulin and fructo-oligosaccharides have divergent effects on colitis and commensal microbiota in HLA-B27 transgenic rats. Br J Nutr. 2012;108(9):1633–43.

31. Looijer-van Langen MA, Dieleman LA. Prebiotics in chronic intestinal inflammation. Inflamm Bowel Dis. 2009;15:454–62.

32. Nishimura T, Andoh A, Hashimoto T, Kobori A, Tsujikawaand T, Fujiyama Y. J Clin Biochem Nutr. 2010;46:105–10.

33. Guarner F. Inulin and oligofructose: impact on intestinal diseases and disorders. Br J Nutr. 2005;93 Suppl 1:S61–5.

34. Howarth GS, Wang H. Role of endogenous microbiota, probiotics and their biological products in human health. Nutrients. 2013;5:58–81.

35. FAO/WHO. Guidelines for the evaluation of probiotics in food. Report of a joint FAO/WHO working group on drafting guidelines for the evaluation of probiotics in food. London (Ontario, Canada): World Health Organization; 2002.

36. Shanahan F, Quigley EM. Manipulation of the microbiota for treatment of IBS and IBD-challenges and controversies. Gastroenterology. 2014;146(6):1554–63.

37. Kaila M, Isolauri E, Soppi E, Virtanen E, Laine S, Arvilommi H. Enhancement of the circulating antibody secreting cell response in human diarrhea by a human Lactobacillus strain. Pediatr Res. 1992;32:141–4.

38. Ogawa T, Asai Y, Tamai R, Makimura Y, Sakamoto H, Hashikawa S, Yasuda K. Natural killer cell activities of synbiotic Lactobacillus casei ssp. casei in conjunction with dextran. Clin Exp Immunol. 2006;143:103–9.

39. Petrof EO, Kojima K, Ropeleski MJ, Musch MW, Tao Y, De Simone C, et al. Probiotics inhibit nuclear factor-kappaB and induce heat shock proteins in colonic epithelial cells

through proteasome inhibition. Gastroenterology. 2004;127:1474–87.

40. Di Marzio L, Russo FP, D'Alo S, Biordi L, Ulisse S, Amico-sante S, et al. Apoptotic effects of selected strains of lactic acid bacteria on a human T leukemia cell line are associated with bacterial arginine deiminase and/or sphingomyelinase activities. Nutr Cancer. 2001;40:185–96.

41. Maassen CB, van Holten-Neelen C, Balk F, den Bak-Glashouwer MJ, Leer RJ, Laman JD, et al. Strain- dependent induction of cytokine profiles in the gut by orally administered Lactobacillus strains. Vaccine. 2000;18:2613–23.

42. Morita H, He F, Fuse T, Ouwehand AC, Hashimoto H, Hosoda M, et al. Adhesion of lactic acid bacteria to caco-2 cells and their effect on cytokine secretion. Microbiol Immunol. 2002;46:293–7.

43. Ma D, Forsythe P, Bienenstock J. Live Lactobacillus reuteri is essential for the inhibitory effect on tumor necrosis factor alpha-induced interleukin-8 expression. Infect Immun. 2004;72:5308–14.

44. West CE, Jenmalm MC, Prescott SL. The gut microbiota and its role in the development of allergic disease: a wider perspective. Clin Exp Allergy. 2015;45(1):43–53.

45. Mack DR, Ahrne S, Hyde L, Wei S, Hollingsworth MA. Extra- cellular MUC3 mucin secretion follows adherence of Lactobacillus strains to intestinal epithelial cells in vitro. Gut. 2003;52:827–33.

46. Yan F, Polk DB. Probiotic bacterium prevents cytokine-induced apoptosis in intestinal epithelial cells. J Biol Chem. 2002;277:50959–65.

47. Servin AL. Antagonistic activities of lactobacilli and bifidobacteria against microbial pathogens. FEMS Microbiol Rev. 2004;28:405–40.

48. Collado MC, Surono IS, Meriluoto J, Salminen S. Potential probiotic characteristics of lactobacillus and enterococcus strains isolated from traditional dadih fermented milk against pathogen intestinal colonization. J Food Prot. 2007;70:700–5.

49. Sartor RB. Therapeutic manipulation of the enteric microflora in inflammatory bowel diseases: antibiotics, probiotics, and prebiotics. Gastroenterology. 2004;126(6):1620–33.

50. Shiba T, Aiba Y, Ishikawa H, Ushiyama A, Takagi A, Mine T, Koga Y. The suppressive effect of bifidobacteria on Bacteroides vulgatus, a putative pathogenic microbe in inflammatory bowel disease. Microbiol Immunol. 2003;47:371–8.

51. Kuhbacher T, Ott SJ, Helwig U, Mimura T, Rizzello F, Kleessen B, Gionchetti P, Blaut M, Campieri M, Folsch UR, Kamm MA, Schreiber S. Bacterial and fungal microbiota in relation to probiotic therapy (VSL#3) in pouchitis. Gut. 2006;55:833–41.

52. Ewaschuk JB, Walker JW, Diaz H, Madsen KL. Bioproduction of conjugated linoleic acid by probiotic bacteria occurs in vitro and in vivo in mice. J Nutr. 2006;136:1483–7.

53. Whelan K, Myers CE. Safety of probiotics in patients receiving nutritional support: a systematic review of case reports, randomized controlled trials, and nonrandomized trials. Am J Clin Nutr. 2010;91(3):687–703. doi:10.3945/ajcn.2009.28759.

54. Grimoud J, Durand H, de Souza S, Monsan P, Ouarné F, Theodorou V, Roques C. In vitro screening of probiotics and synbiotics according to anti-inflammatory and anti-proliferative effects. Int J Food Microbiol. 2010;144(1):42–50.

55. Benjamin JL, Hedin CR, Koutsoumpas A, et al. Randomised, double-blind, placebo-controlled trial of fructo-oligosaccharides in active Crohn's disease. Gut. 2011;60(7):923–9.

56. Hafer A, Krämer S, Duncker S, Krüger M, Manns MP, Bischoff SC. Effect of oral lactulose on clinical and immunohistochemical parameters in patients with inflammatory bowel disease: a pilot study. BMC Gastroenterol. 2007;7:36.

57. Gupta P, Andrew H, Kirschner BS, Guandalini S. Is lactobacillus GG helpful in children with Crohn's disease? Results of a preliminary, open-label study. J Pediatr Gastroenterol Nutr. 2000;31:453–7.

58. Fujimori S, Tatsuguchi A, Gudis K, et al. High dose probiotic and prebiotic cotherapy for remission induction of active Crohn's disease. J Gastroenterol Hepatol. 2007;22:1199–204.

59. Schultz M, Timmer A, Herfarth HH, et al. Lactobacillus gg in inducing and maintaining remission of Crohn's disease. BMC Gastroenterol. 2004;4:5.

60. Bousvaros A, Guandalini S, Baldassano RN, et al. A randomized, double-blind trial of lactoba-

cillus gg versus placebo in addition to standard maintenance therapy for children with Crohn's disease. Inflamm Bowel Dis. 2005;11:833–9.

61. Rolfe VE, Fortun PJ, Hawkey CJ, Bath-Hextall F. Probiotics for maintenance of remission in Crohn's disease. Cochrane Database Syst Rev 2006;CD004826.

62. Rahimi R, Nikfar S, Rahimi F, et al. A meta-analysis on the efficacy of probiotics for maintenance of remission and prevention of clinical and endoscopic relapse in Crohn's disease. Dig Dis Sci. 2008;53:2524–31.

63. Plein K, Hotz J. Therapeutic effects of Saccharomyces boulardii on mild residual symptoms in a stable phase of Crohn's disease with special respect to chronic diarrhea—a pilot study. Z Gastroenterol. 1993;31(2):129–34.

64. Guslandi M, Mezzi G, Sorghi M, Testoni PA. Saccharomyces boulardii in maintenance treatment of Crohn's disease. Dig Dis Sci. 2000;45(7):1462–4.

65. Garcia Vilela E, De Lourdes De Abreu Ferrari M, Oswaldo Da Gama Torres H, et al. Influence of Saccharomyces boulardii on the intestinal permeability of patients with Crohn's disease in remission. Scand J Gastroenterol. 2008;43(7):842–8.

66. Bourreille A, Cadiot G, Le Dreau G, FLORABEST Study Group, et al. Saccharomyces boulardii does not prevent relapse of Crohn's disease. Clin Gastroenterol Hepatol. 2013;11(8):982–7.

67. Malchow HA. Crohn's disease and Escherichia coli: a new approach to therapy to maintain remission of colonic Crohn's disease. J Clin Gastroenterol. 1997;25:653–8.

68. Marteau P, Lemann M, Seksik P, et al. Ineffectiveness of lactobacillus johnsonii la1 for prophylaxis of postoperative recurrence in Crohn's disease: a randomised, double blind, placebo controlled GETAID trial. Gut. 2006;55:842–7.

69. Van Gossum A, Dewit O, Louis E, et al. Multicenter randomized controlled clinical trial of probiotics (lactobacillus johnsonii, la1) on early endoscopic recurrence of Crohn's disease after lleo-caecal resection. Inflamm Bowel Dis. 2007;13:135–42.

70. Lindsay JO, Whelan K, Stagg AJ, Gobin P, Al-Hassi HO, Rayment N, Kamm MA, Knight SC, Forbes A. Clinical, microbiological, and immunological effects of fructo-oligosaccharide in patients with Crohn's disease. Gut. 2006;55:348–55.

71. Steed H, Macfarlane GT, Blackett KL, et al. Clinical trial: the microbiological and immunological effects of synbiotic consumption—a randomized double-blind placebo-controlled study in active Crohn's disease. Aliment Pharmacol Ther. 2010;32(7):872–83.

72. Rutgeerts P, D'Haens G, Baert F, et al. Randomized placebo controlled trial of pro and prebiotics (synbiotics cocktail) for maintenance of infliximab induced remission of luminal Crohn's disease. Gastroenterology. 2004;126:A467.

73. Ghouri YA, Richards DM, Rahimi EF, Krill JT, Jelinek KA, DuPont AW. Systematic review of randomized controlled trials of probiotics, prebiotics, and synbiotics in inflammatory bowel disease. Clin Exp Gastroenterol. 2014;7:473–87.

74. Bamba T, Kanauchi O, Andoh A, Fujiyama Y. A new prebiotic from germinated barley for nutraceutical treatment of ulcerative colitis. J Gastroenterol Hepatol. 2002;17(8):818–24.

75. Kanauchi O, Suga T, Tochihara M, et al. Treatment of ulcerative colitis by feeding with germinated barley foodstuff: first report of a multicenter open control trial. J Gastroenterol. 2002;37(14):67–72.

76. Hallert C, Kaldma M, Petersson BG. Ispaghula husk may relieve gastrointestinal symptoms in ulcerative colitis in remission. Scand J Gastroenterol. 1991;26(7):747–50.

77. Casellas F, Borruel N, Torrej A, et al. Oral oligofructose enriched inulin supplementation in acute ulcerative colitis is well tolerated and associated with lowered faecal calprotectin. Aliment Pharmacol Ther. 2007;25(9):1061–7.

78. Mallon P, McKay D, Kirk S, Gardiner K. Probiotics for induction of remission in ulcerative colitis. Cochrane Database Syst Rev 2007;(4):CD005573

79. Sood A, Midha V, Makharia GK, et al. The probiotic preparation, VSL#3 induces remission in patients with mild-to-moderately active ulcerative colitis. Clin Gastroenterol Hepatol. 2009;7(11):1202–9.

80. Tursi A, Brandimarte G, Papa A, et al. Treatment of relapsing mild-to-moderate ulcerative colitis with the probiotic VSL#3 as adjunctive to a standard pharmaceutical treatment: a dou-

ble-blind, randomized, placebo-controlled study. Am J Gastroenterol. 2010;105(10):2218–27.

81. Miele E, Pascarella F, Giannetti E, et al. Effect of a probiotic preparation (vsl#3) on induction and maintenance of remission in children with ulcerative colitis. Am J Gastroenterol. 2009;104:437–43.

82. Kato K, Mizuno S, Umesaki Y, et al. Randomized placebo-controlled trial assessing the effect of bifidobacteria-fermented milk on active ulcerative colitis. Aliment Pharmacol Ther. 2004;20(10):1133–41.

83. Petersen A, Mirsepasi H, Halkjaer S, et al. Ciprofloxacin and probiotic Escherichia coli Nissle add-on treatment in active ulcerative colitis: a double blind randomized placebo controlled clinical trial. J Crohns Colitis. 2014;8(11):1498–505.

84. Matthes H, Krummenerl T, Giensch M, Wolff C, Schulze J. Clinical trial: probiotic treatment of acute distal ulcerative colitis with rectally administered Escherichia coli Nissle 1917 (EcN). BMC Complement Altern Med. 2010;10:13.

85. Oliva S, Di Nardo G, Ferrari F, et al. Randomised clinical trial: the effectiveness of Lactobacillus reuteri ATCC 55730 rectal enema in children with active distal ulcerative colitis. Aliment Pharmacol Ther. 2012;35(3):327–34.

86. Zigra PI, Maipa VE, Alamanos YP. Probiotics and remission of ulcerative colitis: a systematic review. Neth J Med. 2007;65:411–8.

87. Shanahan F, Collins SM. Pharmabiotic manipulation of the microbiota in gastrointestinal disorders, from rationale to reality. Gastroenterol Clin North Am. 2010;39:721–6.

88. Wildt S, Nordgaard I, Hansen U, Brockmann E, Rumessen JJ. A randomised double-blind placebo-controlled trial with Lactobacillus acidophilus La-5 and Bifidobacterium animalis subsp. lactis BB-12 for maintenance of remission in ulcerative colitis. J Crohns Colitis. 2011;5(2):115–21. doi:10.1016/j.crohns.2010.11.004.

89. Kruis W, Schutz E, Fric P, et al. Double-blind comparison of an oral escherichia coli preparation and mesalazine in maintaining remission of ulcerative colitis. Aliment Pharmacol Ther. 1997;11:853–8.

90. Rembacken BJ, Snelling AM, Hawkey PM, Chalmers DM, Axon AT. Non-pathogenic escherichia coli versus mesalazine for the treatment of ulcerative colitis: a randomised trial. Lancet. 1999;354:635–9.

91. Kruis W, Fric P, Pokrotnieks J, et al. Maintaining remission of ulcerative colitis with the probiotic escherichia coli nissle 1917 is as effective as with standard mesalazine. Gut. 2004;53:1617–23.

92. Zocco MA, dal Verme LZ, Cremonini F, et al. Efficacy of Lactobacillus GG in maintaining remission of ulcerative colitis. Aliment Pharmacol Ther. 2006;23(11):1567–74.

93. Huynh HQ, deBruyn J, Guan L, et al. Probiotic preparation vsl#3 induces remission in children with mild to moderate acute ulcerative colitis: a pilot study. Inflamm Bowel Dis. 2009;15:760–8.

94. Naidoo K, Gordon M, Fagbemi AO, Thomas AG, Akobeng AK. Probiotics for maintenance of remission in ulcerative colitis. Cochrane Database Syst Rev. 2011;12:CD007443

95. Furrie E, Macfarlane S, Kennedy A, Cummings JH, Walsh SV, O'Neil A, Macfarlane GT. Synbiotic therapy (Bifidobacterium longum/Synergy 1) initiates resolution of inflammation in patients with active ulcerative colitis: a randomised controlled pilot trial. Gut. 2005;54:242–9.

96. Fujimori S, Gudis K, Mitsui K, et al. A randomized controlled trial on the efficacy of synbiotic versus probiotic or prebiotic treatment to improve the quality of life in patients with ulcerative colitis. Nutrition. 2009;25(5):520–5.

97. Matts SG. The value of rectal biopsy in the diagnosis of ulcerative colitis. Q J Med. 1961;30:393–407.

98. Ishikawa H, Matsumoto S, Ohashi Y, et al. Beneficial effects of probiotic bifidobacterium and galacto-oligosaccharide in patients with ulcerative colitis: a randomized controlled study. Digestion. 2011;84(2):128–33.

99. Sandborn WJ. Pouchitis following ileal pouch-anal anastomosis: definition, pathogenesis, and treatment. Gastroenterology. 1994;107:1856–60.

100. Calabrese C, Fabbri A, Gionchetti P, et al. Controlled study using wireless capsule endoscopy for the evaluation of the small intestine in chronic refractory pouchitis. Aliment Pharmacol Ther. 2007;25(11):1311–6.
101. Kuisma J, Mentula S, Jarvinen H, Kahri A, Saxelin M, Farkkila M. Effect of Lactobacillus rhamnosus GG on ileal pouch inflammation and microbial flora. Aliment Pharmacol Ther. 2003;17(4):509–15.
102. Gionchetti P, Rizzello F, Venturi A, et al. Oral bacteriotherapy as maintenance treatment in patients with chronic pouchitis: a double-blind, placebo-controlled trial. Gastroenterology. 2000;119(2):305–9.
103. Gionchetti P, Rizzello F, Helwig U, et al. Prophylaxis of pouchitis onset with probiotic therapy: a double-blind, placebo-controlled trial. Gastroenterology. 2003;124(5):1202–9.
104. Mimura T, Rizzello F, Helwig U, et al. Once daily high dose probiotic therapy (VSL#3) for maintaining remission in recurrent or refractory pouchitis. Gut. 2004;53(1):108–14.
105. Pronio A, Montesani C, Butteroni C, et al. Probiotic administration in patients with ileal pouch-anal anastomosis for ulcerative colitis is associated with expansion of mucosal regulatory cells. Inflamm Bowel Dis. 2008;14(5):662–8.
106. Veerappan GR, Betteridge J, Young PE. Probiotics for the treatment of inflammatory bowel disease. Curr Gastroenterol Rep. 2012;14:324–33.
107. McLaughlin SD, Walker AW, Churcher C, et al. The bacteriology of pouchitis: a molecular phylogenetic analysis using 16S rRNA gene cloning and sequencing. Ann Surg. 2010;252:90–8.
108. Welters CFM, Heineman E, Thunnissen FBJM, van den Bogaard AEJM, Soeters PB, Baeten CGMI. Effect of dietary inulin supplementation on inflammation of pouch mucosa in patients with an ileal pouch-anal anastomosis. Dis Colon Rectum. 2002;45:621–7.
109. Guenther K, Straube E, Pfister W, et al. Severe sepsis after probiotic treatment with Escherichia coli NISSLE 1917. Pediatr Infect Dis J. 2010;29:188–9.

第四部分
炎症性肠病中复杂的营养问题

第9章
TPN 与 IBD：适应证、远期疗效及并发症

引言

肠衰竭（intestinal failure,IF）的患者无法通过常规饮食维持蛋白质、能量、电解质、液体及微量元素的平衡。全肠外营养（total parenteral nutrition,TPN）可经中心静脉为无法进食的患者快速补充高渗的营养液，对维持危重症患者的生命起着重要作用。考虑到 IBD 患者很可能合并肠道损伤和功能失调，一些 IBD 患者由于广泛小肠损伤和狭窄等将需要给予 TPN 治疗。IBD 患者多有广泛小肠手术病史，伴随黏膜吸收表面的减少。总体而言，狭窄性疾病和肠道手术操作代表了 IBD 患者需要肠外营养支持最常见的两大并发症。TPN 还可用于围术期的营养支持，为需要手术的营养不良患者提供营养支持。已经证实 TPN 可以改善术后结局，并促进患者对食物建立耐受。旨在促进肠道康复的 TPN 及一些新药的出现，表明了近年来在管理 IBD 合并肠衰竭和短肠综合征（short bowel syndrome,SBS）患者中的巨大进步。在以下章节我们将回顾 TPN 在IBD 患者管理中的历程。

背景

TPN 和家庭静脉输液支持的发展

静脉营养和液体支持的概念可以追溯至 17 世纪,Christopher Wren 和 Robert Boyle 爵士通过对动物注射油和红酒等多种物质进行实验。随后,Wilkinson 于 1963 年向一个濒死的霍乱患者静脉注射了电解质盐溶液,Lawson 于 1965 年提出了 TPN 的概念。Dudrick,Willmore 和 Vars 提出单纯肠外静脉营养支持的概念,他们研究发现从中心静脉连续输入高渗葡萄糖和氨基酸可提供足够的热量,确保比格幼犬和婴儿得到充足的营养并维持生长[1]。

通过上述早期研究,TPN 已逐渐成为向胃肠道功能障碍或无法通过胃肠道获得充足营养的患者提供静脉营养的既定方式。肠道康复专业医生数量的增加,提供肠外营养作为家庭输液治疗的专业药房增加,行中心静脉导管操作的患者增加,且患者获得更好的家庭护理的专业知识,都反映了 TPN 成功应用于临床。在 1989—1992 年的美国,行家庭肠外营养（HPN）的比例是 1.2‰,换而言之,1997 年美国有 40 000 患者进行家庭肠外营养（home parenteral nutrition,HPN）[2]。

TPN：管理的基本原则

TPN 的常规使用涉及一些重要的护理与维护问题,包括中心静脉导管、可提供营养制剂的专业药房及护理支持。

TPN 通过中心静脉而非外周静脉向机体提供营养这一点至关重要,因为高渗液体将引起外周静脉炎。中心静脉预计流速为

$1000cm^3/h$,是外周静脉流速的10倍。

锁骨下静脉是中心静脉置管最理想的静脉,此处感染率最低。目前,推荐超声引导下置管来预防静脉穿刺的相关并发症。当使用TPN的时间较长时,首选更持久的深静脉。在TPN管理中需要使用稳定的深静脉通道,包括放置在肱静脉的经皮静脉中心静脉导管(percutaneous venous central catheters,PICC)和锁骨下静脉中央导管,选择套袖式静脉导管(如Hickman,Broviac,Hohn,Groshong导管等)和植入式端口(如Infusaport,Mediport)均可预防感染。静脉通路的选择取决于多种因素,包括患者的偏好、IBD的并发症和使用导管的频率和必要性。例如,TPN长期使用选择隧道导管或PICC,然而间断使用最好通过皮下端口。许多IBD患者存在造口,使TPN的管理复杂化,造口使腹壁的细菌感染的可能性增加,最好将静脉管道选择在造口部位的对侧。若锁骨下静脉因静脉损伤而无法使用,还可选用颈内静脉、股静脉和腰骶静脉。

TPN营养液多由三合一或二合一溶液配制而成。三合一溶液指含有蛋白、碳水化合物和脂质的混合物,而二合一溶液只含氨基酸和碳水化合物。当静脉输入脂肪乳剂的量超过3g/(kg·d)时,肝功能不全的发生率很高,这是长期TPN营养支持需要多种营养液的重要原因之一。尽管二合一溶液可预防脂质对肝脏的远期损伤,但机体需要吸收足够的脂肪来预防必需脂肪酸缺乏症。

TPN的管理需要药理学的相关知识来确定营养液的最佳的pH和浓度。这些药理学知识对于预防医源性肺栓塞至关重要。为预防医源性肺栓塞,美国食品药品监督管理局(Food and Drug Administration,FDA)要求三合一溶液过滤器孔径为$1.2\mu m$,二合一溶液过滤器孔径为$0.22\mu m$。

IBD 患者应用 TPN 的指征:概述

IBD包括CD和UC。重度营养不良就是IBD患者进行TPN治疗的主要指征。营养不良往往在CD累及小肠后出现,然而UC的炎症往往局限于结肠,小肠受累很少见。在过去几十年里,营养不良通常在成人CD中出现,临床表现为实际体重较理想体重低10%。最近的研究结果表明低于理想体重的CD患者实际上非常少,且大部分CD患者会高于其理想体重[3]。在儿童IBD患者中,2/3的住院CD患者在初始治疗之前会有低蛋白血症、贫血和负氮平衡。除了体重减轻和蛋白质能量营养不良,维生素和微量元素的缺乏也是活动性IBD的特点之一[4]。

对于IBD导致的营养不良,有多种不同的机制,包括严重的肠道疾病损伤黏膜营养吸收功能,大范围手术切除使吸收营养的肠道变短,厌食症、餐后腹痛及肠腔狭窄造成厌食,间歇性部分梗阻和细菌过度繁殖。对消化道损伤而不能维持营养需要的患者,TPN作为IBD患者管理的重要方式,既可以防止营养不良、恢复营养平衡,又可以预防营养不良的远期并发症。

考虑使用TPN时应权衡利弊。具体而言,TPN的弊端包括成本高,存在潜在并发症和不良反应,这包括血栓形成、静脉通路中断和感染,大部分与中心静脉导管相关。IBD的患者合理使用TPN要遵循严格的指征,例如,严重营养不良的患者不能在短期内通过肠内方式纠正。TPN使用指南由美国肠外和肠内营养学会(American Society for Parenteral and Enteral Nutrition,ASPEN)制定(表9.1)。

表 9.1 IBD 患者使用 TPN 的指南及证据质量

TPN 和 CD
A 类
肠外营养不是 CD 肠道病变的主要治疗方法

　　　　　　　　　　　　　　　　　续表

TPN 和 CD
B 类
CD 患者伴以下情况建议 TPN 治疗:
营养不良
● 有营养不良风险
● 经口摄取不足或存在误吸的风险
● 肠道无功能或功能低下或肠道穿孔
● 肠道阻塞、短肠综合征、造口高排量、肠外瘘
微量元素或维生素的缺乏应适当给予补充

TPN 和 UC
B 类
在 UC 患者中只有营养不良或术前术后有不能耐受食物或肠内营养等营养不良高危因素时才应用 TPN
在急性炎症期应用 TPN 使肠道休息没有疗效

　　A 类是基于良好的研究证据给出的建议
　　B 类是基于一般的研究证据给出的建议

　　因此,TPN 主要用于无法进行肠内营养的患者。IBD 管理中应用 TPN 的常见指征如下:

　　1. 肠内营养效果不佳。

　　2. IBD 伴营养不良患者围手术期及术后提供营养支持。

　　3. CD 多处肠段切除后导致的 SBS。

　　4. 最大剂量药物治疗无反应的患者及尽量避免手术的患者。

　　5. 生长迟缓的营养不良的 IBD 患者。

　　6. 合并肠瘘。

　　7. 肠内营养禁忌。

　　8. 临床表现提示小肠梗阻。

IBD 患者应用 TPN 的特殊指征

SBS 的支持疗法与维持生命治疗

　　SBS 是指胃肠道由于先天缺失或后天损伤而无法维持营养和吸收功能的一种综合征。SBS 多见于小肠缺损 2/3 及以上的患者。然而,切除长度、SBS 发生和肠道衰竭之间的关系在不同患者之间差异较大,通常取决于年龄、个体的健康状况、肠切除术后的时间长短(即单次大范围肠切除术多年后 SBS 发病率较多次小范围肠切除术高)、保留的解剖肠段、肠运动模式,以及个体肠道适应的能力。一般而言,患肿瘤和血管损伤的老年人和单次大范围切除小肠长度的患者并发 SBS 的风险最高。多发肠段切除的年轻 CD 患者发生 SBS 的风险较高。从以往经验来看,高达 16% 的 SBS 是由 CD 患者肠道切除术后发展而来的[5]。

SBS 可以导致:

　　　　吸收表面积减少;

　　　　特定部位的转运过程受损;

　　　　特定部位的内分泌细胞和胃肠道激素的缺失;

　　　　回盲瓣缺失。

　　广泛肠切除术的主要并发症是吸收表面积的减少,但肠道的适应性和代偿功能使大部分患者可以适应这种情况。一些适应性差的患者会出现慢性腹泻和脱水。对获得性 SBS 的患者,需要详细评估其饮食史,从而确定相关食物和液体对粪便量的影响。肠道康复的主要目标是通过调整饮食,最大限度地提高对营养物质的吸收率,同时最大限度地降低吸收不良,且 SBS 及慢性脱水患者通常需要大量补充碳水化合物和水,以尽量避免后续行肠外营养支持。SBS 早期生理学强调关注液体平衡,其近期、远期发病率和死亡率可能与液体丢失、电解质失衡和急性、慢性脱水有很大的关联。SBS 患者腹泻的原因是具有吸收功能的小肠大面积缺失,导致循环系统中的液体被分泌到胃肠道后不能被重吸收,引起腹泻。SBS 导致电解质和水的吸收障碍而导致大量腹泻、低钠血症和低钾血症[6]。这些患者需要精心的管理和适当的营养支持,尤其是在行肠外营养的情况下。有效控制 SBS 可明显影响患者每日饮食摄入量和大便排出量,并且可为严重腹泻时需要静脉营养支持的患者提供早期的指导。对口服补液和饮食调整效果不佳的患者可能需要每日静脉输液支持或行TPN 治疗。以下情况则需要永久性肠外营养支持:肠道长度 <120cm+ 结肠不连续;肠道长度 <60cm+ 结肠连续[7]。TPN 用于家庭治疗,不仅避免了长时间的住院治疗,也延缓了手术治疗的时间[8]。

容量和热量替代治疗

TPN 可通过中心静脉或 PICC 进行,首选中心静脉。经 TPN 为患者提供的营养物质包括糖、蛋白质、脂肪、维生素、电解质和微量元素。锁骨下静脉是深静脉置管的常用部位。在行 TPN 的最初几天,根据患者脱水状态,调整输液速度为 30~40ml/(kg·d)[9]。营养良好的成年患者应通过中心静脉接受 25~30kcal/(kg·d),营养不良患者则根据情况适当调整。对于术后患者,则需要 35~45kcal/(kg·d)。TPN 组成见表 9.2。

肠外营养中的氨基酸用于维持氮平衡,TPN 中蛋白质的量为 0.8~1.5g/(kg·d)。一些罕见情况如 IBD 导致蛋白丢失,可以考虑更大剂量补充氨基酸[如 2.0g/(kg·d)]。术后基础代谢率增加的患者(如广泛黏膜溃疡)比营养良好的患者需要经 TPN 补充更多的氨基酸。TPN 中的氨基酸主要是谷氨酰胺,是维持肠道健康的关键氨基酸[10]。TPN 疗法的其他成分包括高浓度的葡萄糖,是热量的重要来源,且价格实惠。

表 9.2 TPN 的组成

营养成分	容量	热量	补充量	功能
氨基酸	1000	340	85g,营养良好	维持氮平衡
			125g,高代谢状态	
葡萄糖	1000	340	100g,根据血糖浓度调整	热量的重要来源
脂肪	500	550	50%~70% 亚油酸	脂肪酸的重要来源
			5%~10% 亚麻酸	
谷氨酰胺补充			0.3~0.5g/(kg·d)	肠营养作用,减少白介素 -6 产生
微量元素和维生素			5ml/d	人体酶功能的组成部分及用于 DNA 的合成

TPN 联合替度鲁肽

替度鲁肽(Teduglutide)是胰高血糖素样肽 2(GLP-2)类似物,其功能是促进肠道适应,恢复肠道完整性,从而降低 SBS 患者对 TPN 的需求。它是一种经皮下给药的合成蛋白,与天然 GLP-2 类似物不同,N 端的第 2 位由甘氨酸代替丙氨酸。这种替代使其具有抗二肽基肽酶 -4 的功能,从而将替度鲁肽的半衰期由 60~90 分钟增加至 180~330 分钟[11]。研究显示,替度鲁肽可以通过促进肠营养和促吸收作用增强肠道功能和结构完整性[12]。反复给药可刺激肠上皮隐窝细胞生长并减少细胞凋亡,导致绒毛高度、血浆瓜氨酸浓度和净体重增加。替度鲁肽治疗 SBS 可能还通过减少胃酸分泌,延缓胃排空和刺激肠道血流量,从而增强肠道屏障功能,改善液体和营养吸收[13]。关键性试验结果显示,替度鲁肽对依赖 TPN 的 CD 患者有效,且患者耐受性良好。另一项研究显示在没有进行 TPN 治疗的 CD 患者中,使用替度鲁肽后,44% 的患者疾病活动度有所改善[14]。

首选治疗：重度 CD 患者的肠道休息

CD 患者首选的药物治疗包括诱导缓解治疗的类固醇和(或)抗 TNF 生物制剂,以及维持缓解治疗的免疫调节剂和生物制剂(抗肿瘤坏死因子和 α4 整合素抑制剂)。氨基水杨酸和抗生素的应用仅限于特定患者使用,但未能证实免疫抑制剂和生物制剂疗法的优越性。尽管可供选择的治疗方案有所增加,仍有部分患者对这些疗法无反应。药物难治性 CD 可考虑手术干预,但大肠、小肠均有炎症时则不保证能达到临床缓解。CD 复发后通常需行小肠切除,这会增加药物治疗失败的患者发生 SBS 的概率[15]。在这些非常罕见但也十分严重的 CD 患者中,TPN 带来的肠道休息可以使 77% 的患者达到临床缓解。TPN/ 肠道休息治疗的具体机制尚不清楚,相关假说包括减少肠道菌群、减少肠道激素的分泌、减少自主神经刺激并简单地停止消化过程。在肠外瘘中,停止经口进食会导致消化液的分泌减少(胰酶和胆汁),消化液流向瘘口,导致伤口进一步损伤并阻碍其愈合。维持 NPO 状态可以使肠外瘘自发性闭合,在局部小肠梗阻的情况下,维持 NPO 状态可以减轻腹痛。因此,TPN 和肠道休息可以促进 CD 的症状缓解(如腹泻、腹痛和腹部肿块),同时也可以提高患者生活质量,增加体重[16]。研究者试图去确认肠外营养在 CD 患者治疗管理中的优势,而这种尝试却因患者的异质性大而面临挑战。多伦多大学(University of Toronto)的 Greenberg 和同事进行了一项多中心前瞻性对照试验,TPN 带来的肠道休息并没有比肠内营养更有优势。此外,许多研究结果一致显示肠外营养和肠道休息对透壁性病变、结肠受累或

UC 的缓解率较低。从 20 世纪 80 年代开始,关于应用肠道休息治疗 CD 的疗效一直备受争议,肠道休息并未让广大患者获益。

肠外营养并发症

尽管 TPN 在营养不良和无法经口进食的患者中疗效不错,但会出现一些并发症。TPN 并发症涉及胃肠道、感染、代谢、血管、胆道及机械性等多个方面,这些都可能增加患者的死亡风险(表 9.3)。

表 9.3　肠外营养的并发症

1. 机械性 / 血管性
导管错位——器官损害
栓塞
血栓形成
非血栓性闭塞
血栓性静脉炎
2. 感染
导管相关血流感染(CRBSI)
败血症
3. 代谢
液体失衡
电解质 / 矿物质失衡
酸碱失衡
葡萄糖不耐受
代谢性骨病
再灌注综合征
4. 胆道
胆汁淤积
胆管炎
胆囊炎
胆汁淤积性肝功能障碍
胆石症
5. 营养
微量元素缺乏症

续表

维生素缺乏症

营养不良导致免疫抑制

脂肪酸缺乏症

6. 胃肠道

动物研究发现绒毛萎缩

机械性并发症

肠外营养需要中心或外周的静脉通道。通过锁骨下静脉、颈内静脉或股静脉插管经上、下腔静脉达到中心静脉。外周静脉通道无法保证充足的容量允许高渗性的 TPN 营养液通过。插管是否成功取决于置管的部位和操作者的经验。机械性并发症与导管本身有关,并发症包括导管错位、血栓形成、置管后异位。

导管错位:导管放置错位可能引起严重的并发症,如气胸、血管损伤导致的血胸、臂丛神经损伤,甚至心律失常[17]。错位、动脉穿刺、皮下血肿是导管错位的其他可能的并发症[18]。

血栓性静脉炎 / 静脉血栓形成:静脉导管可引起内皮损伤和血管炎,进而导致静脉内层破裂、血栓形成、纤维蛋白沿导管外层聚积[19],可导致心内血栓形成和肺栓塞等严重后果。静脉血栓可导致颈静脉怒张,面部和同侧手臂肿胀,最终发展为上腔静脉综合征[20]。

非血栓性闭塞:由于 TPN 各组分的沉淀,血管腔可能发生非血栓性闭塞[21]。非血栓性闭塞和血栓性闭塞难以区分。

静脉通路中断:长期的 TPN 治疗使患者容易发生中心静脉狭窄或血栓形成。反复使用静脉通路可引起静脉衰竭[22]。

空气栓塞:罕见但十分严重的并发症,在进行 TPN 时空气进入导管后可发生,必须密切监测[23]。

感染性并发症

它是肠外营养治疗中第二常见的并发症。多种途径可以引起感染性并发症。微生物经导管进入机体是导致感染的重要途径,而通过肠外营养溶液感染则不太常见。

导管相关血流感染(catheter related blood flow infection,CRBSI)和导管相关菌血症的特点是外周血培养阳性和留置导管培养阳性,且病原菌均为同一微生物,并排除其他已知的感染源[24]。导管插入部位炎症和脓液的存在表明有感染,培养阳性的标准是导管近端定量培养 >1000 拷贝数或半定量培养插入部位取材 >15 拷贝数[25](表 9.4)。

表 9.4   广谱致病微生物

革兰氏阳性菌

金黄色葡萄球菌

粪肠球菌

草绿色链球菌

消化链球菌

短小棒状杆菌

革兰氏阴性菌

大肠杆菌

铜绿假单胞菌

肺炎克雷伯菌

阴沟肠杆菌

真菌

白色念珠菌

光滑假丝酵母

季也蒙假丝酵母

分枝杆菌

鸟分枝杆菌

龟分枝杆菌

偶发分枝杆菌

关于避免感染后不得不拔出导管的措施已经在不断尝试。向导管灌注足量的高浓度抗生素溶液在治疗感染性并发症中发挥一定作用，最常见的是表皮葡萄球菌。从血培养的药敏试验确定敏感的抗生素是首选策略，如万古霉素。已有使用阿米卡星、亚胺培南、氨基糖苷类、两性霉素等抗生素成功治疗污染导管的病例报告，而大多数革兰氏阴性菌和真菌感染需要拔除导管才能控制感染[26]。

代谢并发症

TPN 治疗的早期并发症包括水肿、高血糖、低钾血症、低磷血症、低镁血症、再灌注综合征、低氯性酸中毒等。

高血糖 / 糖耐量异常：最初的高血糖由 TPN 和钾的输注引起，在此过程中必须密切监测患者血糖变化。铬是一种重要的微量元素，长期行 TPN 的患者会出现铬缺乏。已证实铬在糖耐量异常、妊娠期糖尿病和 2 型糖尿病中发挥重要作用。研究表明每日补充 200μg 铬可以改善轻度糖耐量异常患者的糖化血红蛋白浓度[27]。

再灌注综合征：接受 TPN 的营养不良患者患再灌注综合征的风险增加[28]。再灌注综合征是指对严重能量不足的患者（至少 5 天）补充营养后，水和电解质发生的显著变化，这种细胞内电解质的急剧变化是由激素和代谢引起的，可能会引起心律失常、精神异常、昏迷、癫痫发作和心脏衰竭等严重临床后果。再灌注标志性的电解质异常是低钾血症，其原因是高血糖诱导胰岛素分泌，导致细胞外钾进入细胞内。胰岛素也促进蛋白质、糖原和脂肪的合成，导致细胞迅速吸收镁、钾和硫胺素，从而导致细胞外上述营养素不足。硫胺素（维生素 B_1）是碳水化合物代谢中的重要辅酶，其快速丢失可以导致 Wernicke 脑病（眼畸形、共济失调、精神异常、低体温、昏迷）或 Korsakoff 综合征（逆行和顺行性遗忘、虚构）[29]。因此，在肠外营养初期制订的 TPN 配方需要添加维生素 B_1、钾、镁、磷，预防再灌注综合征。同时，需要密切监测这些电解质水平，以预防再灌注综合征。

液体 / 电解质紊乱：液体过量是 TPN 常见的副作用，轻则脚踝水肿，重则表现为肺充血。密切监测液体入量和尿量在 TPN 治疗过程中是非常重要的，尤其应特别注意肾病和孕妇患者的体液和电解质平衡[30]（表 9.5）。

表 9.5　TPN 过程中的电解质紊乱[30~32]

问题	症状	治疗
高钾血症	恶心、心率慢、谵妄、躁动、腹泻、腹胀	TPN 溶液中不添加钾，直至明确高钾的病因。如果严重，用碳酸氢盐、葡萄糖、胰岛素和钙降钾
低钾血症	乏力、萎靡不振、鱼嘴呼吸、心动过速、心律失常	定期监测血钾浓度，调整 TPN 中钾输注的速度
高血糖高渗状态	高血糖、酮体缺乏，如不及时治疗昏迷可迅速进展至死亡	停止输注高渗溶液和水合大量低渗溶液，静注胰岛素并仔细监测，及时纠正电解质紊乱
低镁血症	幻觉、眩晕、肠梗阻和腱反射亢进	TPN 溶液中额外添加硫酸镁
高钙血症	极度口渴，排尿增多	治疗基于血钙水平 轻度，<12mg/dl：补水 中度，12~14mg/dl：补水和磷酸盐 重度，>14mg/dl：静脉补充生理盐水、降钙素和磷酸盐

续表

问题	症状	治疗
低钙血症	感觉异常、低钙击面征阳性、手足搐搦	每日 TPN 溶液补钙
高镁血症	头痛、腱反射消失、低血钙	镁置换
高磷血症	反射亢进、手足痉挛	限制磷酸盐摄入、磷酸盐树脂
低血糖	多汗、躁狂	输注葡萄糖
高镁血症	阻断神经肌肉传导、抑制心脏传导系统	速尿可增加其排泄 葡萄糖酸钙拮抗神经肌肉阻断作用
低磷血症	精神衰弱 嗜睡可能导致昏迷,也可能发生溶血性昏迷	基于血磷水平每日在 TPN 溶液中添加额外的磷酸盐

肝胆并发症

　　TPN 治疗时十分易于出现肝胆并发症(发生率为 25%~75%),在开始治疗的几天内就可以发生,这些肝胆并发症往往较轻且呈一过性。最严重的肝胆并发症是 TPN 相关的胆汁淤积(TPN associated cholestasis, TPNAC),这种潜在的致命疾病可以迅速进展为纤维化、肝硬化及门静脉高压症。TPNAC 与炎症活动相关,病例报道显示应用英利西单抗可以治疗 CD 患者胆汁淤积[33]。由于胆囊缺少胆囊收缩素的刺激,胆汁可导致非结石性胆囊炎。另外,与肝功能障碍发生相关的因素包括必需脂肪酸的缺乏、氨基酸比例失衡、肝内脂肪淤积、胆碱缺乏和肠内营养摄入不足[34]。

微量元素营养不良

　　在长期 TPN 治疗过程可以出现微量元素营养不良。长期 TPN 可以导致微量金属、脂肪酸和电解质的缺乏,引起一系列的症状。表 9.6 列举了 IBD 中常见的微量元素缺乏及其临床特点。

胃肠道并发症

　　已证实长期 TPN 可以导致实验性大鼠

表 9.6　微量营养素缺乏

营养元素	缺乏时的临床表现
维生素 A	夜盲症,皮肤、头发干燥
维生素 B_1	脚气、Wernicke-Korsakoff 综合征
维生素 C	贫血、牙龈出血、头发干燥、易瘀伤、流鼻血
维生素 D	肌肉无力、骨软化症、佝偻病
维生素 E	血小板聚集不良、溶血
铬	脱发、T 细胞紊乱、会阴肢端皮炎、血清碱性磷酸酶水平降低
硒	谷胱甘肽过氧化物酶水平降低、心肌炎、肌痛
钼	色盲、易激惹、心动过速
必需脂肪酸	皮炎、肌肤无光泽、三烯酸/四烯酸比例增加
锌	疱疹、痤疮、湿疹、脱发、口腔炎、影响饥饿感导致厌食、腹泻
胆碱	脂肪肝、出血性肾坏死

小肠绒毛萎缩。与啮齿动物不尽相同,人类胃肠道的研究显示 TPN 导致空肠绒毛显著减少[35]。依赖肠外营养患者的肠道免疫细胞的表达稳态细胞显著减少[36]。

TPN 的费用及生活质量

通过进行成本效益分析，发现肠外营养治疗可使患者免于住院，使得患者从 HPN 治疗中受益最多。基于全美数据，HPN 的费用是家庭肠内营养的 5 倍[2]。HPN 直接成本包括输液泵、管理包、导管敷料包和营养液。1992 年 HPN 医疗保险补贴估计约为每日 238~390 美元，或每年 86 000~140 000 美元。重要的是，这些费用不包括就医、查血、家庭护理支持或肠外营养并发症引起的住院费用。医疗保险支付 80%，剩下的 20% 由二次报销或患者自行支付[37]。在欧洲国家和加拿大，家庭肠外肠内营养的花费均由国家卫生部门提供[2]。为了取得最大效益，定期评估决定合适的肠外营养制剂、输液方案、肠道适应状态，且口服摄入营养元素是 HPN 患者的重要干预措施[38]。

Jeppesen 等人的研究发现 HPN 与改善疾病状态相关；HPN 患者较没有接受 HPN 的患者而言，IBD 问卷分数更低[39]。当患者从住院转为 HPN 时，生活质量有了显著的改善[40]。

结论

IBD 患者如出现了威胁生命的并发症（SBS、严重 / 难治性炎症），应合理使用 TPN。由于 TPN 很可能会导致并发症且费用较昂贵，故仅在肠内营养无效或存在禁忌证时才考虑肠外营养。由于缺乏确切证据证实 TPN 作为 IBD 的首选治疗有效，故其现在只作为辅助和支持治疗。目前，IBD 的更有效的治疗方案降低了对 TPN 作为急救方式的需求。未来还需进一步研究，研发可促进肠道适应的新药，从而降低严重 / 难治性 IBD 患者对 TPN 支持的需求。目前，由于药物和手术方式有限，除了多器官联合移植外，TPN 是挽救非常严重的 IBD 患者生命的最后一搏。

参考文献

1. Wilmore DW, Groff DB, Bishop HC, Dudrick SJ. Total parenteral nutrition in infants with catastrophic gastrointestinal anomalies. J Pediatr Surg. 1969;4(2):181–9.
2. Howard L, Ament M, Fleming CR, Shike M, Steiger E. Current use and clinical outcome of home parenteral and enteral nutrition therapies in the United States. Gastroenterology. 1995;109(2):355–65.
3. Seminerio JL, Koutroubakis IE, Ramos-Rivers C, Hashash JG, Dudekula A, Regueiro M, et al. Impact of obesity on the management and clinical course of patients with inflammatory bowel disease. Inflamm Bowel Dis. 2015.
4. Elson CO, Layden TJ, Nemchausky BA, Rosenberg JL, Rosenberg IH. An evaluation of total parenteral nutrition in the management of inflammatory bowel disease. Dig Dis Sci. 1980;25(1):42–8.
5. Thompson JS, DiBaise JK, Iyer KR, Yeats M, Sudan DL. Postoperative short bowel syndrome. J Am Coll Surg. 2005;201(1):85–9.
6. Andersson H, Bosaeus I, Brummer RJ, Fasth S, Hulten L, Magnusson O, et al. Nutritional and metabolic consequences of extensive bowel resection. Dig Dis. 1986;4(4):193–202.
7. Carbonnel F, Cosnes J, Chevret S, Beaugerie L, Ngo Y, Malafosse M, et al. The role of anatomic factors in nutritional autonomy after extensive small bowel resection. JPEN J Parenter Enteral Nutr. 1996;20(4):275–80.
8. Evans JP, Steinhart AH, Cohen Z, McLeod RS. Home total parenteral nutrition: an alternative to early surgery for complicated inflammatory bowel disease. J Gastrointest Surg. 2003;7(4):562–6.
9. Koretz RL, Lipman TO, Klein S, American GA. AGA technical review on parenteral nutrition.

Gastroenterology. 2001;121(4):970–1001.

10. Buchman AL. Glutamine for the gut: mystical properties or an ordinary amino acid? Curr Gastroenterol Rep. 1999;1(5):417–23.

11. Drucker DJ, Shi Q, Crivici A, Sumner-Smith M, Tavares W, Hill M, et al. Regulation of the biological activity of glucagon-like peptide 2 in vivo by dipeptidyl peptidase IV. Nat Biotechnol. 1997;15(7):673–7.

12. Jeppesen PB, Gilroy R, Pertkiewicz M, Allard JP, Messing B, O'Keefe SJ. Randomised placebo-controlled trial of teduglutide in reducing parenteral nutrition and/or intravenous fluid requirements in patients with short bowel syndrome. Gut. 2011;60(7):902–14.

13. Berg JK, Kim EH, Li B, Joelsson B, Youssef NN. A randomized, double-blind, placebo-controlled, multiple-dose, parallel-group clinical trial to assess the effects of teduglutide on gastric emptying of liquids in healthy subjects. BMC Gastroenterol. 2014;14:25.

14. Buchman AL, Katz S, Fang JC, Bernstein CN, Abou-Assi SG, Teduglutide Study Group. Teduglutide, a novel mucosally active analog of glucagon-like peptide-2 (GLP-2) for the treatment of moderate to severe Crohn's disease. Inflamm Bowel Dis. 2010;16(6):962–73.

15. Shivananda S, Hordijk ML, Pena AS, Mayberry JF. Crohn's disease: risk of recurrence and reoperation in a defined population. Gut. 1989;30(7):990–5.

16. Ostro MJ, Greenberg GR, Jeejeebhoy KN. Total parenteral nutrition and complete bowel rest in the management of Crohn's disease. JPEN J Parenter Enteral Nutr. 1985;9(3):280–7.

17. Wistbacka JO, Nuutinen LS. Catheter-related complications of total parenteral nutrition (TPN): a review. Acta Anaesthesiol Scand Suppl. 1985;82:84–8.

18. Eisen LA, Narasimhan M, Berger JS, Mayo PH, Rosen MJ, Schneider RF. Mechanical complications of central venous catheters. J Intensive Care Med. 2006;21(1):40–6.

19. Buchman AL, Misra S, Moukarzel A, Ament ME. Catheter thrombosis and superior/inferior vena cava syndrome are rare complications of long term parenteral nutrition. Clin Nutr. 1994;13(6):356–60.

20. Flinterman LE, Van Der Meer FJ, Rosendaal FR, Doggen CJ. Current perspective of venous thrombosis in the upper extremity. J Thromb Haemost. 2008;6(8):1262–6.

21. Werlin SL, Lausten T, Jessen S, Toy L, Norton A, Dallman L, et al. Treatment of central venous catheter occlusions with ethanol and hydrochloric acid. JPEN J Parenter Enteral Nutr. 1995;19(5):416–8.

22. Yaacob Y, Zakaria R, Mohammad Z, Ralib AR, Muda AS. The vanishing veins: difficult venous access in a patient requiring translumbar, transhepatic, and trans collateral central catheter insertion. Malays J Med Sci. 2011;18(4):98–102.

23. Bosonnet L. Total parenteral nutrition: how to reduce the risks. Nurs Times. 2002;98(22):40–3.

24. Reed CR, Sessler CN, Glauser FL, Phelan BA. Central venous catheter infections: concepts and controversies. Intensive Care Med. 1995;21(2):177–83.

25. Maki DG, Weise CE, Sarafin HW. A semiquantitative culture method for identifying intravenous-catheter-related infection. N Engl J Med. 1977;296(23):1305–9.

26. Mermel LA, Allon M, Bouza E, Craven DE, Flynn P, O'Grady NP, et al. Clinical practice guidelines for the diagnosis and management of intravascular catheter-related infection: 2009 update by the Infectious Diseases Society of America. Clin Infect Dis. 2009;49(1):1–45.

27. Anderson RA. Chromium, glucose intolerance and diabetes. J Am Coll Nutr. 1998;17(6):548–55.

28. Mehanna HM, Moledina J, Travis J. Refeeding syndrome: what it is, and how to prevent and treat it. BMJ. 2008;336(7659):1495–8.

29. Reuler JB, Girard DE, Cooney TG. Current concepts. Wernicke's encephalopathy. N Engl J Med. 1985;312(16):1035–9.

30. Montalvo-Jave EE, Zarraga JL, Sarr MG. Specific topics and complications of parenteral nutrition. Langenbecks Arch Surg. 2007;392(2):119–26.

31. Grzegorzewska I, Czarnecki A. The influence of electrolytes on fat emulsions stability in total parenteral nutrition mixtures. Acta Pol Pharm. 1995;52(1):17–20.

32. Al-Jurf AS, Chapmann-Furr F. Phosphate balance and distribution during total parenteral

nutrition: effect of calcium and phosphate additives. JPEN J Parenter Enteral Nutr. 1986;10(5):508–12.

33. Forrest EH, Oien KA, Dickson S, Galloway D, Mills PR. Improvement in cholestasis associated with total parenteral nutrition after treatment with an antibody against tumour necrosis factor alpha. Liver. 2002;22(4):317–20.

34. Grau T, Bonet A, Rubio M, Mateo D, Farre M, Acosta JA, et al. Liver dysfunction associated with artificial nutrition in critically ill patients. Crit Care. 2007;11(1):R10.

35. Buchman AL, Moukarzel AA, Bhuta S, Belle M, Ament ME, Eckhert CD, et al. Parenteral nutrition is associated with intestinal morphologic and functional changes in humans. JPEN J Parenter Enteral Nutr. 1995;19(6):453–60.

36. Tompkins RK, Waisman J, Watt CM, Corlin R, Keith R. Absence of mucosal atrophy in human small intestine after prolonged isolation. Gastroenterology. 1977;73(6):1406–9.

37. Howard L. Home parenteral nutrition: survival, cost, and quality of life. Gastroenterology. 2006;130(2 Suppl 1):S52–9.

38. Baptista RJ, Lahey MA, Bistrian BR, Champagne CD, Miller DG, Kelly SE, et al. Periodic reassessment for improved, cost-effective care in home total parenteral nutrition: a case report. JPEN J Parenter Enteral Nutr. 1984;8(6):708–10.

39. Jeppesen PB, Langholz E, Mortensen PB. Quality of life in patients receiving home parenteral nutrition. Gut. 1999;44(6):844–52.

40. Detsky AS, McLaughlin JR, Abrams HB, L'Abbe KA, Whitwell J, Bombardier C, et al. Quality of life of patients on long-term total parenteral nutrition at home. J Gen Intern Med. 1986;1(1):26–33.

第 10 章
短肠综合征:病理特征和营养管理

短肠综合征(short bowel syndrome,SBS)是由于先天性肠道缺乏、肠道过度切除及严重肠道病变所引起肠道功能和结构的紊乱,进而导致肠道吸收障碍的一种临床综合征。SBS 可以分为几个阶段,晚期患者往往需要肠外或静脉营养以维持水、电解质和酸碱等代谢平衡。残存小肠长度(residual small intestine,SI)<200cm[1]定义为 SBS。SI 具有强大的代偿功能,肠道切除范围小于50% 时仍可很好地代偿,尤其是保留十二指肠、近端空肠和远端100cm 以内的回肠时。SBS 功能障碍的程度从轻度脱水及选择性营养不良(如部分肠切除)到重度脱水及严重吸收障碍,包括电解质紊乱、腹泻和重度营养不良(如广泛肠切除)。SBS 是肠衰竭(intestinal failure,IF)的最常见原因之一,其特点是在不补充肠外营养的情况下,肠道吸收能力降低且无法维持常量营养素、微量营养素、水和电解质平衡[2]。

肠切除的临床结局不仅受切除长度的影响,还受其他多种因素的影响,如残存肠道的长度和活力,解剖学标志的保留与否(如回肠末端、回盲瓣及结肠连续性),原肠道的长度和残存小肠的代偿能力。回顾性分析 95 例 SBS 患者,结果发现 76% 的患者由单次广泛的肠切除而引起,而 24% 的患者由多次部分的肠切除导致[3]。此外,56% 的单次广泛肠切除的患者在 1 年后需要肠外营养支持,而只有 23% 的多次部分肠切除的患者在 1 年后需要肠外营养支持[3]。由于长期肠外营养支持需求与残存小肠长度有关,残存小肠较短的患者存在高风险[4]。

当大约 75%(约 450cm)的小肠在结构或功能上受损时,改变饮食习惯并进行部分或完全肠外营养支持的临床管理很有必要[5]。当成人残存空肠长度 <100cm 且结肠连续性中断时,如果不进行小肠移植,那么他们终身需要行肠外营养支持治疗[6,7]。如果婴儿的残存小肠长度 <30cm,他们不可能摆脱肠外营养支持,尽管有研究报道了一个只有大约 10cm 残存 SI 的婴儿最终成功地摆脱肠外营养支持[8]。具有广泛肠切除史的 SBS 患者重要的预后因素包括残存肠道功能、并发症及内脏的血液贮备量[7]。

病因

在成人中,SBS 最常见的相关疾病包括需要多次肠切除的复发性克罗恩病(Crohn's disease,CD),动脉栓塞、静脉或动脉血栓形成所致的肠系膜损伤,在腹部创伤或广泛肿瘤浸润时所进行的广泛肠切除术,以及放射性肠病等。在儿童患者中,SBS 最常见的病因是先天性胃肠道畸形(如胃十二指肠、小肠闭锁症、神经节病或恶性转化病)或感染(如坏死性肠炎)。除了肠道变短之外,肠道吸收障碍相关疾病也可导致 SBS 和肠衰竭,如炎症性肠病(inflammatory bowel disease,

IBD）、放射性肠病、先天性微绒毛萎缩、难治性口炎性腹泻和慢性不全性肠梗阻等（表 10.1）。

表 10.1　短肠综合征的病因[7,17]

儿童因素	成人因素
产前	**术后影响**
血管损伤	肠系膜血管损伤
肠旋转不良 / 肠扭转	- 肠系膜上动脉血栓或栓塞
肠道闭锁	- 肠系膜上静脉血栓形成
腹壁缺损 / 腹裂	肠扭转
产后	克罗恩病（多次肠切除术）
肠系膜血管损伤	复发性肠梗阻（重复切除 ± 广泛粘连）
- 肠系膜上动脉血栓或栓塞	腹部创伤需肠切除
- 肠系膜上静脉血栓形成	空肠回肠旁路术（减肥手术）
坏死性肠炎	胃结肠 / 回肠吻合术
肠梗阻（粪块肠梗阻、肠套叠）	肿瘤切除术（原发或继发性胃肠道受累）
克罗恩病（多次肠切除术）[a]	**功能性短肠综合征**[a]
复发性肠梗阻（反复肠切除 ± 广泛粘连）	克罗恩病（炎症 / 狭窄）
腹部创伤需肠切除	放射性肠病
功能性短肠综合征[a]	难治性口炎性腹泻
克罗恩病（炎症 / 狭窄）	硬皮病 / 混合性结缔组织病
广泛的神经节病变	慢性假性肠梗阻
先天性微绒毛萎缩	
放射性肠病	

[a] 功能性短肠综合征可发生于肠道长度正常，但吸收不良的患者

流行病学

由于国家登记资料不足且缺乏对特定 SBS 群体的前瞻性研究，很难确切地知晓美国 SBS 和 IF 的发病率和患病率。SBS 的病因、严重程度不同，SBS 的精确定义，以及残存小肠测量的差异，都对明确 SBS 的发病率和患病率都造成了一定的困难[2,6,9]。接受家庭肠外营养登记的患者多为严重的 SBS 群体，考虑到部分不需要肠外营养支持的病情较轻的患者，以及死亡的患者，实际的 SBS 患病率可能更高[2,9]。一项来自 1993—1997 年的基于欧洲多国家庭式肠外营养支持的研究资料表明家庭式肠外营养支持患者的发病率增加了 3/1 000 000 人年，患病率增加了 4/1 000 000 人年[10,11]。在这两项研究中，SBS 是家庭肠外营养的最常见原因，占 31%~35%[10,11]。美国一项基于接受家庭营养支持的 9288 名医保患者的国家登记资料结果显示 1992 年 40 000 例患者接受家庭式肠外营养支持治疗，152 000 例患者接受肠内营养支持治疗。1989—1992 年期间，接受家庭肠外营养和肠内营养支持的患者人数倍增，美国 SBS 的患病率是西方其他国家的 4~10 倍[12]。法国一项纳入了 268 例成人 SBS 患者的回顾性队列研究，随访 25 年后，结果表明大约 47% 的患者需要长期进行家庭肠外营养支持治疗[13]。尽管 50%~70% 已经开始了家庭肠外营养的 SBS 患者不需要长期维持，但他们需要更加严密的营养监测[7]。

肠切除术和 SBS 中的肠吻合类型

广泛肠切除主要的后果是吸收面积减少，引起肠内容物异常地快速转运，导致常量元素、微量元素、水及电解质的流失。SBS 的临床表现差异性很大，主要取决于残存肠

道解剖结构和功能(如特异性转运过程、内分泌细胞和吸收能力保留等)。以下三种类型的肠道切除术与 SBS 相关:局部回肠切除术,盲肠或右半结肠切除术(回盲肠吻合术);广泛回肠切除术伴或不伴部分结肠切除术(空肠-结肠吻合术);广泛小肠切除术与全结肠切除术,需行近端空肠造口术[14]。回结肠吻合术通常见于局部肠切除术的 CD 患者,而后两种情况通常见于肠系膜血管损伤或复发性 CD 需行广泛肠切除术的患者。空肠-回肠吻合术的患者较少见,且很少需要营养支持,他们的临床管理类似空肠-结肠吻合术后的患者[15]。

相关解剖和生理特征

小肠

正常新生儿小肠长度约为 250cm,而成人小肠长度约 6~8m[1,16]。在成人中,空肠是指小肠近端 2/5 的肠道(大约 240cm),回肠是指小肠远端 3/5 的肠道(大约 360cm)[17]。正常的消化和吸收过程是胃将部分消化的营养物排空到十二指肠,胆汁与胰酶将营养物质分解,在小肠的近端开始被吸收。正常成人中,大多数常量营养素(如脂肪、糖和氨基酸)主要在小肠近端 100~150cm 处被吸收[7]。

小肠大体观表现为斑块环(肠腔表面的黏膜褶皱),空肠近端更多见,小肠远端逐渐减少,最后消失于回肠末端。虽然小肠肠细胞均匀出现,但小肠功能和形态从近端的十二指肠到回盲瓣逐渐递减,使得十二指肠和近端空肠相对于回肠拥有更大的吸收表面积。与回肠相比,空肠黏膜绒毛较高且隐窝较深,具有渗漏式的细胞连接,因此其腔内渗透压与血浆相似。回肠黏膜具有紧密的细胞连接,因而渗透较低,导致肠腔内水、电解质含量较少。回肠是营养物质和非营养物质主动转运、肠微绒毛酶发挥活性的主

要部位[14]。

一般而言,广泛近端空肠切除的患者比同等程度远端回肠切除的患者更容易恢复。因为回肠也有部分吸收钙、铁、叶酸的功能,表明回肠的代偿能力较强。而残存空肠不能完全代偿回肠的功能,因为胆汁盐和维生素 B_{12} 只在回肠末端吸收[7]。

空肠

整段空肠是吸收水和营养物质的重要部位(表 10.2)。尽管如此,部分空肠切除术后的患者也并无大碍,因为残存回肠有很强的适应和代偿能力,也可吸收水、电解质和常量营养素。然而,大部分空肠切除会导致肠道的快速转运,吸收水及营养物质的能力降低,肠道分泌功能降低。高位空肠造口术会导致胃内容物快速排空且失去了结肠贮存粪便的功能,因而对患者的生活质量影响很大[18,19]。小肠和结肠切除后导致胰高血糖素样肽 1(glucagon-like peptide-1,GLP-1)、YY 肽和神经紧张素的缺失,加速胃排空和肠道运输[20,21]。由于营养物质在肠道内停留时间减少,大大降低了对营养物质的吸收能力。当残存空肠 <100cm 时,患者容易发生餐后液体反流[19]。

表 10.2　肠道不同部位的吸收特性[7]

肠道部位	膳食成分和营养吸收
近端小肠	脂肪
	糖
	肽和氨基酸
	铁
	叶酸
	钙
	水和电解质
中段小肠	糖
	肽和氨基酸
	钙
	水和电解质

续表

肠道部位	膳食成分和营养吸收
远端小肠	维生素 B_{12}
	胆盐
	水和电解质
结肠	氨基酸
	中链甘油三酯
	水和电解质

空肠切除后导致抑胃肽、缩胆囊素(cholecystokinin,CCK)、血管活性肠肽分泌减少而胃酸分泌过多。胃酸和血清胃泌素的水平可能与切除肠道的长度密切相关[17]。切除空肠的间接后果是 CCK 和分泌素降低,从而减少胆汁和胰液的分泌,进而降低营养物质的吸收。

回肠

完整的回肠可减缓肠道转运,增加营养物质在肠道中滞留的时间,因而在调节胃肠道动力的过程中至关重要[16,17]。回肠也是吸收胆汁酸和维生素 B_{12}- 内因子复合物的主要部位。SBS 患者回肠切除后,肠道转运时间显著减少,营养物质吸收的自主性也会降低,这种影响在回盲瓣切除后尤为明显。回盲瓣在 YY 肽和肠道激素的作用下延缓胃肠道的排空速度,调控着整个胃肠道的排空速度。回盲瓣不仅可以防止食物反流,还可以阻止结肠细菌进入小肠。缺乏回盲瓣将会加快胃肠道的转运时间,食物在肠道滞留时间减少,因而减少了对水、电解质和营养物质的吸收。小肠细菌定殖可促进肠道细菌过度繁殖(intestinal bacterial overgrowth,SIBO)和胆盐分解,胆汁酸重吸收降低而随粪便排出增加。胆汁酸的肠肝循环障碍会导致胆汁酸减少,不利于脂肪的吸收,从而容易引起脂肪泻[17]。肠道细菌过度繁殖会导致机体维生素 B_{12} 缺乏,因为细菌妨碍了维生素 B_{12} 的吸收。

大部分的胆汁酸在回肠主动吸收,只有少量的胆汁酸在空肠和结肠中通过被动扩散吸收[17]。当切除回肠长度 >100cm 时,胆汁酸的主动吸收比例会降低,而残存回肠对胆汁酸被动吸收的比例将会相应增高。多余的胆汁酸滞留在残存小肠和结肠之中,随后被肠道细菌分解。结合胆汁酸直接刺激结肠分泌水和电解质,进而导致分泌性腹泻[17]。部分回肠切除后将会导致肝脏代偿性分泌胆汁酸增加,而大部分回肠切除后将会超过肝脏的代偿能力,引起胆汁酸的总体缺乏。胆汁酸的缺乏导致脂肪吸收不良,进而引起脂肪泻。滞留在结肠中的脂肪羟化为羟基脂肪酸,通过增强黏膜通透性,分泌增加,进而促进肠道运动[17]。

回肠末端具有高度特化和局部化的功能,是吸收维生素 B_{12} 的主要部位。残存的回肠和空肠不具备吸收维生素 B_{12} 的特异性受体,因此不能代偿远端回肠的功能。维生素 B_{12} 吸收不良表明回肠切除范围较广,一般表现为回肠切除范围≥60cm。广泛远端回肠切除不仅会导致维生素 B_{12} 吸收不良,还可能影响近端空肠的功能,例如,在小鼠模型中,研究发现广泛远端回肠切除会导致钙离子吸收障碍[22]。

结肠

SBS 患者保留结肠具有重要的功能和结构意义,包括水和营养物的吸收,能量补救吸收和扩大吸收面积,其中最重要的功能是吸收水和电解质(如钙和镁离子),也有研究报道小肠中未被吸收的一些营养物质也可能在结肠被吸收。由于结肠具备如此重要的吸收功能,因而结肠的动力最慢[17]。一般而言,结肠每日吸收 1~2L 液体,而每日粪便则会流失 100ml 的液体。结肠的结构保留增加了小肠吸收的表面积(长度约为150cm),刺激小肠增生,延缓胃的排空作用,从而延缓营养物质在肠道的滞留时间,促进营养物质的吸收[7,19,23]。SBS 患者应尽早重新吻合小肠与结肠。

结肠作为 SBS 患者重要的消化器官,每日可以吸收高达 1000kcal 的能量[7,24]。结肠内细菌将难以吸收的复合型碳水化合物转化为容易吸收的短链脂肪酸(short chain fatty acids,SCFA),包括乙酸盐、丁酸盐和丙酸盐。SCFA 是一种重要的肠道营养因子。结肠还可吸收部分氨基酸和中链甘油三酯。

肠道长度的评估

尽管空肠和回肠结构和功能明显不同,但两者之间没有明确的解剖学界限,因此精确测量残存小肠长度可能不太现实。评估残存肠道的解剖和功能的因素如下所述。

解剖

尸检、放射影像学和手术测量残存小肠长度时可能存在一些潜在的差异。尸检报告测量小肠多自幽门到回盲瓣,而手术测量小肠长度则从 Treitz 韧带到回盲瓣[17]。一些研究报道钡餐试验可以准确评估残存小肠长度 <200~250cm 患者的小肠长度[25,26]。然而,钡餐试验有暴露于辐射的风险且测量小肠的长度有限。放射影像学的成像原理是一种放大效应,可能会导致 5%~10% 的测量误差,具体误差取决于放大倍数。此外,由于肠管在矢状面上有一定重叠,影像学几乎不可能精确测量肠管长度,特别是骨盆中不断重叠的较长的肠管[27]。最近一项对 31 例 IBD 患者进行择期腹腔探查术的研究发现,磁共振小肠成像和术中测量小肠长度(从十二指肠空肠曲到回盲部)呈现正相关($P<0.001$),而与肠管长度无关。尽管这一结论需要进一步的大样本试验加以证实,但磁共振小肠成像这种技术可以为外科手术和营养管理提供指导,特别是对 SBS 患者[27]。

术中测量肠系膜边缘连续的残存小肠可能是最精确的,但也可能会受术中肠管弯曲程度的影响。由于残存小肠的长度决定术后吸收营养物质的表面积,因此测量残存小肠长度比切除小肠的长度更为重要[1]。

功能

瓜氨酸是由谷氨酰胺合成、肠细胞分泌的一种非必需氨基酸。血浆瓜氨酸浓度反映肠细胞数量和功能性吸收肠道的长度,且瓜氨酸浓度与残存小肠长度相关($P<0.0001$)[28]。血浆瓜氨酸浓度 <20µmol/L 可以作为 SBS 患者肠衰竭的一个独立危险因素(敏感性 92%,特异性 90%)[28]。

肠道适应性

肠道适应性是指肠切除后机体为了恢复对水和营养物质的吸收能力而代偿性发生肠道结构和代谢的变化。关于人体肠道适应性的过程和具体机制的研究较少,而大部分的研究主要集中在动物模型[29]。由此可见人体肠道代偿过程确实存在,开始于肠管大部分切除术后最初的 6~12 个月,并持续 1~2 年以上达到最大程度[2,30-32]。结构适应性包括细胞肥大(绒毛增高及隐窝加深)和肠细胞增多引起吸收面积增大。肠道可以扩张和延长,但直径增加更明显。功能适应性包括隐窝细胞分化加速,增加微绒毛活性和促进营养转运蛋白的表达,以及延缓营养物质在肠道(特别是回肠)内的滞留时间[7,14]。肠腔内营养物质(特别是葡萄糖和氨基酸)的吸收主要通过以下三个主要途径:直接接触上皮细胞,刺激胃肠及肝胆胰分泌液体,刺激胃肠道分泌营养性激素[14,33],如胃肠道激素、肽生长因子、胰胆分泌物和细胞因子等(表 10.3)。

表 10.3　参与小肠和结肠上皮细胞增殖的肠道生长因子[1,7,17]

营养要素	短链脂肪酸(SCFA)
	纤维
	谷氨酰胺
	卵磷脂
	多胺
	精氨酸
激素和肽类生长因子	胰高血糖素样肽 2(GLP-2)
	表皮生长因子(EGF)
	人重组生长激素
	胰岛素样生长因子 -1(IGF-1)
	血管内皮生长因子(VEGF)
	YY 肽
	瘦素
	神经降压素
	肝细胞生长因子
	缩胆囊素(CCK)
	胃泌素
	谷氨酰胺
	肠高血糖素
	生长抑素
	前列腺素
分泌液	胰源性
	胆源性
细胞因子	白介素[3,11,15]

残存肠道的部位似乎对肠道的适应性有着重要影响。与空肠相比,回肠的适应性更好[7,34,35],而空肠适应性的发挥需要一定长度的空肠和回肠。由于低水平的血浆 GLP-2 和 YY 肽[20,21],空肠造口术患者的结构和功能适应性受到一定的限制。而那些行空回肠吻合术的患者,尽管他们的 GLP-2 水平是升高的,但他们并未表现出较好的小肠适应性[36~38]。肠道的功能适应性表明当血清 YY 肽浓度很高时,胃排空会延迟,小肠

转运时间也会延长[20]。影响结肠适应性因素包括小肠黏膜增生及结肠菌群改变(如细菌增多,分解碳水化合物能力增强),导致对糖、氨基酸、水和电解质吸收能力增强[7,23]。

影响肠道吸收能力的因素包括残存小肠的部位和长度,肠腔的营养物质,其他消化性器官的功能状态,促肠上皮生长因子等[23,29]。小肠适应的程度似乎取决于营养物质的成分与复合性[39,40],例如,双糖可能比单糖更能增强小肠的适应性[40],高度饱和脂肪酸比不饱和脂肪酸能更有效地增强小肠适应性[41]。一些动物实验表明全肠外营养会导致肠黏膜不同程度地萎缩[42,43],然而这个结论在人体试验中存在争议。人体试验研究表明全肠外营养与显著肠萎缩、细菌移位、免疫失调并无相关性[43~46]。研究发现尽管肠内营养缺失会导致微绒毛萎缩,而肠绒毛却保持正常形态[44]。

临床表现

如前所述,SBS 是一种以吸收不良为主要特点,临床表现各异的疾病,其临床表现取决于肠切除的部位与范围、回盲部是否保留、残存小肠的活力等因素。腹泻(尤其是在餐后)往往会伴有大量体液丢失,容易导致电解质紊乱、肾功能不全及不同程度的酸碱失衡。SBS 的主要后果为吸收不良,导致消瘦、营养不良及多种营养素的缺乏。

术前干预和测定残存小肠长度有助于预测长期液体和营养需求。一般而言,残存小肠较长、结肠完整的患者治疗效果及预后较好。局部肠切除的患者可能没有临床症状,也不会有吸收不良的后果。具有高度营养不良风险的患者包括:十二指肠切除或空回肠吻合术后残存小肠 <35cm 的患者;回结肠或空结肠吻合术后残存小肠 <60cm 的患者;末端空肠切除术后残存小肠 <115cm 的患者[5]。粪便能量丢失可能有助于判断肠

功能衰竭,但与残存小肠长度无相关性[24]。由于粪便能量丢失反映能量的摄入和吸收状况,而这在不同个体中差异性很大[1]。

SBS 并发症

SBS 的并发症包括低渗性脱水、肾功能不全、电解质紊乱、营养素缺乏及营养不良。广泛小肠切除及结肠完整的患者易患钙盐性肾结石,当然也可能形成尿酸性肾结石。而那些残存回肠 <120cm 的患者、回肠末端切除术后的患者及全肠外营养的患者容易发生胆石症。鉴于回肠切除后患者胆囊结石的发病率增加 5.5 倍,预防性胆囊切除术很有必要,尤其是对肠系膜血管栓塞后行广泛小肠切除的患者[17,47,48]。此外,需要长期行全胃肠外营养的患者极易并发脂肪肝和胆汁淤积性肝病,这些并发症可导致肝硬化和肝衰竭、胆囊炎、肾功能不全、导管相关性并发症(如感染、栓塞或静脉性肺栓塞)和代谢性骨病[7]。右旋乳酸酸中毒是 SBS 的一种罕见且严重的中枢性脑病,可发生于结肠完整的患者,因口服过多纯化的碳水化合物而引起,表现为共济失调、胡言乱语、行为异常、昏迷,严重情况下可发展为昏迷和死亡[7,49]。

SBS 分期与管理注意事项

SBS 患者术前的营养管理可分为三个阶段。第一阶段是肠切除术后伴发的严重腹泻,持续 1~2 周,造成水、电解质丢失。这一阶段肠外营养和肠内营养支持对患者的治疗至关重要,大量补充水和电解质(Na^+、K^+、Mg^{2+}、Ca^{2+} 等)是首要处理措施。最初的排便量可能每日只有几升,但在 1~3 个月后会逐渐增多。广泛肠切除术后的患者可能会禁食禁水 5~10 天,并评估吻合口处愈合情况。值得注意的是,进食可以导致体

液丢失,尤其在术后早期,导致胃酸分泌增加,壁细胞增生,十二指肠 pH 降低,胰腺脂肪酶功能低下,因而导致脂肪吸收不良和脂肪泻。

肠道适应的第二阶段可能会持续数月到数年不等。营养支持应该补充水及电解质,达到渗透压平衡,恢复小肠血供,解除肠梗阻。广泛肠切除术后一般需要持续肠外营养 7~10 天。肠内营养支持的标准方案是从肠切除术后几天开始,逐渐增加至目标剂量[1]。经口进食剂量也应逐渐增加,以逐渐减少并停用静脉营养和肠内营养。这一阶段碳水化合物和蛋白质的消化和吸收会增强。

在第三阶段,肠道适应能力到达最大化,表现为可经口进食,体重恒定。第三阶段多持续 1~2 年或更长时间。尽管一些患者最终可完全经口进食或肠内营养,但也有患者部分或完全依赖于肠外营养支持。

由于营养管理策略多种多样,个体化的营养管理策略至关重要,应包括以下几点:关注脱水情况,监测常量和微量营养素。注意有无电解质和代谢紊乱[5]。例如,在活动性 CD 患者中,残存小肠黏膜完整性必须引起重视,并且给予相应治疗。SBS 患者营养管理中需要考虑的其他因素包括胃肠道动力紊乱,高胃酸分泌,胆汁酸缺乏,神经内分泌信号通路的改变等。合理用药、刺激小肠适应、预防 / 治疗并发症是 SBS 患者的重要注意事项。评估健康状况和生活质量对降低患者的发病率和死亡率至关重要。

营养管理

SBS 患者的营养管理是一个动态和个性化的过程,最终可导致多种结局。尽管有一部分患者可以完全恢复正常饮食,然而部分患者仍需联合多种营养支持的方式以维持水、电解质和营养素的平衡。大多数残存小肠 <100cm 的患者经口进食只能摄入

50%~60% 的能量,因此必须经其他方式加以补足。对营养不良的患者,热量的摄入应根据体重逐渐增加至 32kcal/(kg·d)[7]。

肠切除术后的患者一旦病情平稳,应尽早将小肠吻合至结肠以恢复小肠连续性。这种重建小肠连续性可降低 SBS 的发病率和死亡风险,也可能终止全胃肠外营养[5]。肠功能 >50%,残存小肠长度 >100cm 的患者几乎不需要家庭式肠外营养支持。而结肠功能完好且残存小肠 <100cm 的患者同残存小肠 <100cm 且无结肠的患者相比,对家庭肠外营养支持的需求率更低[50]。

全肠外营养和液体需求

大部分 SBS 患者起初需要行全肠外营养支持治疗,一位成年患者每日需要摄入的能量为 25~35kcal/kg[1],而婴儿和儿童每千克体重需要的能量可能会更多[1]。成年患者每日需要摄入蛋白质为 1.0~1.5g/kg,且必需氨基酸比例需达到 25%~30%。葡萄糖是碳水化合物的主要形式,每日需要摄入 3.4kcal/ml,输注的最大量为每分钟 5~7mg/kg,每日血糖应控制在 180~200mg/dl 以下。全肠外营养支持时应加用胰岛素,开始按 1g 葡萄糖加 0.1U 胰岛素,随后根据血糖调整胰岛素的剂量。静脉输注脂质的比例通常占总能量的 20%~30%,但一般每日不超过 1g/kg。如果液体管理困难或患者糖耐量异常,应加大脂质的比例,将近 1%~2% 的热量应来自亚油酸,0.5% 的热量来自 α- 亚油酸,以免必需脂肪酸缺乏[51]。患者应监测血浆甘油三酯的含量,浓度一般 <400mg/dl。肠外营养液的其他成分包括电解质、维生素、矿物质、常量元素等,注意监测血液生化指标,有助于维持这些物质的动态平衡。

人体对水的生理需求量为 1ml/kcal,此外还应补充胃肠道的损失量,补充的液体通常为 0.5% 的盐溶液。在肾功能不全时,尿量可用来评估体内液体状况,在尿量的基础上还需补充 1.0~1.2L 的液体量。大便量与尿量存在着某种关联。应密切监测患者的液体量、体重、电解质(尤其是钠、钾、碳酸氢盐、镁等),以维持酸碱平衡。此外,应大力提倡补充口服盐溶液,积极治疗造成体液丢失的原发疾病(详见第 11 章)。

根据患者个体情况和病情进展,应不断调整肠外营养的成分和方案。值得强调的是,肠切除术后的患者应立即行全肠外营养支持治疗。当肠道代偿性达到 2 年及以上时,可尝试停用肠外营养支持。家庭式全肠外营养支持的目标量应设定为 1.5L、2.0L、2.5L 或 3.0L,儿童应稍低,总的液体量应由起始的 2~4 小时短时间内输注完毕,逐渐转为 10 小时以上缓慢输注。由于胰岛素的半衰期较葡萄糖要长,那些输注加有胰岛素肠外营养液的患者需要更长时间代谢胰岛素。一旦肠道的适应性稳固且体液 / 营养平衡后,肠外营养液应逐渐减少,但应注意食欲的减退。减少肠外营养液剂量与频率时应关注生化指标、液体量、丢失量(尿和大便丢失)及营养参数。增加醋酸盐的比重并控制腹泻引起的碳酸氢盐丢失可以降低全肠外营养导致的酸碱失衡。在肠外营养期间,应注意监测前白蛋白、淋巴细胞总数、氮平衡等。

肠内营养

肠内营养是将营养液经鼻胃管、鼻十二指肠管或鼻空肠管进入体内,能提供 6 周以上的营养支持。在一项纳入了 15 例 SBS 术后患者的随机交叉试验中,持续给予肠内营养(或联合口饲)与单纯口饲相比,能显著提高对蛋白质、脂质等能量的吸收率[52]。如果应用肠内营养的公式来计算各种营养成分,那么应控制灌注的速度,以匹配渗透压和营养成分的吸收。输注的速度应根据小肠的耐受性由开始的 25ml/h 逐渐调整至 125ml/h[17]。

鼻胃管留置时间不超过 6 周,以免鼻腔变形。对 SBS 患者,并不推荐常规使用经皮胃造瘘管。尽管这方面的资料有限，但在逐渐停用肠外营养的过程中，使用经皮胃造瘘管有助于提高肠内营养物的吸收率。术后解剖位置的改变或肠切除后腹壁粘连等因素均会限制胃造口术的临床应用。目前缺乏 SBS 应用内镜下经皮空肠造瘘管的相关资料。SBS 患者中经常可见到结肠弯曲位于小肠弯曲之下，我们应警惕这种情况[53]。

肠内营养不仅会增强肠道适应性和局部吸收率，还会延长转运时间[30,37,53]。表皮生长因子由唾液腺、布氏腺和胰胆管分泌，经口摄食时分泌会增加，可增强肠道适应性[54]。表皮生长因子已被证实能促进肠细胞增生，增加葡萄糖 - 钠转运，上调肠道氨基酸转运，在肠道适应过程中可诱导细胞凋亡[53,55]。肠内营养也有助于减少 SBS 相关性胆石症。缩胆囊素是一种促进胆管排泄胆汁和胆囊收缩的重要激素，由于缺乏这种激素的刺激，SBS 患者易患胆石症[56]。肠内营养也会刺激远端回肠和右结肠 L 细胞分泌 GLP-2，促进胆囊收缩，抑制胆结石形成。肠内营养时肝功能异常可以改善，尤其是当肠外营养完全停用时[57]。

饮食常量元素推荐：总体建议

SBS 患者饮食常量元素推荐量取决于结肠和小肠的连续性是否完整（表 10.4）。饮食常量元素推荐的目的是提供 25~35kcal/(kg·d) 的热量和 1.0~1.5g/(kg·d) 的蛋白质，具体量取决于患者体重或有无营养不良[1,51]。儿童，尤其是新生儿和婴幼儿，通常需要额外的能量和蛋白质。能量摄入过多是允许的（经口摄入量是术前的 1.5~2 倍以上），有助于能量储备。这种摄入方式对减少肠外营养需求尤为重要[7]。我们鼓励患者少食多餐，基于疾病状态、胃肠道症状和粪便量等因素尽可能多地摄入能量，这意味着每日至多摄入 4000~6000kcal 的热量和 150g 氮。由于短肠综合征患者吸收能力和残存肠道有限，摄入的食物不可能被完全吸收。

表 10.4　短肠综合征患者的营养推荐

饮食成分	结肠完整	空肠 / 回肠造口术
蛋白质	1.0~1.5g/(kg·d)	1.0~1.5g/(kg·d)
	完整蛋白质	未分解蛋白质
	± 基于肽的饮食方案	± 基于肽的饮食方案
碳水化合物	30~35kcal/(kg·d)	30~35kcal/(kg·d)
	复合碳水化合物	类型多样
	可溶性膳食纤维	可溶性膳食纤维
	- 大便成形	造瘘口成形粪块排出
	- 有利于 SCFA 的形成	
脂肪	每日能量的 20%~30%	每日能量的 20%~30%
	中长链甘油三酯 ± 低 / 高脂	长链甘油三酯 ± 低 / 高脂
草酸盐	低草酸盐饮食	无限制
口服液体	ORS，口服盐溶液或低液溶液	口服盐溶液
钠	无限制	摄入钠量逐渐增加

　　由于 SBS 患者是一种营养不良的状态，实际能量需求比以上表格中列出的要多，必须准确评估营养状况，适当补充能量以满足代谢需求

　　ORS，口服盐溶液；SCFA，短链脂肪酸

摄入蛋白质的比例占摄入总量的 20%。部分评估短肠综合征患者应用基于多肽的饮食方案效果的研究结果不一[58~60]。由于氮这种常量元素易受小肠吸收面积的影响，基于多肽的饮食方案已不作为常规推荐[1,5]。脂肪应占摄入热量的 20%~30%，且应包括大量必需脂肪酸，以避免其缺乏。一般而言，我们鼓励患者摄入复合型碳水化合物，避免摄入单一糖类，以免引起肠道渗透压增加，导致高渗性腹泻。此外，关于高渗性液体，患者应避免服用咖啡因、人工甜味剂等，它们会刺激液体分泌，刺激肠道蠕动，加快肠道转运。将液体和固体食物分开摄入并无明显益处[1,5,7]。应适当限制摄入富含乳糖的食物，除非患者有明确的乳糖缺乏症或近端空肠切除病史[61,62]。

一般而言，SBS 患者提倡高碳水化合物和低脂饮食。这种饮食模式基于以下理念：高脂饮食促进胃肠激素的分泌；脂肪影响液体吸收；脂肪在大肠往往不被直接吸收，因此被分解为短链脂肪酸提供能量[17]。高脂的肠内营养动物模型表明高脂饮食能加速小肠适应性并促进微绒毛生长，有助于维持体重恒定[63~66]。此外，在动物模型中，早期低脂饮食由于抑制回肠细胞增生，减轻空肠隐窝深度，降低回肠绒毛高度及黏膜重量而影响 SBS 肠切除术后肠道的适应性[67]。

一项关于 SBS 患者（至少 6 个月）的小规模研究表明高脂 / 低碳水化合物（60% 脂肪 /20% 碳水化合物）与低脂 / 高碳水化合物（20% 脂肪 /60% 碳水化合物）饮食模式在大便量、尿量、电解质丢失量及总热量的摄取和消耗方面并无显著差异[68]。随后一项仅纳入 8 例 SBS 患者（肠切除术后至少 12 个月）的研究表明无乳糖低纤维饮食（22% 蛋白质 /32% 碳水化合物 /46% 脂肪）并不限制日常脂肪的摄入量。此外，经口摄入热量的量增加至每日 35~40kcal/kg 有助于维持机体氮平衡[69]。一项纳入了 5 例空

肠造口术患者的研究发现增加家庭肠外营养液脂肪比例会导致脂肪泻，尽管当脂质比例大于碳水化合物时造口处排出物无明显变化[70]。此外，高脂饮食（基于多不饱和脂肪酸 / 饱和脂肪酸的比例）并不会影响脂质吸收，脂质的类型和含量也不会影响造口处排出物的容量[70]。这项研究还发现，高脂饮食不会影响一价阳离子（如钠、钾）丢失，但与二价阳离子（如钙、镁、锌）排出量显著相关[70]。其他相关研究表明，高脂饮食与结肠黏液分泌活动、胃排空延迟及早饱密切相关[7]。总之，能量的净吸收比脂质的含量更重要[17,68]。值得我们注意的是限制脂质这种高能营养素会降低能量的摄入。

局部回肠切除 / 结肠完整患者饮食建议

局限性回肠切除（<100cm）术后患者对固态食物的反应性取决于切除肠道长度和右半结肠是否保留，尽管有些患者平素饮食规律，但仍易发生分泌性腹泻。应用胆酸结合树脂（如饭中服用降脂宁 1~2g 或考来烯胺 2~4g）可减轻胆汁酸缺乏所引起的症状。部分局限性回肠切除和右半结肠切除的患者对以上这些药物并不敏感，可能是由于小肠对氯化物缺乏吸收能力[7]。牛脱氧胆酸或 cholylsarcosine（及合成的胆汁酸）的胆盐替代疗法在临床上较少应用；尽管部分文献报道增加脂质吸收，大便量只增不减[71~74]。对局限性回肠末端切除和结肠完整的患者，每日口服脂肪 <40g，有助于减轻脂肪泻。饮食模式改变也能增加对脂溶性维生素的吸收，以及对 Mg^{2+}、Ca^{2+}、Zn^{2+} 等矿物质的吸收。

复合型碳水化合物，包括淀粉、可溶纤维、非淀粉多糖等，应鼓励结肠完好的 SBS 患者尽可能多摄入。这些复合型碳水化合物在小肠不被吸收，而在结肠可被细菌分解为短链脂肪酸。短链脂肪酸，尤其是丁酸盐，是肠细胞的主要能量来源之一，能促进钠和水的重吸收，为机体提供至少 525~1170kcal/d

的能量[7,24,75,76]。残存结肠以这种方式吸收的能量会随着肠道适应性增加而增加。复合型碳水化合物中,短链脂肪酸除了可以向肠细胞供能之外,可溶性膳食纤维能使大便成形,并增加结肠转运时间[77,78]。而不溶性纤维(如麦麸)也可增加大便量且减少转运时间[79]。

水溶性中长链甘油三酯(C8~C10)并不需要胶束增溶,可在结肠中不依赖胆盐而吸收。中长链甘油三酯可以为结肠连续患者提供额外能量,但对空肠造口术的 SBS 患者却无很大作用[5,7]。对残存结肠功能的患者,与单纯只含长链脂肪酸的饮食相比,加入有中长链脂肪酸的饮食能显著增加其对脂肪和总能量的吸收率[80]。然而,中长链甘油三酯并不包含必需脂肪酸,且剂量过大时可导致恶心、呕吐及酮中毒等不良反应。

回肠切除范围 >100cm 且结肠连续的患者容易发生草酸盐性肾结石,因而这类患者应行低草酸盐饮食。在结肠组织中,钙易与脂肪酸沉积,导致草酸盐游离,易于被结肠黏膜吸收。此外,胆汁酸能直接增加结肠黏膜对草酸盐的渗透性。血液中游离的草酸盐能沉积于肾脏,引起肾结石[76]。肠外营养液中的维生素 C 可转化为草酸盐并导致高草酸盐尿。因此,患者应多饮水,避免服用高剂量富含草酸盐的物质(如咖啡、茶、可乐、巧克力、菠菜、胡萝卜和芹菜等)。我们鼓励患者尽可能多地摄入富含钙的食物,以减少结肠对草酸盐的吸收。考来烯胺通常用于治疗局限性回肠末端切除后引起的脂肪泻,可与肠腔内草酸盐结合,进而减少结肠对草酸盐的吸收。理论上结肠切除的患者患肾结石的风险不会增加[5]。

广泛小肠切除术后饮食建议

复合型碳水化合物是空肠造口术或回肠造口术后 SBS 患者重要的能量来源。空肠造口的患者,由于没有结肠,对低糖/高脂和高糖/低脂两种饮食模式能量吸收并无差别,饮食并无限制[7]。尽管增加摄入脂肪比例有可能导致腹泻,但脂肪的类型和含量并不会影响造口处排出物的性状与容量[70]。结肠切除的患者补充中长链甘油三酯并不增加对总能量的摄入,似乎还会减少对糖和蛋白质的吸收率[80]。可溶性纤维会使大便黏稠[51]。结肠切除的患者不能将复合型碳水化合物转化为短链脂肪酸,应避免摄入过多单糖和高渗性碳水化合物。这些患者在增加排便量时应大量水化[2,23]。

水和电解质推荐量

近端空肠造口的患者口服补液无法满足造口处液体丢失量,因而短肠综合征的患者水钠缺失很常见。造口处排液的过程中会出现电解质(钠、钾、镁)的快速丢失。大量丢失的体液主要是因食物与饮料刺激所分泌的消化液(0.5L 唾液,2L 胃液,1.5L 胰液)[18]。造口处丢失的液体通常包括 90~100mmol/L 钠和 10~20mmol/L 钾,以及钙、镁、锌、铜和铁等[7]。

一般而言,残存空肠 >100cm 时,空肠造口的患者对钠的吸收并无影响,残存空肠会代偿性吸收更多的水和钠[81]。这些患者需要补充水和钠,通常不需全肠外营养支持。残存空肠 <100cm 行空肠造口的患者,由于造口处液体大量丢失,会导致钠严重丧失,且丢失水钠量比摄入的要多。日间消化腺受食物的刺激会大量分泌消化液,而夜间分泌则会减少[18]。这些空肠造口的患者通常会出现持续的负钠平衡,需要静脉营养补充足够的水和钠[82]。静脉营养的目的是夜间持续补充水和电解质,尽管白天也需要适量的静脉营养支持。

造口处液体丢失量 <1200ml/d 的患者,如果饮食中补充适量的钠,通常可维持钠的平衡。高分泌量的空肠造口术患者应限制

低渗性液体的摄入,而补充口服盐溶液可减轻脱水程度并减少全肠外营养需求。世界卫生组织研发的口服盐溶液包括以下成分:2.5g 食盐,2.5g 碳酸氢钠,1.5g 氯化钾,20g 糖及 1L 水。商用口服盐溶液成分类似,也可直接用来补液[17]。造口的患者感到口渴时应口服盐溶液而非纯水。果汁和苏打水等高渗性液体会加重肠道渗透负荷,应避免饮用。改变饮食成分和应用止泻的药物也有利于减少造口处液体流失(详见第 11 章)。对切除空肠的患者,口服糖盐液的成分并不重要,因为回肠对水的重吸收不依赖于葡萄糖[83]。口服盐溶液对结肠完整的患者有益,而口服盐溶液中钠的比例并不重要,因为结肠可以吸收饮食中的钠。这种类型的患者通过显著的电化学梯度吸收水和钠。此外,为了防止胃液倾倒,应缓慢而持续地补充液体[51]。

评估及补充维生素和微量营养素

微量营养素包括脂溶性维生素(维生素 A、维生素 D、维生素 E、维生素 K),水溶性维生素(维生素 B_1、维生素 B_2、维生素 B_3、维生素 B_6) 及微量元素(如锌、铜、硒)。它们往往需要监测与补充,尤其是当患者不再使用含有这些营养素的肠内或肠外营养液时(表 10.5)。营养不良合并摄入不足(如限制饮食防止餐后腹泻的患者)可能会发生维生素缺乏,必须常规监测维生素和矿物质浓度,根据个体情况酌情补充以防维生素(尤其是脂溶性维生素)中毒。短肠综合征的患者由于吸收功能降低,在标准饮食的基础上需额外补充维生素。溶液是较好的补充形式,由于肠道快速转运,片剂可能不好吸收。对那些停用或对肠外营养需求率 <75% 的患者,每年应监测 2~3 次维生素和微量元素,或者根据病情需要酌情增加监测频率。

表 10.5　SBS 患者维生素、矿物质和微量元素的推荐补充量[7]

微量元素	基础剂量	重要注意事项
维生素 A	每日 10 000~50 000U,口服或胃肠外给药	需要注意补充剂量,特别是有潜在肝脏疾病的患者,如过量可导致肝毒性甚至肝衰竭
维生素 D	1,25-$(OH)_2$ D_3 50 000U,每周 2 次 ~每日 2 次	
维生素 E	每日口服 30IU	
维生素 K	每周口服 10mg	结肠完全切除的患者和服用广谱抗生素的患者常常缺乏维生素 K
维生素 B_{12}	每月皮下注射 1000μg	活动性回肠末端疾病或末端回肠切除 >60cm 的患者一般建议终身补充
维生素 C	每日口服 200~500μg	
碳酸氢钠	适时酌情补充	
生物素	见正文	相关报道很少见 应避免食用生鸡蛋
钙	每日口服 1000~1500μg	对于结肠完整和高草酸尿症的患者来说,高剂量钙可以导致饮食中草酸盐沉积
铬		在长期肠外营养相关的报告中,极少报道铬缺乏

微量元素	基础剂量	重要注意事项
铜		很少报道铜缺乏
叶酸	每日口服 1μg	近端空肠切除或相关疾病
铁	根据需要补充	慢性胃肠道失血（如活动性克罗恩病） 十二指肠切除或相关疾病
镁	见正文	
多种维生素	见正文	
磷	见正文	很少报道磷缺乏 在严重营养不良情况下密切监测再灌注综合征
硒	每日口服 60~150μg	
锌	每日口服 220~440μg（葡萄糖酸盐或硫酸盐形式）	

表中列出了维生素、矿物质和微量元素补充的一般剂量。由于相对吸收和给药需求可能会有所不同，因此应根据个体情况进行定期监测，适当调整

脂溶性维生素

短肠综合征患者由于脂肪消化不良及营养不良，往往会导致脂溶性维生素缺乏。在补充维生素 A、维生素 D、维生素 E 的同时应密切监测其浓度，既要防止不足又要防止过量而中毒。补充维生素 A 时要慎重，因为过量会引起肝损伤甚至肝衰竭。补充维生素 D 时应密切监测 25-$(OH)_2$ 维生素 D 的浓度。短肠综合征的患者应根据维生素 D 缺乏情况补充剂量不等的维生素 D（每 2 周 50 000U 至每日 100 000U）。血清维生素 E 的浓度取决于血清脂质的水平，因此应同时监测这两个指标并计算其比值（维生素 E/ 血脂）。结肠完整的短肠综合征患者几乎不需要补充维生素 K，因为肠道菌群可以合成大部分机体所需的维生素 K（1mg/d），另一部分维生素 K 从日常饮食中获得。经口摄食减少、广谱抗生素的应用及残存结肠功能丧失均会导致维生素 K 缺乏。静脉输注脂肪乳包含维生素 K，但并非所有的肠外营养复合维生素溶液均含维生素 K。此外，补充维生素 K 的同时应注意复查维生素 K 的浓度。

水溶性维生素

水溶性维生素主要是在近端空肠吸收，因此短肠综合征的患者即使在没有肠外营养支持的情况下一般也不会发生水溶性维生素的缺乏，除非是十二指肠或近端空肠切除的患者。没有行肠外营养支持的患者通常应补充 1~2 种 B 族维生素及 200~500mg/d 的维生素 C。烟酸、维生素 B_6 及核黄酸是复合维生素及 B 族维生素的重要组成成分，且几乎无毒无害。然而值得注意的是，过量的维生素 C 可引起草酸钙性肾结石。维生素 B_{12} 的补充方式是每月肌注 1mg，回肠末端活动性炎症或回肠末端切除范围 >60cm 的患者需终身补充维生素 B_{12}。希林试验（Schilling test）有助于确诊维生素 B_{12} 缺乏，血清甲基丙二酸可评估维生素 B_{12} 补充情况。近端空肠切除的患者容易发生叶酸缺乏，因此应补充叶酸。维生素 B_1 缺乏会导致脚气病或 Wernicke-Korsakoff 综合征，通过检测红细胞维生素 B_1 转酮酶活性或血清维生素 B_1 浓度可确诊。维生素 B_1 缺乏时

应静脉补充。生物素缺乏在短肠综合征患者中很少见,尤其是肠外营养支持的患者,而食用生鸡蛋则可诱发。生物素补充剂量目前存在争议,推荐每日肌注 150~300μg。然而,注射型生物素并未商业流通[1,7,17]。

矿物质和微量元素

镁和锌由于腹泻或造口处液体流失过多而缺乏。由于镁通常在远端小肠吸收,因此空肠造口的患者镁缺乏很常见。镁主要位于细胞内,胞外镁离子不足 1%,因此即使血清镁离子浓度正常也会出现低镁血症,测 24 小时尿镁浓度比血镁浓度更为敏感,24 小时尿镁浓度 >70mg 则表明机体镁贮备充足。静脉补充镁离子可迅速纠正低镁血症。口服补充镁有通便作用且可能会加重腹泻[5]。由于锌会随着小肠液和大便排放而丢失,因此应常规补充锌。标准肠外营养每日补充 2mg 锌,而口服补锌剂量为每日 220~440mg 不等。血浆和白细胞锌的浓度与组织锌的浓度并无相关性,且血浆和白细胞锌浓度会因急性或慢性炎症而下降。因此,红细胞锌浓度可评估机体锌水平。锌与白蛋白结合,但目前尚无标准的转化法评估低蛋白血症的情况。血清硒浓度可以判断有无硒缺乏,当硒缺乏时每日需补充 60~150μg 硒。铜由于经胆道排泄,因此短肠综合征患者中铜缺乏较少见。长期行肠外营养支持的患者很少发生铬缺乏,因而不建议常规补充铬,因为体内铬过量会导致肾毒性。

大部分短肠综合征患者处于一种负钙平衡的状态。口服钙剂的推荐量为每日 1000~1500mg,钙剂联合维生素 D 对维持骨健康尤为重要。较大剂量的钙剂(如 2~4g/d)可能通过与结肠内脂肪酸结合减轻脂肪泻,降低草酸钙结石发生的风险。短肠综合征的患者由于营养不良易发生代谢性骨病,常规监测骨密度很重要。铁离子主要在十二指肠被吸收,因而短肠综合征的患者不易发

生缺铁。十二指肠切除的患者,克罗恩病活动期导致持续性消化道出血及其他消化道出血性疾病,均应补充铁剂。应注意监测血清铁蛋白,铁蛋白升高表明机体处于急性炎症或慢性炎症状态。磷缺乏很罕见,因而不需额外补充磷剂[5]。然而,重度营养不良的患者应密切观察其再灌注综合征。补充电解质可降低发生电解质失衡的风险[84-87]。

长期肠外营养

尽管营养与药物联用可优化短肠综合征患者的治疗方案,但仍有相当一部分患者需要持续或间断的肠外营养支持。持续家庭肠外营养支持需要患者恰当选择及多学科合作以提供患者教育和护理工作。

导管护理注意事项

完全肠外营养通过一根单腔管(远端位于深静脉)输注营养液,可减轻栓塞和感染的风险。家庭肠外营养的管理是通过经皮置入导管或隧道导管而实现的,这种经皮置入的中心导管在体内保持时间不能超过 6 个月[7]。这条静脉通道只用于肠外营养补液治疗,抽血应选择外周静脉。医生应教育患者有护理导管的意识(包括洗手的同时谨慎清洗导管及其接头,换衣服时应小心谨慎等)。此外,还要教育患者快速识别导管相关感染的症状及体征(如出口处红肿及渗出表明袖口感染,输注营养液时发热或寒战可能是导管相关性败血症)。值得注意的是,出口处没有红肿或渗出物并不能排除导管相关败血症。患者也应了解应用全胃肠外营养支持的相关指征,以及如何准备及护理(如营养液的混匀、导管冲洗及静脉泵的功能)。患者应评估家庭环境以确保干净的肠外营养场所;应推荐患者购买一个冷藏营养液的小型冰箱。家庭护士在肠外营养支持的宣教和维护中起着重要作用。患者应积

极寻找提供家庭肠外营养支持的相关组织及提供护理的团队。

患者出院后,应经常与医生预约并检测相关生化指标,病情稳定的患者应每4个月到门诊复查一次。每次门诊时医生应重点检查导管的位置、服饰及周围皮肤(组织)以评估有无感染的征象。此外患者还应多询问导管护理和作用的相关问题。一般而言,导管置入后如果护理恰当可以维持数年[5]。

家庭式肠外营养:并发症、经济影响和生活质量

家庭肠外营养依赖可分为短暂性与永久性(即不可逆性)。残存小肠长度>75cm,残存结肠长度>50%,以及早期(<6个月)血浆瓜氨酸浓度>20μmol/L,患者对肠外营养支持的依赖性较低。124例良性短肠综合征患者之中,26.5%的患者在确诊短肠综合征2年后实现了非肠外营养依赖这一目标[13]。

家庭肠外营养支持对短肠综合征患者是一种至关重要的治疗方式,否则他们会因脱水或严重营养不良而死亡[88]。大部分长期肠外营养患者的营养参数是平稳的[6]。然而家庭肠外营养不仅是一项费用高昂的治疗方式,还会导致导管相关性感染、静脉栓塞、肾病、胆道疾病、代谢性骨病等多种疾病[88]。导管相关性败血症是最常见的并发症之一,可通过严格无菌操作及导管护理技术而避免[6]。肝衰竭是家庭肠外营养并发症导致死亡的主要原因之一[89]。

依赖型肠外营养与肠内营养患者相比,家庭肠外营养似乎会显著增加死亡风险(高5~6倍,$P=0.013$)[90]。在家庭肠外营养的早期及缺乏专业团队指导的情况下,家庭肠外营养患者的死亡率会有所增加[89]。长期研究结果表明家庭肠外营养患者死亡主要是由于潜在疾病而非相关并发症[91]。患者出现穿孔或残存小肠极短,年龄>40岁或<2岁,开始家庭肠外营养年龄>45岁,以及几种病理情况(如放射性肠炎、先天性黏膜病变、坏死性肠炎等)均会降低短肠综合征患者的生存率[89,90]。完全肠外营养支持患者的远期结局及并发症将会在下面章节详细阐述。

与健康者或有其他肠道疾病而不需肠外营养患者相比,家庭肠外营养支持的患者的生活质量相对较低[88]。家庭肠外营养依赖的患者比较恐惧肠外营养相关不良事件,以及由于夜尿增多、输液泵与相关设备的噪音造成的日间疲劳和睡眠紊乱[88,92]。在一项纳入了48例长期家庭肠外营养患者的调查中,患者的生活质量与抑郁、焦虑、疲惫、睡眠紊乱及社会功能减退密切相关[93]。短肠综合征相关性腹泻、食物不耐受及家庭肠外营养依赖性可影响患者的旅游、休闲及娱乐活动[88,94,95]。家人和陪护会因患者失业及医疗费用(如医疗相关类、药品类及医疗器械类)而承受巨大的经济负担,以及社交活动减少、抑郁、人际关系破裂的心理负担[88]。对患者及其陪护给予积极的医疗知识教育,与支持团队保持互动并及时干预伴随的负面情绪,这些干预措施可改善患者的临床预后,提高患者的生活质量[88]。对短肠综合征患者优化营养和药物治疗策略以逐渐摆脱肠外营养的做法值得提倡[88]。

结论

SBS是由于先天性肠道缺如、广泛肠管切除或肠道严重病变引起肠道功能或结构的异常而导致吸收不良的一种病理状态。SBS的严重性主要取决于残存小肠的长度及活力,解剖学标志的保留与否(如回肠末端、回盲瓣及结肠连续性),术前肠道的长度,小肠适应性及代偿能力。轻度SBS表现为轻度脱水及部分营养素缺乏(见于局限

性肠切除术后患者),重度可表现为严重水、电解质紊乱(见于广泛性肠切除术后患者)。在 SBS 管理的初始阶段,通常需要肠外营养以保持营养、水代谢平衡。此外,应尽早开始肠内营养。SBS 的患者基于残存结肠进行特定的饮食干预。SBS 患者容易发生微量元素、常量元素、必需脂肪酸的缺乏与多种并发症。尽管营养和药物的联合疗法有助于治疗 SBS,但仍有一部分患者需要间断或持续行静脉营养支持。SBS 易并发多种并发症,带来护理资源高消耗、生活质量降低,以及高致病率和死亡率,因而多学科协作(包括营养、药物、心理及外科等)才是 SBS 患者的最佳护理模式。健康护理的目标是恢复自主营养,预防并发症及提高生活质量。下一章将讨论 SBS 患者的临床症状和促进肠道恢复的药物治疗。

参考文献

1. Buchman AL, Scolapio J, Fryer J. AGA technical review on short bowel syndrome and intestinal transplantation. Gastroenterology. 2003;124(4):1111–34.
2. O'Keefe SJ, Buchman AL, Fishbein TM, Jeejeebhoy KN, Jeppesen PB, Shaffer J. Short bowel syndrome and intestinal failure: consensus definitions and overview. Clin Gastroenterol Hepatol. 2006;4(1):6–10.
3. Thompson JS. Comparison of massive vs. repeated resection leading to short bowel syndrome. J Gastrointest Surg. 2000;4(1):101–4.
4. Thompson JS, DiBaise JK, Iyer KR, Yeats M, Sudan DL. Postoperative short bowel syndrome. J Am Coll Surg. 2005;201(1):85–9.
5. American Gastroenterological Association. American Gastroenterological Association medical position statement: short bowel syndrome and intestinal transplantation. Gastroenterology. 2003;124(4):1105–10.
6. Messing B, Crenn P, Beau P, Boutron-Ruault MC, Rambaud JC, Matuchansky C. Long-term survival and parenteral nutrition dependence in adult patients with the short bowel syndrome. Gastroenterology. 1999;117(5):1043–50.
7. Buchman A. Short bowel syndrome. In: Feldman M, Friedman LS, Brandt LJ, editors. Sleisenger and Fordtran's gastrointestinal and liver disease: pathophysiology, diagnosis, management. 9th ed. Philadelphia: Elsevier; 2010. p. 1779–95.
8. Surana R, Quinn FM, Puri P. Short-gut syndrome: intestinal adaptation in a patient with 12 cm of jejunum. J Pediatr Gastroenterol Nutr. 1994;19(2):246–9.
9. Pironi L, Arends J, Baxter J, Bozzetti F, Pelaez RB, Cuerda C, et al. ESPEN endorsed recommendations. Definition and classification of intestinal failure in adults. Clin Nutr. 2014;34:171–80.
10. ESPEN—Home Artificial Nutrition Working Group, Van Gossum A, Bakker H, De Francesco A, Ladefoged K, Leon-Sanz M, Messing B, et al. Home parenteral nutrition in adults: a multicentre survey in Europe in 1993. Clin Nutr. 1996;15(2):53–9.
11. Van Gossum A, Bakker H, Bozzetti F, Staun M, Leon-Sanz M, Hebuterne Z, et al. Home parenteral nutrition in adults: a European multicentre survey in 1997. Clin Nutr. 1999;18(3):135–40.
12. Howard L, Ament M, Fleming CR, Shike M, Steiger E. Current use and clinical outcome of home parenteral and enteral nutrition therapies in the United States. Gastroenterology. 1995;109(2):355–65.
13. Amiot A, Messing B, Corcos O, Panis Y, Joly F. Determinants of home parenteral nutrition dependence and survival of 268 patients with non-malignant short bowel syndrome. Clin Nutr. 2013;32(3):368–74.
14. Tappenden KA. Pathophysiology of short bowel syndrome: considerations of resected and residual anatomy. JPEN J Parenter Enteral Nutr. 2014;38(1 Suppl):14S–22.

15. Nightingale J, Woodward JM, Small Bowel and Nutrition Committee of the British Society of Gastroenterology. Guidelines for management of patients with a short bowel. Gut. 2006;55 Suppl 4:iv1–12.

16. Kahn E, Daum F. Anatomy, histology, embryology, and developmental anomalies of the small and large intestine. In: Feldman M, Friedman LS, Brandt LJ, editors. Sleisenger and Fordtran's gastrointestinal and liver disease: pathophysiology, diagnosis, management. 9th ed. Philadelphia: Elsevier; 2010. p. 1615–40.

17. Fedorak RN, Bistritz L. Short bowel syndrome. In: Yamada T, editor. Textbook of gastroenterology. 5th ed. Oxford: Blackwell; 2009. p. 1295–321.

18. Nightingale JM, Lennard-Jones JE, Walker ER, Farthing MJ. Jejunal efflux in short bowel syndrome. Lancet. 1990;336(8718):765–8.

19. Nightingale JM, Kamm MA, van der Sijp JR, Morris GP, Walker ER, Mather SJ, et al. Disturbed gastric emptying in the short bowel syndrome. Evidence for a "colonic brake". Gut. 1993;34(9):1171–6.

20. Nightingale JM, Kamm MA, van der Sijp JR, Ghatei MA, Bloom SR, Lennard-Jones JE. Gastrointestinal hormones in short bowel syndrome. Peptide YY may be the "colonic brake" to gastric emptying. Gut. 1996;39(2):267–72.

21. Savage AP, Adrian TE, Carolan G, Chatterjee VK, Bloom SR. Effects of peptide YY (PYY) on mouth to caecum intestinal transit time and on the rate of gastric emptying in healthy volunteers. Gut. 1987;28(2):166–70.

22. Campos MS, Christensen KK, Clark ED, Schedl HP. Brush border calcium uptake in short-bowel syndrome in rats. Am J Clin Nutr. 1993;57(1):54–8.

23. Miazza BM, Al-Mukhtar MY, Salmeron M, Ghatei MA, Felce-Dachez M, Filali A, et al. Hyperenteroglucagonaemia and small intestinal mucosal growth after colonic perfusion of glucose in rats. Gut. 1985;26(5):518–24.

24. Nordgaard I, Hansen BS, Mortensen PB. Importance of colonic support for energy absorption as small-bowel failure proceeds. Am J Clin Nutr. 1996;64(2):222–31.

25. Nightingale JM, Bartram CI, Lennard-Jones JE. Length of residual small bowel after partial resection: correlation between radiographic and surgical measurements. Gastrointest Radiol. 1991;16(4):305–6.

26. Shatari T, Clark MA, Lee JR, Keighley MR. Reliability of radiographic measurement of small intestinal length. Colorectal Dis. 2004;6(5):327–9.

27. Sinha R, Trivedi D, Murphy PD, Fallis S. Small-intestinal length measurement on MR enterography: comparison with in vivo surgical measurement. AJR Am J Roentgenol. 2014;203(3):W274–9.

28. Crenn P, Coudray-Lucas C, Thuillier F, Cynober L, Messing B. Postabsorptive plasma citrulline concentration is a marker of absorptive enterocyte mass and intestinal failure in humans. Gastroenterology. 2000;119(6):1496–505.

29. Tappenden KA. Intestinal adaptation following resection. JPEN J Parenter Enteral Nutr. 2014;38(1 Suppl):23S–31.

30. Dowling RH, Booth CC. Functional compensation after small-bowel resection in man. Demonstration by direct measurement. Lancet. 1966;2(7455):146–7.

31. Perry M. Intestinal absorption following small-bowel resection. Ann R Coll Surg Engl. 1975;57(3):139–47.

32. Tilson MD. Pathophysiology and treatment of short bowel syndrome. Surg Clin North Am. 1980;60(5):1273–84.

33. Crenn P, Morin MC, Joly F, Penven S, Thuillier F, Messing B. Net digestive absorption and adaptive hyperphagia in adult short bowel patients. Gut. 2004;53(9):1279–86.

34. Hill GL, Mair WS, Goligher JC. Impairment of 'ileostomy adaptation' in patients after ileal resection. Gut. 1974;15(12):982–7.

35. Vegge A, Thymann T, Lund P, Stoll B, Bering SB, Hartmann B, et al. Glucagon-like peptide-2 induces rapid digestive adaptation following intestinal resection in preterm neonates. Am J Physiol Gastrointest Liver Physiol. 2013;305(4):G277–85.

36. De Francesco A, Malfi G, Delsedime L, David E, Pera A, Serra R, et al. Histological findings

regarding jejunal mucosa in short bowel syndrome. Transplant Proc. 1994;26(3):1455–6.

37. Porus RL. Epithelial hyperplasia following massive small bowel resection in man. Gastroenterology. 1965;48:753–7.

38. Jeppesen PB, Hartmann B, Thulesen J, Hansen BS, Holst JJ, Poulsen SS, et al. Elevated plasma glucagon-like peptide 1 and 2 concentrations in ileum resected short bowel patients with a preserved colon. Gut. 2000;47(3):370–6.

39. Weser E, Babbitt J, Hoban M, Vandeventer A. Intestinal adaptation. Different growth responses to disaccharides compared with monosaccharides in rat small bowel. Gastroenterology. 1986;91(6):1521–7.

40. Lai HS, Chen WJ, Chen KM, Lee YN. Effects of monomeric and polymeric diets on small intestine following massive resection. Taiwan Yi Xue Hui Za Zhi. 1989;88(10):982–8.

41. Vanderhoof JA, Park JH, Herrington MK, Adrian TE. Effects of dietary menhaden oil on mucosal adaptation after small bowel resection in rats. Gastroenterology. 1994;106(1):94–9.

42. Williamson RC. Intestinal adaptation: factors that influence morphology. Scand J Gastroenterol Suppl. 1982;74:21–9.

43. Feldman EJ, Dowling RH, McNaughton J, Peters TJ. Effects of oral versus intravenous nutrition on intestinal adaptation after small bowel resection in the dog. Gastroenterology. 1976;70(5 Pt.1):712–9.

44. Buchman AL, Moukarzel AA, Bhuta S, Belle M, Ament ME, Eckhert CD, et al. Parenteral nutrition is associated with intestinal morphologic and functional changes in humans. JPEN J Parenter Enteral Nutr. 1995;19(6):453–60.

45. Buchman AL, Mestecky J, Moukarzel A, Ament ME. Intestinal immune function is unaffected by parenteral nutrition in man. J Am Coll Nutr. 1995;14(6):656–61.

46. Sedman PC, MacFie J, Palmer MD, Mitchell CJ, Sagar PM. Preoperative total parenteral nutrition is not associated with mucosal atrophy or bacterial translocation in humans. Br J Surg. 1995;82(12):1663–7.

47. Heaton KW, Read AE. Gall stones in patients with disorders of the terminal ileum and disturbed bile salt metabolism. Br Med J. 1969;3(5669):494–6.

48. Thompson JS. The role of prophylactic cholecystectomy in the short-bowel syndrome. Arch Surg. 1996;131(5):556–9; discussion 559–60.

49. The colon, the rumen, and D-lactic acidosis. Lancet 1990;336(8715):599–600.

50. Jeppesen PB, Mortensen PB. Significance of a preserved colon for parenteral energy requirements in patients receiving home parenteral nutrition. Scand J Gastroenterol. 1998;33(11):1175–9.

51. Matarese LE. Nutrition and fluid optimization for patients with short bowel syndrome. JPEN J Parenter Enteral Nutr. 2013;37(2):161–70.

52. Joly F, Dray X, Corcos O, Barbot L, Kapel N, Messing B. Tube feeding improves intestinal absorption in short bowel syndrome patients. Gastroenterology. 2009;136(3):824–31.

53. Buchman AL. Use of percutaneous endoscopic gastrostomy or percutaneous endoscopic jejunostomy in short bowel syndrome. Gastrointest Endosc Clin N Am. 2007;17(4):787–94.

54. Chaet MS, Arya G, Ziegler MM, Warner BW. Epidermal growth factor enhances intestinal adaptation after massive small bowel resection. J Pediatr Surg. 1994;29(8):1035–8; discussion 1038–9.

55. Helmrath MA, Shin CE, Erwin CR, Warner BW. The EGF\EGF-receptor axis modulates enterocyte apoptosis during intestinal adaptation. J Surg Res. 1998;77(1):17–22.

56. Mashako MN, Cezard JP, Boige N, Chayvialle JA, Bernard C, Navarro J. The effect of artificial feeding on cholestasis, gallbladder sludge and lithiasis in infants: correlation with plasma cholecystokinin levels. Clin Nutr. 1991;10(6):320–7.

57. Javid PJ, Collier S, Richardson D, Iglesias J, Gura K, Lo C, et al. The role of enteral nutrition in the reversal of parenteral nutrition-associated liver dysfunction in infants. J Pediatr Surg. 2005;40(6):1015–8.

58. Cosnes J, Evard D, Beaugerie L, Gendre JP, Le Quintrec Y. Improvement in protein absorption with a small-peptide-based diet in patients with high jejunostomy. Nutrition. 1992;8(6):406–11.

59. McIntyre PB, Fitchew M, Lennard-Jones JE. Patients with a high jejunostomy do not need a special diet. Gastroenterology. 1986;91(1):25–33.

60. Ksiazyk J, Piena M, Kierkus J, Lyszkowska M. Hydrolyzed versus nonhydrolyzed protein diet in short bowel syndrome in children. J Pediatr Gastroenterol Nutr. 2002;35(5):615–8.

61. Torp N, Rossi M, Troelsen JT, Olsen J, Danielsen EM. Lactase-phlorizin hydrolase and aminopeptidase N are differentially regulated in the small intestine of the pig. Biochem J. 1993;295(Pt 1):177–82.

62. Estrada G, Krasinski SD, Montgomery RK, Grand RJ, Garcia-Valero J, Lopez-Tejero MD. Quantitative analysis of lactase-phlorizin hydrolase expression in the absorptive enterocytes of newborn rat small intestine. J Cell Physiol. 1996;167(2):341–8.

63. Sukhotnik I, Gork AS, Chen M, Drongowski RA, Coran AG, Harmon CM. Effect of a high fat diet on lipid absorption and fatty acid transport in a rat model of short bowel syndrome. Pediatr Surg Int. 2003;19(5):385–90.

64. Sukhotnik I, Mor-Vaknin N, Drongowski RA, Miselevich I, Coran AG, Harmon CM. Effect of dietary fat on early morphological intestinal adaptation in a rat with short bowel syndrome. Pediatr Surg Int. 2004;20(6):419–24.

65. Choi PM, Sun RC, Guo J, Erwin CR, Warner BW. High-fat diet enhances villus growth during the adaptation response to massive proximal small bowel resection. J Gastrointest Surg. 2014;18(2):286–94; discussion 294.

66. Choi PM, Sun RC, Sommovilla J, Diaz-Miron J, Khil J, Erwin CR, et al. The role of enteral fat as a modulator of body composition after small bowel resection. Surgery. 2014;156(2):412–8.

67. Sukhotnik I, Shiloni E, Krausz MM, Yakirevich E, Sabo E, Mogilner J, et al. Low-fat diet impairs postresection intestinal adaptation in a rat model of short bowel syndrome. J Pediatr Surg. 2003;38(8):1182–7.

68. Woolf GM, Miller C, Kurian R, Jeejeebhoy KN. Diet for patients with a short bowel: high fat or high carbohydrate? Gastroenterology. 1983;84(4):823–8.

69. Woolf GM, Miller C, Kurian R, Jeejeebhoy KN. Nutritional absorption in short bowel syndrome. Evaluation of fluid, calorie, and divalent cation requirements. Dig Dis Sci. 1987;32(1):8–15.

70. Ovesen L, Chu R, Howard L. The influence of dietary fat on jejunostomy output in patients with severe short bowel syndrome. Am J Clin Nutr. 1983;38(2):270–7.

71. Furst T, Bott C, Stein J, Dressman JB. Enteric-coated cholylsarcosine microgranules for the treatment of short bowel syndrome. J Pharm Pharmacol. 2005;57(1):53–60.

72. Heydorn S, Jeppesen PB, Mortensen PB. Bile acid replacement therapy with cholylsarcosine for short-bowel syndrome. Scand J Gastroenterol. 1999;34(8):818–23.

73. Gruy-Kapral C, Little KH, Fordtran JS, Meziere TL, Hagey LR, Hofmann AF. Conjugated bile acid replacement therapy for short-bowel syndrome. Gastroenterology. 1999;116(1):15–21.

74. Kapral C, Wewalka F, Praxmarer V, Lenz K, Hofmann AF. Conjugated bile acid replacement therapy in short bowel syndrome patients with a residual colon. Z Gastroenterol. 2004;42(7):583–9.

75. Nordgaard I. Colon as a digestive organ: the importance of colonic support for energy absorption as small bowel failure proceeds. Dan Med Bull. 1998;45(2):135–56.

76. Nightingale JM, Lennard-Jones JE, Gertner DJ, Wood SR, Bartram CI. Colonic preservation reduces need for parenteral therapy, increases incidence of renal stones, but does not change high prevalence of gall stones in patients with a short bowel. Gut. 1992;33(11):1493–7.

77. Atia A, Girard-Pipau F, Hebuterne X, Spies WG, Guardiola A, Ahn CW, et al. Macronutrient absorption characteristics in humans with short bowel syndrome and jejunocolonic anastomosis: starch is the most important carbohydrate substrate, although pectin supplementation may modestly enhance short chain fatty acid production and fluid absorption. JPEN J Parenter Enteral Nutr. 2011;35(2):229–40.

78. Meier R, Beglinger C, Schneider H, Rowedder A, Gyr K. Effect of a liquid diet with and without soluble fiber supplementation on intestinal transit and cholecystokinin release in volunteers. JPEN J Parenter Enteral Nutr. 1993;17(3):231–5.

79. Otsuka M, Satchithanandam S, Calvert RJ. Influence of meal distribution of wheat bran on fecal bulk, gastrointestinal transit time and colonic thymidine kinase activity in the rat. J Nutr. 1989;119(4):566–72.

80. Jeppesen PB, Mortensen PB. The influence of a preserved colon on the absorption of medium chain fat in patients with small bowel resection. Gut. 1998;43(4):478–83.

81. O'Keefe SJ, Peterson ME, Fleming CR. Octreotide as an adjunct to home parenteral nutrition in the management of permanent end-jejunostomy syndrome. JPEN J Parenter Enteral Nutr. 1994;18(1):26–34.

82. Lennard-Jones JE. Oral rehydration solutions in short bowel syndrome. Clin Ther. 1990;12(Suppl A):129–37; discussion 138.

83. Davis GR, Santa Ana CA, Morawski SG, Fordtran JS. Permeability characteristics of human jejunum, ileum, proximal colon and distal colon: results of potential difference measurements and unidirectional fluxes. Gastroenterology. 1982;83(4):844–50.

84. Afzal NA, Addai S, Fagbemi A, Murch S, Thomson M, Heuschkel R. Refeeding syndrome with enteral nutrition in children: a case report, literature review and clinical guidelines. Clin Nutr. 2002;21(6):515–20.

85. Brooks MJ, Melnik G. The refeeding syndrome: an approach to understanding its complications and preventing its occurrence. Pharmacotherapy. 1995;15(6):713–26.

86. Hernandez-Aranda JC, Gallo-Chico B, Luna-Cruz ML, Rayon-Gonzalez MI, Flores-Ramirez LA, Ramos Munoz R, et al. Malnutrition and total parenteral nutrition: a cohort study to determine the incidence of refeeding syndrome. Rev Gastroenterol Mex. 1997;62(4):260–5.

87. Flesher ME, Archer KA, Leslie BD, McCollom RA, Martinka GP. Assessing the metabolic and clinical consequences of early enteral feeding in the malnourished patient. JPEN J Parenter Enteral Nutr. 2005;29(2):108–17.

88. Winkler MF, Smith CE. Clinical, social, and economic impacts of home parenteral nutrition dependence in short bowel syndrome. JPEN J Parenter Enteral Nutr. 2014;38(1 Suppl):32S–7.

89. Pironi L, Goulet O, Buchman A, Messing B, Gabe S, Candusso M, et al. Outcome on home parenteral nutrition for benign intestinal failure: a review of the literature and benchmarking with the European prospective survey of ESPEN. Clin Nutr. 2012;31(6):831–45.

90. Vantini I, Benini L, Bonfante F, Talamini G, Sembenini C, Chiarioni G, et al. Survival rate and prognostic factors in patients with intestinal failure. Dig Liver Dis. 2004;36(1):46–55.

91. Lloyd DA, Vega R, Bassett P, Forbes A, Gabe SM. Survival and dependence on home parenteral nutrition: experience over a 25-year period in a UK referral centre. Aliment Pharmacol Ther. 2006;24(8):1231–40.

92. Winkler MF. Quality of life in adult home parenteral nutrition patients. JPEN J Parenter Enteral Nutr. 2005;29(3):162–70.

93. Persoon A, Huisman-de Waal G, Naber TA, Schoonhoven L, Tas T, Sauerwein H, et al. Impact of long-term HPN on daily life in adults. Clin Nutr. 2005;24(2):304–13.

94. Winkler MF, Ross VM, Piamjariyakul U, Gajewski B, Smith CE. Technology dependence in home care: impact on patients and their family caregivers. Nutr Clin Pract. 2006;21(6):544–56.

95. Winkler MF, Wetle T, Smith C, Hagan E, O'Sullivan Maillet J, Touger-Decker R. The meaning of food and eating among home parenteral nutrition-dependent adults with intestinal failure: a qualitative inquiry. J Am Diet Assoc. 2010;110(11):1676–83.

第11章
短肠综合征:药物疗法

短肠综合征(short bowel syndrome,SBS)是指由于先天肠道缺如、广泛小肠切除、肠道结构和(或)功能丧失导致吸收不良的一种病理状态。SBS通常是指残存小肠 < 200cm[1]。SBS功能障碍表现为轻度脱水伴部分营养素缺乏(如局限性肠切除)到重度脱水伴电解质紊乱、顽固性腹泻和重度营养不良(如广泛性肠切除)。肠外营养[如液体和(或)电解质]支持通常需要足够的营养以维持水、电解质及代谢平衡。SBS的生理特征及其营养管理已在上一章中详细阐述。

SBS患者通常需要药物治疗,以减轻患者的临床症状。在健康受试者中,一些药物在空肠被吸收,然而,SBS患者可能存在药物吸收不良,可能需要更大的剂量或改变给药途径(舌下含服或静脉注射)以保证药效。影响药物疗效的因素包括:可吸收表面积、残存肠道结构、肠道转运与黏膜接触时间、酸/碱性环境等。口服或肠内给药适合于有导管相关性感染风险的患者[1]。SBS药物治疗总结见表11.1。

表 11.1　短肠综合征患者的药物治疗[a][3]

分类	药物	剂量
抗动力药	地芬诺酯	2.5~7.5mg,每日 4 次,口服(日最大剂量 20~25mg)
	洛哌丁胺	2~6mg,每日 4 次,口服(日最大剂量 16mg)
	可待因	15~60mg,每日 4 次,口服
	吗啡	2~20mg,每日 4 次,口服
	阿片酊(除臭鸦片酊;鸦片酊)[c]	0.3~1ml,每日 4 次,口服
质子泵抑制剂[b]	埃索美拉唑	20~40mg,每日 2 次,口服或 IV
	奥美拉唑	20~40mg,每日 2 次,口服
	兰索拉唑	15~30mg,每日 2 次,口服
	泮托拉唑	20~40mg,每日 2 次,口服
H₂ 受体阻滞剂[b]	西咪替丁	200~400mg,每日 4 次,口服或 IV
	法莫替丁	20~40mg,每日 2 次,口服或 IV

续表

分类	药物	剂量
H_2 受体阻滞剂 [b]	雷尼替丁	150~300mg,每日 2 次,口服或 IV
α_2 肾上腺素能受体阻滞剂	可乐定	0.1~0.3mg,每日 3 次,口服 每周 0.1~0.3mg,皮下注射
生长抑素	奥曲肽	50~250μg,皮下注射,每日 3~4 次
胰酶替代物	胰脂肪酶	每次 500U/kg(最大剂量每次 2500U/kg 或每日 10 000U/kg)
胆汁酸结合树脂	考来烯胺 [d]	2~4g,每日 4 次,口服
抗生素(治疗小肠细菌过繁殖)	甲硝唑	250mg,每日 2 次,口服,持续 7~14 天
	环丙沙星	500mg,每日 2 次,口服,持续 7~14 天
	安灭菌	500mg,每日 2 次,口服,持续 7~14 天
	四环素	250~500mg,每日 4 次,口服,持续 7~14 天
	利福昔明	200~500mg,每日 3 次,口服,持续 7~14 天
	强力霉素	100mg,每日 2 次,口服,持续 7~14 天
	新霉素	500mg,每日 2 次,口服,持续 7~14 天
重组人生长激素(r-hGH)	生长激素	皮下注射 0.1mg/(kg·d)(持续 4 周)
胰高血糖素样肽 2(GLP-2)类似物	替度鲁肽(重组)	皮下注射 0.05mg/(kg·d) (治疗时间不限)

IV 静脉注射

[a] SBS 患者可能需要超过最大剂量的药量以克服药物吸收不良

[b] 术后 6 个月胃酸分泌过多通常会有所改善

[c] 阿片类必须按照规定,注意剂量,特别是鸦片酊和止痛剂。鸦片酊(除臭鸦片酊):1ml 等同于液态无水吗啡 10mg。止痛剂(复方樟脑酊):5ml 等同于液态无水吗啡 2mg;5~10mg,每日口服 1~4 次。鸦片酊比止痛剂至少浓缩了 25 倍,因此以滴剂(或 ml)计量。当开具这些药物处方时,不应使用缩写以避免错误。由于以 ml 为单位显示更为安全,应避免使用滴剂[55]。1ml 鸦片酊 =25ml 止痛剂 =65mg 可待因 =10mg 吗啡

[d] 不适用于末端回肠 <100cm 的患者

腹泻的药物治疗

SBS 患者腹泻的病因复杂且涉及多重因素,可根据发病制订管理的策略(如下所述),当然这样的管理策略会有所重复,因此制订一个包含多种治疗方式的综合方案很有必要。

快速肠道运输

止泻药可用于减缓肠蠕动,增加营养物质与肠黏膜的接触时间。阿片受体激动剂可通过抑制小肠蠕动来减轻腹泻。一线药物包括盐酸洛哌丁胺和复方地芬诺酯片。洛哌丁胺是一种中枢作用的 μ 受体激动剂,无潜在的中枢神经系统副作用(如兴奋、镇静或成瘾)[2-4]。地芬诺酯是一种中枢性的阿片样物质激动剂,大剂量的地芬诺酯会引起抗胆碱效应(如心动过速、扩瞳或口干等),因而其应用受到潜在限制[3]。二线药物包括可待因或鸦片酊剂等。在一项双盲交叉的试验中,盐酸洛哌丁胺盐酸盐(4mg/d,每日 3 次)和可待因(60mg/d,每日 3 次)显著降低了回肠造口患者每日排出物的容量和含水

量,导致造口处排出物湿重减少了27%。与可待因相比,洛哌丁胺治疗副作用更少,每日钠、钾的丢失量也更少[5]。研究表明,餐前30~60分钟口服止泻药最有效[6,7]。止泻药的药效随着药物使用时间的延长而降低,可能需要根据患者的症状进行适当的药物调整[6]。

高胃酸分泌

高胃泌素血症导致胃酸的大量分泌,引起水、电解质丢失,特别是在肠大部切除术后的前6~12个月最为明显[8]。胃酸分泌过多还会引起肠道吸收力下降(由于胰酶和胆汁盐在十二指肠中失活)和消化道溃疡[7-9]。胃酸分泌似乎与切除的肠道范围成正比,并受到多种胃肠激素的影响,如缩胆囊素、YY肽、胰高血糖素样肽1(GLP-1)、促胰液素和神经紧张素[9,10]。质子泵抑制剂(PPI一线药物)和H_2受体阻滞剂(二线药物),在空肠近端吸收,可用于SBS患者术后减少空肠水、电解质的丢失。在一项有关SBS患者(平均小肠长度为100cm,粪便重量>1.5kg/d)的随机双盲交叉对照研究中,奥美拉唑每日2次40mg静脉注射,与雷尼替丁每日2次150mg静脉注射和无干预组相比,奥美拉唑显著增加了吸收湿重的平均数,由0.78kg/d增加至2.01kg/d[11]。

皮下注射或口服α_2肾上腺素能受体激动剂可乐定能作用于肠神经元介导的几种胃肠功能,包括抑制胃酸分泌、减少肠液分泌、刺激小肠吸收和延缓胃肠蠕动(胃,小肠和结肠)等。可乐定也可用于促进结肠对氯化物的吸收[12]。尽管可乐定用于SBS患者的临床研究有限,而一项纳入了8例肠外营养依赖的高排量近端空肠造口患者的小型对照研究发现,可乐定经皮给药可减少粪便量(P=0.05),同时也会减少粪便中钠的丢失(P=0.036)[13]。2例常规药物治疗无效的高排量SBS患者口服可乐定后(每

次0.1~0.2mg,每日2次)成功将大便减少至2.5~3.0L/d[14]。低血压可能是限制可乐定应用于SBS患者的重要因素。

奥曲肽是一种长效的生长抑素类似物,被认为是三线药物,可能特别适用于空肠造口术后高排量的患者。这种药物的作用机制包括抑制胃肠激素,抑制腺苷环化酶的活性进而抑制肠上皮细胞离子跨膜转运,从而发挥止泻的作用[15,16]。研究表明奥曲肽可延长SBS患者肠道转运时间,在一项纳入了8例SBS患者为期15周的前瞻性、公开的试验中,肌注善宁(分别于0周、3周、7周、11周肌注20mg)显著延长肠道转运时间(P=0.03)[15]。皮下给药,费用高及不良反应(营养不良、胰腺功能不全、胆石症、亚急性肠梗阻等)使奥曲肽的临床应用受到一定的限制[17]。一些研究认为奥曲肽可能抑制肠道的适应性,而其他研究则认为奥曲肽与肠道适应性并无相关性[18,19]。

脂质吸收不良

多种原因可导致SBS患者发生腹泻,包括胰酶失活(尤其是脂肪酶)和胆盐缺乏(尤其是回肠切除后)。在临床实践中,对术后高胃酸分泌的SBS患者可补充胰酶以促进对脂肪的吸收[3]。抑酸、止泻之后再补充胰酶通常较为合适。口服大量钙剂(2.4~3.6g/d)也可减轻腹泻,可能是由于钙离子结合了脂肪酸。只有在胃液的pH正常时才考虑补充胆汁酸,以免胆汁酸促进胃酸过度分泌[20]。如前所述,考来烯胺可用于治疗部分回肠切除术(回肠末端切除范围<100cm)引起的胆盐相关性腹泻,尽管对回肠部分残存及结肠完整的患者,考来烯胺可能会降低胆汁的重新收而加重腹泻。考来烯胺会引起脂溶性维生素缺乏,对回肠切除范围大于100cm的患者,有加重腹泻的风险。考来烯胺可与抗生素、β受体阻滞剂、口服降糖药、华法林等药物结合,因而禁忌与这些药物

联用[4]。

小肠细菌过度繁殖

肠切除术后的解剖结构改变,包括回盲瓣切除、小肠粘连或结果改变及肠道动力变化,促进了肠道细菌过度繁殖,主要表现为腹胀、腹泻及肛门排气增多。肠道细菌过度繁殖会分解胆汁酸引起的脂肪吸收不良及维生素 B_{12} 缺乏。SBS 患者由于快速的小肠转运而很难被鉴别肠道产生的 H_2 来源于小肠还是结肠,通过呼氢试验诊断肠道细菌过度繁殖会出现假阳性。因此,如果临床上高度考虑该病时,抗生素疗法(如喹诺酮、甲硝唑、四环素或利福昔明)可能对患者有一定作用。规律间断使用抗生素(如每月使用抗生素 7~10 天)可能会减少耐药菌株的产生[6]。然而,广谱抗生素可能会加重腹泻或引起艰难梭菌感染。

修复肠道的药物疗法

修复肠道的主要目标是恢复营养自主性并提高生活质量(quality of life,QOL)。促进肠道适应性并优化水合和肠内营养需求有助于降低(或理想地停用)长期 PN 和(或)IV(PN/IV)需求[6,21]。尽管有丰富的医疗资源和营养保健措施,但并不推荐生长因子作为 SBS 患者的首选。目前有两种药物可短期用于接受肠外营养支持的 SBS 患者。重组人生长激素(recombinant human growth hormone,r-hGH)Somatropin 和 GLP-2 类似物替度鲁肽,是两种可用于 SBS 患者管理策略的新药。

r-hGH:Somatropin

Somatropin(Zorbtive®;EMD Serono Inc,Rockland,MA)是一种重组人生长激素,2003 年由美国 FDA 批准用于短期治疗接受肠外营养的 SBS 患者[22],推荐剂量为 0.1mg/kg,皮下注射 4 周。早期涉及小样本及不同剂量的重组人生长激素联合谷氨酰胺的研究显示重组人生长激素对肠道吸收有多种不同的作用[23~29]。在一项纳入了 61 例患者的前瞻性研究中,将生长激素[平均剂量 0.09mg/(kg·d),持续 4~6 周],口服谷氨酰胺(30g/d),患者教育与优化饮食等相结合,结果发现随访 1 年后,49 例 SBS 患者(残存小肠≤200cm)中有 20 例(占 41%)由起始肠外营养依赖型转为肠外营养非依赖型,另有 25 例(51%)患者对肠外营养的需求减少。大多数受试者出现了外周性水肿的药物副作用[25]。

一项纳入了 41 例肠外营养患者的双中心、双盲、随机、安慰剂对照、为期 4 周的Ⅲ期临床试验,旨在评估补充 r-hGH 和谷氨酰胺(30g/d)对肠外营养需求量的影响。它的主要指标是患者每周对肠外营养需求量的变化(主要测量肠外营养液的容积,补充脂质乳剂和液体的量)。与只补充谷氨酰胺(−3.8L/w)肠外营养的 9 例患者相比,接受 r-hGH[0.1mg/(kg·d)和谷氨酰胺(−7.7L/w,$P<0.001$]的 16 例肠外营养患者和只接受 r-hGH 的(−5.9L/w,$P<0.05$)的 16 例肠外营养患者较初始营养液量明显降低。与仅补充谷氨酰胺能每周减少 2 次肠外营养的频率相比,补充 r-hGH 和谷氨酰胺能每周减少 4 次肠外营养,而补充 r-hGH 每周能减少 3 次。在观察期间优化的经口饮食也未曾间断。与仅添加谷氨酰胺(−2633kcal/w)组对比,生长激素联合谷氨酰胺饮食组(−5751kcal/w,$P<0.001$)和生长激素联合优化的非谷氨酰胺饮食组(-4338kcal/w,$P<0.01$),通过 TPN 获得能量需求在大大降低。在 3 个月的随访中,与只接受补充谷氨酰胺的肠外营养支持的患者对比,补充生长激素和谷氨酰胺的肠外营养支持患者的需求量显著降低(−7.2L/w vs.−4.7L/w,$P<0.005$)[30]。

在使用生长激素的过程中最常见的不

良反应是外周性水肿（94% 实验组 vs.44% 对照组）和骨骼肌系统相关症状（如关节痛）（44% 实验组 vs.1% 对照组）[30]。不同剂量的 r-hGH 也与腕管综合征、糖耐量异常、2 型糖尿病、急性胰腺炎和亚临床中枢性甲减等相关。r-hGH 的禁忌证为：活动性恶性疾病或复发性癌症、新发的 SBS、活动性增殖性或严重非增殖性糖尿病视网膜病变，以及脓毒症或危重症。在应用 r-hGH 之前，残存结肠的患者应该筛查结肠癌。生长激素与颅内高压的进展有关，通常在服药开始的前 8 周内出现。在开始治疗前，应定期进行基底镜检查，以排除可能出现的乳头状水肿，且在整个治疗过程中都应该定期复查。如果发现有乳头状水肿，应停止使用 r-hGH。所有报道显示颅内高压症状和体征可随着药物减量或停用而迅速缓解[22]。

重组生长激素价格高昂，在美国为期 4 周的治疗成本约 20 000 美元[31]。虽然目前 FDA 批准该药物只用于 1 个月以上的单个疗程，但患者可根据病情需要再次应用该药物。需要进一步的研究来确定 r-hGH 的远期影响以及治疗的具体细节，如最佳给药剂量 / 给药时间、疗程和维持治疗等。关于重组人生长激素的远期疗效、最适剂量及疗程等问题有待进一步的研究。

胰高血糖素样肽 2 类似物：替度鲁肽

胰高血糖素样肽 2 类似物（glucagon-like peptide-2 analogues，GLP-2）是由肠道 L 细胞（末端回肠和结肠）分泌的一种神经内分泌肽，具有靶向肠内营养作用。这种激素在食物的刺激下释放，可促进正常肠道细胞的生长和促进黏膜上皮细胞及肠细胞增殖[32~35]。GLP-2 可以抑制胃肠动力，减少分泌和促进肠道对营养物质的吸收[34,36,37]。在一项纳入了 8 例 SBS 患者（切除末端回肠和结肠，无餐后 GLP-2 释放）的研究中，使用 GLP-2（400μg 皮下注射，每日 2 次，持续 35 天）可显著增加肠道对营养物质的吸收，提高了氮和湿重（P=0.04）。体重平均增加 1.2kg（P=0.01），脂肪量显著减少（P=0.007），净体重增加（P=0.004）。胃排空固态食物也明显减慢（P<0.05）[38]。

替度鲁肽（Gattex®；NPS Pharmaceuticals, Inc, Bedminster, NJ）是 2012 年 FDA 批准用于治疗 PN 依赖性 SBS 的重组人 GLP-2 类似物（半衰期比天然 GLP-2 更长）[39]，推荐剂量为皮下注射 0.05mg/（kg·d）。小肠切除术后的前临床模型表明，替度鲁肽在增强肠屏障功能和肠吸收功能上与天然 GLP-2 类似[40,41]。已有研究证实，替度鲁肽可诱导 SBS 患者发生肠道结构性适应（增加绒毛高度和隐窝深度），促进液体的吸收并增加血浆瓜氨酸浓度[42~46]。在一项纳入了 16 例 SBS 患者的研究中，皮下注射替度鲁肽（每次 3U，21 日）相对安全且患者耐受良好，绝对和相对湿重显著增加，尿钠排泄量和尿量增加（均 P<0.001），同时也发现粪便重量减少（P=0.001）[42]。空肠造瘘术后的 SBS 患者在接受替度鲁肽治疗后，其绒毛高度、隐窝深度和有丝分裂指数均显著增加。然而，在无药随访期，肠吸收作用改善和粪排泄量减少的治疗效应在停药后也逐渐消退。造口环扩大和下肢水肿是最常见的副作用[42]。值得注意的是，与应用天然 GLP-2 治疗的预试验相比，在为期 35 天的具有相似水平的湿重吸收率 SBS 受试者中，用替度鲁肽治疗可使湿重吸收率提高近 2 倍[38]。这种差别可能是由替度鲁肽的半衰期较长或 GLP-2 剂量不同所造成的。

在纳入了 169 例 SBS 患者的随机双盲、安慰组对照、Ⅲ期临床试验中，随访超过了 24 周[43,45]。所有参与者在试验开始时都依赖肠外营养支持，在纳入研究之前至少需要每周 3 次的肠外营养支持治疗，至少持续 1 年。在随机化分组之前，对所有参与者均进行营养支持的优化和稳固化，以确保对胃肠外需求基线一致,基础尿量为 1~2L/d。在开始治疗后,如果 48 小时尿量从基础水平增加 10% 以上且患者可耐受,可逐渐减少肠外营养液体量[43,45]。

Ⅲ期临床试验的第一阶段是一项随机、双盲、安慰剂对照、多中心的关于不同剂量替度鲁肽[0.05mg/(kg·d) 或 0.10mg/(kg·d)]相比于安慰剂在治疗门诊肠衰竭 SBS 患者(n=83)中疗效的研究。小肠切除的主要原因是克罗恩病(占 36%)和血管疾病(占 30%)。研究表明,接受替度鲁肽[0.05mg/(kg·d),FDA 批准剂量]的 35 例患者中,46% 的患者在 20 周前对肠外营养支持的需求降低了 20% 以上,并且一直维持到 24 周,而安慰剂组 16 名患者中只有 6% 的患者出现这一结果(P<0.01)。在试验的第 24 周,治疗组比安慰剂组对肠外营养液的需求量减少更多(治疗组从开始的 9.6L/w 降低至 7.1L/w,而安慰剂组是从开始的 10.7L/w 降低至 9.8L/w)。24 周治疗组患者对胃肠外营养能量需求较开始时显著下降[(912±1333)kJ/d,P=0.001]。治疗组[0.05mg/(kg·d)]中的 2 名患者在第 24 周完全停用肠外营养支持。与安慰剂组对比,治疗组患者的绒毛高度、隐窝深度、血浆瓜氨酸浓度及体重均增加(P<0.05)[43]。

经过第一阶段的 52 例患者继续接受相同剂量[0.05mg/(kg·d) 或 0.10mg/(kg·d)]的替度鲁肽治疗 28 周,这一阶段为双盲、开放式研究。随访 1 年后,有 68%(0.05mg/(kg·d)组,-4.9L/周)和 52%[0.10mg/(kg·d)组]的患者达到了临床疗效(每周肠外营养液需求量下降≥20% 定义为临床有效)。而且,两组患者在 1 天或更长时间内实现了降低对肠外营养的依赖性(患者比例分别为 68% 和 37%)。4 例患者完全停用了肠外营养支持治疗[46]。

Ⅲ期临床试验的第二阶段是一项为期 24 周比较皮下注射替度鲁肽[0.05mg/(kg·d);n=43]与安慰剂组(n=43)对肠衰竭

SBS 患者疗效的研究[45]。SBS 的主要病因是血管性疾病(34%)和 CD(21%)[45]。这项前瞻性研究的主要指标是接受治疗的患者在 20 周和 24 周对肠外营养液体的量较开始时下降 20% 以上的人数。这一阶段的研究比第一阶段的研究制订停用肠外营养支持的方案更严格(10%~30% vs.10%)和更早(2 周 vs.4 周)。如果 48 小时尿量超过基础水平≥10%,则减少胃肠外营养的液体量。研究显示,替度鲁肽组起效的患者(63%)明显多于安慰剂组(30%,P=0.002)。在第 24 周,替度鲁肽组对于肠外营养液的平均需求量(从基础水平的 12.9L/周降为 8.5L/周)明显低于安慰剂组(从基础水平的 13.2L/周将为 10.9L/周,P<0.001)。此外,替度鲁肽组(54%)比安慰剂组(23%;P=0.005)对 PN/IV 每周需求量减少(至少 1 天)的人数更多。患者在 24 周内体基本维持体重的恒定[45]。

Ⅲ期试验第二阶段纳入了 88 例接受替度鲁肽[0.05mg/(kg·d)]治疗的患者,这是一项为期 2 年的开放性研究[47]。65 例患者(74%)完成了此项研究。30 例患者接受替度鲁肽[0.05mg/(kg·d)]治疗超过 30 个月,其中有 28 例(93%)患者达到了临床预期疗效,即肠外营养液量下降 20%~100%(平均 -7.6L/w)。在 21 例(71%)患者中,输注肠外营养的时间减少了 1 天甚至更多[47]。

Ⅲ期试验及其后续试验发现接受替度鲁肽[0.05mg/(kg·d)]治疗的患者中有 11% 停用了肠外营养支持治疗[48]。虽然试验开始时患者的病情不尽相同,但似乎大多数摆脱肠外营养支持的患者具有连续的结肠,和(或)开始时就对肠外营养支持的需求较低[48]。由于纳入研究的人数较少,很难运用统计学的方法预测停用肠外营养支持的相关因素[48]。

总体而言,患者对替度鲁肽的耐受性良好,两组因治疗中出现的突发情况导致试验终止的患者人数相近（替度鲁肽组 n=2；安慰剂组 n=3）[45]。在Ⅲ期试验中，替度鲁肽最常见的不良反应是胃肠道反应（腹痛、腹胀、恶心及吻合口并发症）。这些事件的发生率在治疗开始和减少肠外营养液量时最高。替度鲁肽相关的风险包括促进肿瘤增殖，如结肠息肉，因而替度鲁肽通常不用于患有恶性肿瘤的患者。患者应在开始使用药物之前进行结肠镜检查并应在治疗期间定期复查结肠镜[39]。既往有肠梗阻、胰胆管相关病史的患者应采取相应的预防措施。替度鲁肽与液体容量负荷过重及肠道对口服药物的吸收率增加等潜在风险相关。因此，在应用于伴有心血管疾病或者治疗指数低的疾病时应密切监测其不良反应。

SBS 患者应用替度鲁肽治疗 1 年的费用约为 295 000 美元。替度鲁肽治疗持续的时间没有限制[39]。尽管它的费用很高，但与肠外营养支持治疗的经济负担及其相关并发症（包括住院治疗）相比，替度鲁肽疗法可能会节省出相当多的医疗花费。由于肠外营养的时间及液体量减少等原因，患者生活质量也会提高。因为医疗保险广泛覆盖，以及患者支持群体也可支付部分医疗费用，使用替度鲁肽的个人花费可能是合理的[49]。

用于肠道康复的药物疗法差异很大，应基于患者的解剖、功能状态、并发症、症状及治疗反应性而制订个体化的管理策略。临床实践中新药的研发与应用需要进一步大样本、长随访的研究。

手术管理和肠移植

小肠和残存结肠吻合术是 SBS 患者最常用的手术治疗方式[4]。非移植自体肠道重建手术包括纵向肠道延长成形术（longitudinal intestinal lengthening and tailoring, LILT）和连续肠道横向成形术（serial transverse enteroplasty, STEP），以增加肠吸收面积并减少肠道转运时间。目前已经提出了其他几种手术方式，包括逐渐缩小的肠内成形术、循环回路或肠道瓣膜重建术、肠管倒置和结肠间置术等[4]。然而，经验不足、患者的严格筛选、技术的复杂性及不尽如人意的结果等因素可能会限制这些手术的临床应用[50]。

肠移植（intestinal transplantation, IT）的相关经验在世界范围内不断积累。随着器官保存技术和多学科协作的重症监护的不断发展，肠移植手术日益成熟。肠移植手术包括单纯肠移植，肝脏联合肠移植，以及肠、肝、胃十二指肠及胰腺多器官移植。手术指征取决于肝脏疾病和腹部病变程度。肠移植患者需要终身免疫抑制治疗，其后果可能会导致多种包括败血症在内的移植相关并发症。排斥反应是导致肠移植失败的主要原因，没有任何指标可以预测排斥反应[50]。SBS 中的手术治疗已在其他章节详述[4,51-53]，肠移植的相关知识将在本书的下一章详细阐述。

克罗恩病中 SBS 患者的治疗方法如图 11.1 所示。

a）确定 SBS 病因

- 产前
- 产后
- 手术后
- 功能

b）去除潜在的恶化因素（如有可能）

- 优化克罗恩病的药物治疗

c）确定残存肠道的解剖结构

- 回结肠吻合术*

- 空结肠吻合术□
- 末端空肠造口术、末端回肠造口术

d)预算肠外营养的液体量和电解质需求

小肠残存长度(SI)	长期营养和液体支持
0~50cm SI,结肠连续:	PN
<100cm SI,空肠造口术:	PN+IV 液(盐水 + 电解质)
	(85~100cm SI 可能需要 IV 液体支持)
>50~100cm SI,结肠连续:	口服或肠内营养
>100~150cm SI,空肠造口术:	口服或肠内营养 +ORS
>150~200cm SI,空肠造口术:	ORS

e)确定饮食、水化和营养需求

- 常量元素和口服液摄入量
  - 促进全天多食多餐
    - 蛋白质[1.0~1.5g/(kg·d)];蛋白 ± 肽配方
    - 碳水化合物[30~35kcal/(kg·d)]
    - 脂肪(每日能量摄入量的 20%~30%);亚油酸占总吸收热量的 2%~4%,以防止必需脂肪酸缺乏
  - 结肠残存:ORS 和(或)低渗溶液;限制草酸盐;复合物碳水化合物 / 淀粉(在结肠中代谢成短链脂肪酸);可溶性纤维;中长链甘油三酯
  - 无结肠(空肠造口 / 回肠造口术):ORS;限制单糖;可溶性纤维;长链甘油三酯
- 微量营养素(脂溶和水溶性维生素、矿物质和微量元素)
  - 根据需要进行监测和补充

f)优化药物治疗 †

- 腹泻:抑制胃肠动力药(二苯甲酸盐、洛哌丁胺、阿片剂);胆汁酸树脂;奥曲肽
- 高胃酸分泌(术后 6 个月):质子泵抑制剂;H₂ 受体阻断剂
- 肠道细菌过度繁殖:抗生素
- 脂肪吸收不良:胰酶替疗法
- 激素治疗肠外营养依赖型:r-hGH;GLP-2 类似物

g)考虑手术治疗(选取 SBS 患者)

- LILT;STEP;肠移植

h)处理家庭 PN 相关问题和满足导管护理需求

- 促进肠外营养患者导管护理和无菌技术的教育
- 定期去诊所就医并监测生化指标
- 熟练掌握家庭式肠外营养支持的操作
- 教育患者警惕导管相关并发症,紧急联系,及时就医
- 确定影响生活质量的问题及其解决方法

i)持续卫生保健

- 根据 SBS 严重程度及其病程,对患者进行随访
- 用 DEXA 扫描评估骨骼健康;补充钙和维生素 D
- 监测维生素、矿物质和微量元素水平,并酌情补充
- 鼓励多学科护理 **

* 在有限的克罗恩病切除术中是常见的。

□空回肠吻合术较少见,一般与营养不良无关;治疗通常与空结肠吻合术患者类似。

†虽然提供了一般性指导方针,但评估和治疗方法必须个性化。建议根据临床反应和进展情况进行密切监测,适时酌情调整。

** 基础医学和专科医师;胃肠病学家;外科医生;心理医生;营养师;护士和家庭护工;社会工作者;支持团体,家人 / 朋友。

图 11.1　SBS 的 CD 患者临床管理方法。DEXA,双能 X 线吸收测定法;GLP,胰高血糖素样肽;LILT,纵向肠道延长成形术;ORS,口服补液盐;PN,肠外营养;r-hGH,重组人生长激素;SCFA,短链脂肪酸;SI,小肠;STEP,连续肠道横向成形术

结论与展望

尽管近些年来 SBS 和 IF 的治疗策略有所进展,但治疗方式及其效果有限。营养和药物治疗策略差异很大,必须根据肠道解剖结构和功能、肠道适应能力、临床表现和疗效来制订个体化治疗策略。肠道康复的目标是促进残存肠道对营养物质吸收的最大化,并减少对肠外营养的需求,恢复自主进食,提高生活质量[54]。由于高死亡率和高昂费用,手术治疗(特别是 IT)仅适用于指征充分的 SBS 患者。手术和药物治疗的进展表现出促进肠道康复和自主营养的广阔的应用前景,并为进一步研究提供了更为宽阔的视野。

参考文献

1. Buchman AL, Scolapio J, Fryer J. AGA technical review on short bowel syndrome and intestinal transplantation. Gastroenterology. 2003;124(4):1111–34.
2. Shannon HE, Lutz EA. Comparison of the peripheral and central effects of the opioid agonists loperamide and morphine in the formalin test in rats. Neuropharmacology. 2002;42(2):253–61.
3. Kumpf VJ. Pharmacologic management of diarrhea in patients with short bowel syndrome. JPEN J Parenter Enteral Nutr. 2014;38(1 Suppl):38S–44.
4. Buchman A. Short bowel syndrome. In: Feldman M, Friedman LS, Brandt LJ, editors. Sleisenger and Fordtran's gastrointestinal and liver disease: pathophysiology, diagnosis, management. 9th ed. Philadelphia: Elsevier; 2010. p. 1779–95.
5. King RF, Norton T, Hill GL. A double-blind crossover study of the effect of loperamide hydrochloride and codeine phosphate on ileostomy output. Aust N Z J Surg. 1982;52(2):121–4.
6. Matarese LE. Nutrition and fluid optimization for patients with short bowel syndrome. JPEN J Parenter Enteral Nutr. 2013;37(2):161–70.
7. Fedorak RN, Bistritz L. Short bowel syndrome. In: Yamada T, editor. Textbook of gastroenterology. 5th ed. Oxford: Blackwell; 2009. p. 1295–321.
8. Windsor CW, Fejfar J, Woodward DA. Gastric secretion after massive small bowel resection. Gut. 1969;10(10):779–86.
9. Buxton B. Small bowel resection and gastric acid hypersecretion. Gut. 1974;15(3):229–38.
10. von Rosenvinge EC, Raufman JP. Gastrointestinal peptides and regulation of gastric acid secretion. Curr Opin Endocrinol Diabetes Obes. 2010;17(1):40–3.
11. Jeppesen PB, Staun M, Tjellesen L, Mortensen PB. Effect of intravenous ranitidine and omeprazole on intestinal absorption of water, sodium, and macronutrients in patients with intestinal resection. Gut. 1998;43(6):763–9.
12. Blandizzi C. Enteric alpha-2 adrenoceptors: pathophysiological implications in functional and inflammatory bowel disorders. Neurochem Int. 2007;51(5):282–8.
13. Buchman AL, Fryer J, Wallin A, Ahn CW, Polensky S, Zaremba K. Clonidine reduces diarrhea and sodium loss in patients with proximal jejunostomy: a controlled study. JPEN J Parenter Enteral Nutr. 2006;30(6):487–91.
14. McDoniel K, Taylor B, Huey W, Eiden K, Everett S, Fleshman J, et al. Use of clonidine to decrease intestinal fluid losses in patients with high-output short-bowel syndrome. JPEN J Parenter Enteral Nutr. 2004;28(4):265–8.
15. Nehra V, Camilleri M, Burton D, Oenning L, Kelly DG. An open trial of octreotide long-acting release in the management of short bowel syndrome. Am J Gastroenterol. 2001;96(5):1494–8.
16. Gomez-Herrera E, Farias-Llamas OA, Gutierrez-de la Rosa JL, Hermosillo-Sandoval JM. The role of long-acting release (LAR) depot octreotide as adjuvant management of short bowel disease. Cir Cir. 2004;72(5):379–86.
17. O'Keefe SJ, Peterson ME, Fleming CR. Octreotide as an adjunct to home parenteral nutrition in the management of permanent end-jejunostomy syndrome. JPEN J Parenter Enteral Nutr. 1994;18(1):26–34.

18. Bass BL, Fischer BA, Richardson C, Harmon JW. Somatostatin analogue treatment inhibits post-resectional adaptation of the small bowel in rats. Am J Surg. 1991;161(1):107–11; discussion 111–2.

19. Vanderhoof JA, Kollman KA. Lack of inhibitory effect of octreotide on intestinal adaptation in short bowel syndrome in the rat. J Pediatr Gastroenterol Nutr. 1998;26(3):241–4.

20. Hofmann AF, Mysels KJ. Bile acid solubility and precipitation in vitro and in vivo: the role of conjugation, pH, and Ca2+ ions. J Lipid Res. 1992;33(5):617–26.

21. Messing B, Crenn P, Beau P, Boutron-Ruault MC, Rambaud JC, Matuchansky C. Long-term survival and parenteral nutrition dependence in adult patients with the short bowel syndrome. Gastroenterology. 1999;117(5):1043–50.

22. Zorbtive® (somatropin [rNA origin]). Prescribing information. Rockland, MA: EMD Serono; 2003.

23. Byrne TA, Morrissey TB, Nattakom TV, Ziegler TR, Wilmore DW. Growth hormone, glutamine, and a modified diet enhance nutrient absorption in patients with severe short bowel syndrome. JPEN J Parenter Enteral Nutr. 1995;19(4):296–302.

24. Byrne TA, Persinger RL, Young LS, Ziegler TR, Wilmore DW. A new treatment for patients with short-bowel syndrome. Growth hormone, glutamine, and a modified diet. Ann Surg. 1995;222(3):243–54; discussion 254–5.

25. Byrne TA, Cox S, Karimbakas M, Veglia LM, Bennett HM, Lautz DB, et al. Bowel rehabilitation: an alternative to long-term parenteral nutrition and intestinal transplantation for some patients with short bowel syndrome. Transplant Proc. 2002;34(3):887–90.

26. Ellegard L, Bosaeus I, Nordgren S, Bengtsson BA. Low-dose recombinant human growth hormone increases body weight and lean body mass in patients with short bowel syndrome. Ann Surg. 1997;225(1):88–96.

27. Scolapio JS. Effect of growth hormone, glutamine, and diet on body composition in short bowel syndrome: a randomized, controlled study. JPEN J Parenter Enteral Nutr. 1999;23(6):309–12; discussion 312–3.

28. Seguy D, Vahedi K, Kapel N, Souberbielle JC, Messing B. Low-dose growth hormone in adult home parenteral nutrition-dependent short bowel syndrome patients: a positive study. Gastroenterology. 2003;124(2):293–302.

29. Szkudlarek J, Jeppesen PB, Mortensen PB. Effect of high dose growth hormone with glutamine and no change in diet on intestinal absorption in short bowel patients: a randomised, double blind, crossover, placebo controlled study. Gut. 2000;47(2):199–205.

30. Byrne TA, Wilmore DW, Iyer K, Dibaise J, Clancy K, Robinson MK, et al. Growth hormone, glutamine, and an optimal diet reduces parenteral nutrition in patients with short bowel syndrome: a prospective, randomized, placebo-controlled, double-blind clinical trial. Ann Surg. 2005; 242(5):655–61.

31. Parekh NR, Steiger E. Criteria for the use of recombinant human growth hormone in short bowel syndrome. Nutr Clin Pract. 2005;20(5):503–8.

32. Drucker DJ, Erlich P, Asa SL, Brubaker PL. Induction of intestinal epithelial proliferation by glucagon-like peptide 2. Proc Natl Acad Sci U S A. 1996;93(15):7911–6.

33. Tsai CH, Hill M, Asa SL, Brubaker PL, Drucker DJ. Intestinal growth-promoting properties of glucagon-like peptide-2 in mice. Am J Physiol. 1997;273(1 Pt 1):E77–84.

34. Brubaker PL, Izzo A, Hill M, Drucker DJ. Intestinal function in mice with small bowel growth induced by glucagon-like peptide-2. Am J Physiol. 1997;272(6 Pt 1):E1050–8.

35. Dube PE, Brubaker PL. Frontiers in glucagon-like peptide-2: multiple actions, multiple mediators. Am J Physiol Endocrinol Metab. 2007;293(2):E460–5.

36. Baldassano S, Liu S, Qu MH, Mule F, Wood JD. Glucagon-like peptide-2 modulates neurally evoked mucosal chloride secretion in guinea pig small intestine in vitro. Am J Physiol Gastrointest Liver Physiol. 2009;297(4):G800–5.

37. Wojdemann M, Wettergren A, Hartmann B, Holst JJ. Glucagon-like peptide-2 inhibits centrally induced antral motility in pigs. Scand J Gastroenterol. 1998;33(8):828–32.

38. Jeppesen PB, Hartmann B, Thulesen J, Graff J, Lohmann J, Hansen BS, et al. Glucagon-like peptide 2 improves nutrient absorption and nutritional status in short-bowel patients with no colon. Gastroenterology. 2001;120(4):806–15.

39. GATTEX® (teduglutide [rDNA origin]). Full prescribing information. Bedminster, NJ: NPS Pharmaceuticals; 2012.

40. Benjamin MA, McKay DM, Yang PC, Cameron H, Perdue MH. Glucagon-like peptide-2 enhances intestinal epithelial barrier function of both transcellular and paracellular pathways in the mouse. Gut. 2000;47(1):112–9.

41. Scott RB, Kirk D, MacNaughton WK, Meddings JB. GLP-2 augments the adaptive response to massive intestinal resection in rat. Am J Physiol. 1998;275(5 Pt 1):G911–21.

42. Jeppesen PB, Sanguinetti EL, Buchman A, Howard L, Scolapio JS, Ziegler TR, et al. Teduglutide (ALX-0600), a dipeptidyl peptidase IV resistant glucagon-like peptide 2 analogue, improves intestinal function in short bowel syndrome patients. Gut. 2005;54(9):1224–31.

43. Jeppesen PB, Gilroy R, Pertkiewicz M, Allard JP, Messing B, O'Keefe SJ. Randomised placebo-controlled trial of teduglutide in reducing parenteral nutrition and/or intravenous fluid requirements in patients with short bowel syndrome. Gut. 2011;60(7):902–14.

44. Tappenden KA, Edelman J, Joelsson B. Teduglutide enhances structural adaptation of the small intestinal mucosa in patients with short bowel syndrome. J Clin Gastroenterol. 2013; 47(7):602–7.

45. Jeppesen PB, Pertkiewicz M, Messing B, Iyer K, Seidner DL, O'keefe SJ, et al. Teduglutide reduces need for parenteral support among patients with short bowel syndrome with intestinal failure. Gastroenterology. 2012;143(6):1473–81. e3.

46. O'Keefe SJD, Jeppesen PB, Gilroy R, Pertkiewicz M, Allard JP, Messing B. Safety and efficacy of teduglutide after 52 weeks of treatment in patients with short bowel intestinal failure. Clin Gastroenterol Hepatol. 2013;11(7):815–23. e3.

47. Schwartz LK, O'Keefe SJ, Jeppesen PB, Pertkiewicz M, Youssef N, Fujioka K. Long-term safety and efficacy of teduglutide for the treatment of intestinal failure associated with short bowel syndrome: final results of the STEPS-2 study, a 2-year, multicenter, open-label clinical trial. Am J Gastroenterol. 2013;108:S101.

48. Iyer KR, Joelsson B, Heinze H, Jeppesen PB. Complete enteral autonomy and independence from parenteral nutrition/intravenous support in short bowel syndrome with intestinal failure- accruing experience with teduglutide. Gastroenterology. 2013;144:S–169.

49. Jeppesen PB. Pharmacologic options for intestinal rehabilitation in patients with short bowel syndrome. JPEN J Parenter Enteral Nutr. 2014;38(1 Suppl):45S–52.

50. American Gastroenterological Association. American Gastroenterological Association medical position statement: short bowel syndrome and intestinal transplantation. Gastroenterology. 2003;124(4):1105–10.

51. Abu-Elmagd K. The concept of gut rehabilitation and the future of visceral transplantation. Nat Rev Gastroenterol Hepatol. 2015;20.

52. Reyes JD. Intestinal transplantation: an unexpected journey. Robert E. Gross Lecture. J Pediatr Surg. 2014;49(1):13–8.

53. Frongia G, Kessler M, Weih S, Nickkholgh A, Mehrabi A, Holland-Cunz S. Comparison of LILT and STEP procedures in children with short bowel syndrome—a systematic review of the literature. J Pediatr Surg. 2013;48(8):1794–805.

54. Matarese LE, Jeppesen PB, O'Keefe SJ. Short bowel syndrome in adults: the need for an interdis- ciplinary approach and coordinated care. JPEN J Parenter Enteral Nutr. 2014;38(1 Suppl):60S–4.

55. http://www.fda.gov/downloads/Drugs/DrugSafety/MedicationErrors/UCM080654

第 12 章
小肠移植

引言

炎症性肠病(inflammatory bowel disease, IBD),尤其是克罗恩病(Crohn's disease, CD)有发展为肠衰竭(intestinal failure, IF)的风险。在本章中,我们将探讨 IBD 发展为 IF 的相关危险因素,小肠移植(intestinal transplantation)的历史,手术类型的选择,肠移植的适应证、移植相关风险及后果。

IF 的概述

当机体的肠道无法吸收足够的水、电解质、微量及常量营养元素来维持健康需求时即为 IF。IF 通常发生于胃肠梗阻、胃肠切除术、肠功能受损和动力异常相关疾病之后。IF 可分为三型[1,2]:1 型是自限性疾病,通常是由术后并发症如肠梗阻所导致;2 型主要是败血症患者在确定行肠道重建术之前需要较长时间的肠外营养支持以维持营养均衡;3 型是需要长期肠外营养支持的患者。本章将重点讨论 3 型 IF 在 IBD 患者 IT 中的作用。

IBD 进展为 IF 的风险

在所有 IF 病例中,3 型 IF 在溃疡性结肠炎(UC)患者中的发生率为 3%,在克罗恩病(CD)患者中为 29%[3],但是 IBD 患者进展为 IF 的总体发病率较低。UC 患者由于手术期间免疫低下引起相关并发症,导致愈合延迟或手术并发症而需要再次手术[4]。CD 患者中 3 型 IF 主要有如下三个原因:复发性肠梗阻,腹腔脓毒血症术后并发症,保守治疗仍无法控制的广泛小肠病变[4]。CD 患者手术治疗后,在 5 年、10 年、15 年、20 年进展为 IF 的风险分别为 0.8%、3.6%、6.1% 和 8.5%[5]。发病年龄低、首次手术发生狭窄、IBD 家族史均是 IBD 进展为 IF 的危险因素[6,7]。

IT 的历史

组织或器官移植成为现代医学的一部分已有 60 年。移植出自当时的外科和免疫学知识,但现代医学的发展才使其成为现实。第一次重大突破是 1902 年法国的外科医生 Alexis Carrel 成功吻合了血管。此后,第一例组织移植发生在摩拉维亚,现在的捷克共和国,1905 年 Eduard Zirm 完成了第一例角膜移植。最后,在 1918 年第一次世界大战期间,人们认识到在进行血浆置换前需要匹配血型。然而,直到 1954 年,Joseph Murray 在马萨诸塞州的波士顿完成了第一例肾脏移植,随后的 1963 年,在科罗拉多州的丹佛,Thomas Starzl 进行了第一例肝移植。据报道,第一例成人肠移植是 1988 年伦敦的 Grant 及其同事共同完成的肝肠联合移植,这名患者在移植术后存活了 1 年[8]。由于儿科相关方面经验的积累[9,10],移植这个领域不断出现新的成果,特别是在匹兹堡中心[11]。1989 年,他克莫司的临床应用极大地改善了免疫抑制,同时随着手术技术成熟,使得 2005 年之前每年移植数量不断增加,随后一直保持稳定[12]。在英国,肠移植的例数已从个位数(2000—2008 年)增至每年 14~22 例(2011—2013 年)[13]。除北美和欧洲以外,肠移植中心的数量正在快速增加。世界范围内的肠移植是从 2006—2011 年实施的,其中 13% 的患者为 CD[12]。

IT 的类型

IT 有很多不同的类型,其具体类型的选择取决于受体的疾病病程。胃和结肠等器官,如果在受体术前准备中发现难以切除,特别是在确定接近门静脉和动脉供血系统时,则不宜进行移植。供体的器官质量和解剖结构也可能影响器官移植的最终结局。

小肠移植

小肠移植最简单的方法是将空肠、回肠吻合到受体的十二指肠、空肠或胃,然后行远端回肠造口术。如果受体的结肠存在,日后则可选择恢复结肠的连续性。一些情况下,在移植中将会出现供体回肠与受体结肠吻合,使得回肠更接近小肠,这样可在日后切除小肠。动脉供应常来自腹主动脉、肠系膜上动脉或髂内动脉。静脉回流可通过门静脉系统(理想情况下)或下腔静脉。

改良多器官联合移植

很多疾病,特别是累及胃、小肠、结肠、肾脏或胰腺的疾病,需要行除了肝脏之外的改良腹腔多器官联合移植。最初,研究认为结肠移植有移植失败和导致受体死亡的风险[11]。然而,在长期补充水钠的情况下结肠移植仍是非常有效的,而且目前结肠移植的手术越来越普遍[14]。动脉和静脉的血供取决于移植的器官。

多脏器联合移植

多脏器联合移植包括肝、小肠联合其他器官(如胃、结肠、胰腺和肾脏等)移植。这种移植方式适合于肠衰竭相关性肝病(intestinal failure associated liver disease, IFALD)或 IBD 合并原发性硬化性胆管炎(primary sclerosing cholangitis, PSC)等肝病患者。这种移植方式的优点是可以重建完整的门静脉血流,但是对腹壁静脉曲张和生理状态较差的患者,不仅这种优势不明显,而且围手术期的管理更为困难。

腹壁闭合

在 SBS 需要肠移植的患者中,腹壁的闭合具有挑战性,需要整形外科技术的辅助。在一项研究中,33% 的肠移植患者要求应用整形外科技术以达到美观的腹壁外形[15]。复杂的 CD 患者,特别是长病程或反复手术而并发复杂性肠瘘的患者,需要切除部分腹部皮肤,通过腹壁移植可以更好获益。腹壁移植在 2003 年首次报道[16],在腹壁移植中如果腹腔容积不足则会影响腹壁的充分闭合。吻合口感染等导致动脉渗漏将会使移植失败,甚至可能使受体死亡。我们已经多次成功地重建移植腹壁远端与前臂的血供[17],以缩短长时间手术导致冷缺血的时间[18]。皮疹发生于移植部位的皮肤而非受体的其他部位,或者移植物抗宿主反应(graft versus host disease, GVHD)(参见"移植物抗宿主病"一节)即皮疹在身体而非移植器官上,前臂和移植腹壁的皮疹是判断早期移植排斥反应的一个重要征象(参见"排斥反应"一节)。

IBD

对于 IBD 进展为 3 型的大多数患者,单纯的小肠移植就可以取得很好的效果,除非证据表明合并其他器官功能障碍,如糖尿病(可能需要胰腺移植)或由于反复脱水或草酸盐肾病而引起的慢性肾衰竭。PSC 或进展为 IFALD 的患者需要行肝小肠联合移植。对那些复杂的瘘管型 CD 或腹腔容量缩小的患者,腹壁移植对其管理有一定的辅助作用。

适应证

　　家庭胃肠外营养支持(home parenteral nutrition,HPN) 和 小 肠 移 植(small bowel intestinal transplantation,SBITx) 是治疗 3 型 IF 的主要方式,而具体选用哪一种则取决于预测的生存结局。如果患者病情较稳定且无并发症,则 HPN 可作为长期支持治疗的选择;如果合并并发症或因基础疾病有死亡的风险,则可以选择 SBITx。在英国一个研究中心之中,选择 SBITx 的 IBD 患者比例为 11%,而选择 HPN 的为 29%[3]。移植的适应证总结见表 12.1,其中包括美国胃肠病学会和欧洲指南关于肠移植适应证的建议[20-23]。最近由牛津和柏林出版社联合出版的一书中提出了一种判断 CD 患者是否需要行肠移植的方法。作者使用了基于美国胃肠病学会关于 SBITx 指南的修订评分体系。对评分体系中每一个指标根据它可能影响发病率或预后而进行加权(表 12.2):总分 <2000 将不会向 SBITx 中心转诊,总分 2000~5000 将启动转诊,总分 >5000 将会紧急转诊[24]。对其中 20 例行 SBITx 的患者进行回顾性分析,平均数(标准差)为 19 350 (8397)。例如,对使用 HPN 的 CD 患者,如果并发了中心静脉导管(CVC)真菌性感染,可考虑行肠移植。

　　一般而言,在接受 SBITx 治疗的所有患者之中,HPN 失败的比例为 62%,26% 的患者有基础疾病,HPN 的接受率仅为 12%,这些均增加了死亡的风险[25]。最近欧洲一项为期 5 年的多中心前瞻性研究,根据美国胃肠病学会指南对 SBITx 的定义将 545 例 3 型 IF 患者分为两组[25]。研究发现硬纤维瘤和肠衰竭相关性肝病(IFALD)会增加 HPN 患者的死亡风险,因而对这些患者应紧急转诊。然而,HPN 患者并发 CVC 反

表 12.1　肠移植的适应证[20-23]

北美的适应证	欧洲的适应证
1. 家庭胃肠外营养(HPN)失败	发生了严重并发症的不可逆的良性慢性肠衰竭
(a) 潜在或有显性的肝衰竭	所有患者根据个体情况而决定
(b) 中心静脉中血栓 >2 处	
(c) 反复严重的中心静脉导管相关性脓毒症	
(d) 尽管除 HPN 外有静脉补液,但仍频繁发生严重脱水	
2. 因潜在疾病而具有高死亡风险	
(a) 腹腔内侵袭性硬纤维瘤	
(b) 先天性黏膜疾病	
(c) 超短肠综合征	
3. 肠衰竭发生率高但 HPN 接受率低	
(a) 需要频繁住院,麻醉成瘾或肠衰竭	
(b) 不愿意长期接受 HPN 治疗的患者	
	无适应证
	因潜在疾病而具有高死亡风险
	慢性脱水
	生活质量显著下降

表 12.2   判断 CD 患者是否需要转诊行 SBITx 的评分标准

标准	得分
行 HPN 不可逆性的肠衰竭	1000
导管通路中断	
1 条导管通路中断	500
≥2 条导管通路中断	5000
中心静脉导管感染	
1 年以内发生 >1 次致命的导管感染	5000
1 次真菌感染	5000
由于 HPN 发生潜在或显性的肝衰竭	5000
反复脱水导致肾小球滤过率（eGFR）每次减少 20ml/min	1000
明显的肾衰竭,需要肾脏替代治疗	5000
十二指肠空肠端残存肠道 <50cm,无肠外瘘或造瘘口	2500
近端肠外瘘或造瘘口,且远端肠 >100cm 的功能较差（狭窄、变形、阻塞或扩张）	5000
尽管有良好的营养支持,保守治疗或手术切除后持续或复发性的肠外瘘	5000
闭合肠外瘘或手术治疗 CD 后出现器官功能衰竭而延长了住院时间	5000
活动性 CD	1000
Karnofsky 评分 >70%	1000
过敏体质	
未致敏	1000
致敏	2500
评分分析	
ITx 无指征:在分数增加之前进行传统的外科手术和药物治疗	<2000
ITx 有指征:患者应该开始考虑转诊	2000~5000
ITx 确切指征:需要紧急转诊	>5000
ITx 不再有指征:移植并不代表生存获益	>30 000

复感染、静脉血栓或超短肠综合征时死亡风险并没有上升,因此作者得出如下结论:具有这些并发症的 HPN 患者应仅根据具体的基础状态而考虑肠移植。此外,持续 HPN 的患者在随访期间均未因生活质量低下和慢性脱水而死亡,因此研究者认为此类患者不需要行肠移植。在这项纳入了 545 名患者的队列研究中,只有 22 例进行了肠移植,而 5 年生存率为 54%,肠移植患者主要由于

移植本身的并发症或免疫抑制而死亡。欧洲肠外和肠内营养学会提出 SBITx 的适应证仅限于表 12.1,而这一建议受到来自欧洲胃肠营养学家的质疑,因为与欧洲研究 5 年生存率仅为 54% 相比,北美扩大样本量的研究（n=182）表明肠移植的 5 年生存率为 75%[26]。尽管关于 SBITx,大型研究中心的结果可能比小型研究中心的结果更可靠,但是对 3 型 IF 患者使用 HPN 的情况是差不

多的。无论患者处于病程的哪个阶段,是否使用 HPN 或等待 SBITx,显然在知名的大型医疗中心就诊会有更好的结果[20]。

SBITx 的结局

本节中,我们将阐述 SBITx 相关的并发症、生存结局、生活质量及 IBD 复发的风险。任何并发症均有导致移植失败甚至患者死亡的风险。移植失败会导致患者重新启用 HPN 或考虑再次移植,如果考虑再移植,其成功的概率比初次移植要低[27]。

并发症

排斥反应

排斥反应分为急性排斥反应和慢性排斥反应。急性排斥反应可进一步分为超急性/加速的排斥反应、急性抗体介导排斥反应或急性细胞排斥反应。固有免疫与适应性免疫的关联是我们理解排斥反应和未来治疗排斥反应的关键。

急性排斥反应

超急性和加速的排斥反应

在任何移植手术中,首要的原则是确保受体不排斥供体器官。超急性反应由 B 细胞介导,发生在移植开始的数小时内,而加速的排斥反应则发生在移植的数天内。临床表现包括移植器官炎症反应甚至充血、坏死。这些排斥反应是由受体对供体的预抗体引起;而实验室的配型检查可减少这种排斥反应的发生。在准备移植的患者中,建议避免使用血清学制品,因为可能会增加移植患者对抗原的暴露而导致排斥反应。

急性抗体介导的排斥反应

供体不断增加的特异性抗体滴度对诊断急性抗体介导的排斥反应非常重要。尽管它是急性抗体介导的,但 T 细胞也可能在其潜在的发病机制中发挥着一定的作用,这种排斥反应的发生伴或不伴有急性细胞排斥反应。抗体引发的一系列与凝血相关的炎症反应会导致肠道损伤。

急性细胞(T 细胞介导的)排斥反应

当效应 T 细胞在数量和功能上明显超越了调节 T 细胞时就会发生急性细胞排斥反应。它的特点是移植物表面和深部的炎症反应,以及黏膜糜烂、坏死。急性排斥反应可以发生在移植后的任何阶段,已经有研究报道肠移植中有 50%~75%(1990—2008 年)的患者发生了急性细胞排斥反应[28]。研究报道,急性细胞排斥反应是 3 个月内(33%)导致肠移植 CD 患者手术失败的主要原因[19]。

慢性排斥反应

15% 的移植患者发生了慢性排斥反应[28],而 CD 患者行肠移植的发生率却为 28%[19]。慢性排斥反应的典型表现为造口处排出物不断增加,或者因为肠移植失败而致营养状况不断恶化,是移植失败的最常见原因之一。慢性排斥反应通过适应性免疫反应攻击为移植器官供血的动脉,导致移植器官隐匿性纤维化。隐匿性纤维化一般很难确诊,由于黏膜表面通常不易察觉,确诊往往依赖于组织学检查。内镜下表现为绒毛扁平或缺失;整个移植器官黏膜皱襞纠集,广泛黏膜增厚,表面不规则,以及间歇性溃疡。组织学诊断是通过全层厚切片观察血管的特征性表现:从小动脉到大动脉的内膜呈同心圆样增厚并纤维化,中间的平滑肌细胞肥大,伴散在分布的泡沫细胞,外膜纤维化[29]。然而,由于慢性排斥反应而致肠壁的纤维化,肠镜下活检会增加肠切开或肠瘘发生的风险。免疫抑制反应可缓解部分症状,但是往往能真正起效的是再次移植。

感染

免疫抑制对抗排斥反应的同时也会增加感染的风险。任何致病菌均会引起移植患者感染,但多为机会性致病菌的感染。据报道平均每个移植患者会感染 2.6 次[30],其中细菌感染的发生率为 61%,进展为细菌性败血症的发生率为 15%,其他感染包括真菌感染和寄生虫感染。在一般患者中,感染导致移植失败占 11%[28],而在 CD SBITx 患者中占 18%[19]。

病毒

巨细胞病毒(CMV)和 EB 病毒(EBV)可能是移植患者最常见的病毒感染,主要是因为它们在人群中几乎普遍存在。

CMV

携带 CMV 的供体有使受体发生 CMV 初次感染的风险,而受体可能由于免疫抑制而有发生 CMV 机会性感染的风险。CMV 可存在于身体的任何部位,所以 CMV 感染的临床表现形式多样,如骨髓抑制、CMV 相关性视网膜炎、CMV 相关性脑炎,甚至 CMV 相关性肠炎。如果肠移植患者表现为发热或造口高排量,内科医生应警惕 CMV 相关性肠炎的可能。预防 CMV 的药物如更昔洛韦,一般在移植术后持续口服 1 年。优化的免疫抑制方案、病毒监测、预防用品和供体/受体匹配等措施均会减少 CMV 感染的风险[28,31,32]。

EBV

EBV 可能与移植后淋巴增殖性疾病(post-transplantation lymphoproliferative disorder,PTLD)相关,但不是导致该疾病的唯一病因。尽管 97% 的 PTLD 患者具有较高的 EBV 病毒抗原滴度,但免疫抑制和脾切除才是其发病的主要原因[28]。PTLD 的治疗策略是减少免疫抑制应用,以帮助机体恢复正常的免疫功能,使 EBV 在可控范围内。此外,在某些情况下,可联合使用药物治疗,如利妥昔单抗。移植后患者进展为 PTLD 的风险为 50%,但最近的一项大样本研究显示,移植 5 年 PTLD 的发生率由 36% 减少至 7%[28]。PTLD 与高死亡率密切相关,其中 29% 的患者死亡(1990—1995 年)[28,33,34]。而最近的一项研究中报道,死亡率与 PTLD 的发病年龄相关,如果 5 岁之前发病,死亡率为 19%,如果 10 岁以后发病,则死亡率为 0[35]。

其他病原体

肠道病原体

患者仍有肠道感染的风险。如果移植后患者表现为造口处高排量,医生应提高警惕,通常需要完善大便常规,以排除如腺病毒和诺如病毒等季节性病毒感染,以及艰难梭菌、沙门氏菌、志贺氏菌、弯曲杆菌等细菌感染。

移植物抗宿主病(GVHD)

因为肠道比其他任何的非淋巴器官的白细胞多,所以肠道的急性排斥反应与 GVHD 之间有着明显的不同。GVHD 可影响很多器官,特别是皮肤、肝脏(在非肝移植的患者中)、肺和骨髓。一项大样本(1994—2007 年,n=241)的研究[36]报道移植后患者 GVHD 的发生率为 9%,儿童比成人的患病风险更高(12.4% vs.4.6%,P=0.05),仅移植小肠的患病风险比多器官联合移植的发病风险要低(4.4% vs.13.2%,P=0.05)。然而,在一项更大样本量的研究(1990—2008 年,n=500)中,GVHD 的病死率高达 18%[28]。目前尚无 CD 患者中 GVHD 的相关研究报道。

肾功能不全

如前所述,SBITx 的适应证中 SBS 的比例为 65%[12],而 HPN 患者的肾损伤的发生率为 6%~52%[37,38]。虽然北美患者反复性脱水可能是 SBITx 的手术指征,但它很少作为转诊的标准[20]。事实上,SBITx 术后进展为慢性肾功能不全的风险比 HPN 要高[37],这很可能与他克莫司的应用有关,SBITx 术后的成人患者有 80% 在移植的前几年发生过急性肾损伤[39]。此外,来自一个研究中心的数据表明,对移植后患者随访的平均时间为 7.6 年,存活的患者之中 9% 需要肾脏替代治疗,其中 50% 依赖肾透析治疗,而 50% 需要行肾移植[35]。

乳糜性腹泻

　　IT 的过程破坏了淋巴回流。在开始肠内营养的前几天，乳糜泻并不常见，因为营养液中的中链甘油三酯也通过淋巴回流而吸收。然而，随后可能会出现迟发性的乳糜泻，低脂饮食可减轻乳糜泻的症状。

生存率

　　随着 IT 在世界范围内广泛开展，如何更好地管理这些患者已经形成了共识。

　　据报道，在北美，肠移植术后 1 年、3 年、5 年移植失败的患者比例分别为 26%、46% 和 48%[40]，仅行小肠移植的 CD 患者，术后 1 年、3 年、5 年移植失败的比例分别为 10%、35% 和 48%，而行肝肠联合移植的 CD 患者移植失败的比例分别为 35%、43% 和 43%[19]。来自大样本紧密型（1990—2008 年，n=453[28]；1987—2009 年，n=687[27]）的研究中心结果表明，移植术后患者 1 年的生存率超过 80%，5 年为 51%~61%，10 年为 42%。一项关于 CD 患者行肠移植的研究（1987—2009 年，n=86）也得出相似的结果，患者的 1 年生存率为 79%，5 年生存率为 43%[19]。

　　HPN 患者的预后较 SBITx 患者要好。在一项大样本（n=268）的队列研究中 SBS 患者应用 HPN 的 1 年、5 年和 10 年生存率分别为 94%、70% 和 52%[41]。而一项小型（n=40）的队列研究报道 HPN 的 1 年、3 年、5 年生存率分别为 97%、82% 和 67%[42]。在这两个队列研究中，由于恶性肿瘤是导致肠衰竭的主要原因，因而合并恶性肿瘤的患者未被纳入研究。一篇文献综述中也引用了这两项队列研究的有关 HPN 生存率的数据，这篇综述纳入了 6 项研究，其中患者的 1 年、5 年和 10 年生存率分别为 91%、70% 和 55%[43]。有观点认为，由于大量的 SBITx 患者来自不同的亚组，如部分 HPN 患者发生了某些并发症才行 SBITx 治疗，因此 HPN 患者与接受 SBITx 治疗患者之间的比较是无意义的。另外，一旦肠移植的预后提高到与 HPN 患者类似，那么适时移植将作为与 HPN 等效的治疗措施，而不是等 HPN 失败或发生并发症时将 SBITx 作为挽救生命的选择。

生活质量

　　改良的 Karnofsky 评分量表是目前唯一用于评价 CD 患者在 SBITx 手术前后生活质量（QOL）的量表，研究结果显示移植前的平均得分为 55.6%，移植后的得分增长到 74.4%（$P<0.001$）[24]。以前对 IBD 患者行 SBITx 术后生活质量的评估依赖于 SF36 及改良的 HPN-QoL 问卷[44]。在 Pironi 及其同事所实施的一项研究中，SBITx 患者在处理度假/旅行、疲劳、胃肠症状、造瘘口的管理/肠运动和全球卫生/生活质量等方面很好，但是在饮食方面却不如意，且睡眠质量较差，可能与免疫抑制相关。有研究发现 SBITx 的患者与 HPN 患者的生活质量相近，而且两者比 HPN 并发 IF 患者的生活质量更好[45]。更多的关于比较 HPN 与 SBITx 预后的多中心研究需要解决 SBITx 影响生活质量这一问题。此外，也需要大规模的关于 IBD 患者生活质量的研究。

IBD 复发的风险

　　有两例 CD 患者在 1994 年进行 SBITx 术，分别在术后第 7 个月和第 8 年由临床表现和组织学证实为 CD 复发[46,47]。然而其他的研究报道 IBD 的复发率为 19%[35] 和 50%[48]，由于免疫抑制剂的应用，这些患者均为组织学复发而非临床复发。

经济费用

　　IF 的治疗费用很高，主要是肠外营养的相关费用。在英国，如果每周行 5 次肠外营养，自己护理需要花费 35 000~40 000 英镑，护士护理则需要花费 55 000 英镑。相比之下,同样是一周行 5 次 HPN,在美国可能需要花费高达 64 000 美元[50],而在欧洲配置 HPN 相关装置需花费 9006 欧元,并且以后每年需花费 63 000 欧元,但是 SBITx 患者手术需花费 73 000 欧元,以后平均每年花费 13 000 欧元[51]。

显然这对于医疗保险是一笔不小的费用,同时也间接加重了社会和个人的经济负担。然而,由于研究之间的异质性,HPN 和 SBITx 对生活质量的影响目前仍不明确。此外,HPN 或 SBITx 确实会影响患者的正常生活的能力、生计和纳税的能力。例如,行 HPN 支持的患者的就业率为 0~52%[52],而匹兹堡的 151 例 SBITx 术后成人患者中,31% 仍在工作或接受再教育[28],在匹兹堡一项长随访的研究中,有 35%(41 名患者)处于工作的状态[35]。唯一一项 HPN 和 SBITx 具有可比性的研究发现,接受 SBITx 的患者

中有 56%(失业率 6%)处于全职或兼职工作的状态,而进行 HPN 的患者的就业率只有 30%(失业率 52%)[44]。这可能说明接受 SBITx 的患者比使用 HPN 的患者对工作的积极性更高。

结论

IBD,尤其是 CD,通常与 IF 密切相关。大多数患者通过 HPN 也能很好地维持营养均衡和个人健康。而部分 HPN 的患者会出现并发症,如 CVC 的多重感染或静脉血栓形成,或其他需要考虑移植的并发症,如 IFALD。SBITx 的优点逐年显现,而且随着手术技术的改进及免疫抑制剂不断发展,及时行 SBITx 治疗,其效果将会与 HPN 相媲美。当 IBD 患者需要 SBITx 时,及时移植将会成功,而且患者最后手术也能取得满意的结果。

参考文献

1. Lal S, Teubner A, Shaffer JL. Review article: intestinal failure. Aliment Pharmacol Ther. 2006;24:19–31.
2. Pironi L, Arends J, Baxter J, Bozzetti F, Pelaez RB, Cuerda C, Forbes A, Gabe S, Gillanders L, Holst M, Jeppesen PB, Joly F, Kelly D, Klek S, Oivind I, Olde Damink S, Panisic M, Rasmussen HH, Staun M, Szczepanek K, Van Gossum A, Wanten G, Schneider SM, Shaffer J, ESPEN endorsed recommendations. Definition and classification of intestinal failure in adults. Clin Nutr. 2015;34:171–80.
3. Smith T. Artificial nutrition support in the United Kingdom, 2000-2010, Vol. 2013. British Association of Parenteral and Enteral Nutrition Annual BANS Report; 2011.
4. Harrison E, Allan P, Ramu A, Vaidya A, Travis S, Lal S. Management of intestinal failure in inflammatory bowel disease: small intestinal transplantation or home parenteral nutrition? World J Gastroenterol. 2014;20:3153–63.
5. Watanabe K, Sasaki I, Fukushima K, Futami K, Ikeuchi H, Sugita A, Nezu R, Mizushima T, Kameoka S, Kusunoki M, Yoshioka K, Funayama Y, Watanabe T, Fujii H, Watanabe M. Long-term incidence and characteristics of intestinal failure in Crohn's disease: a multicenter study. J Gastroenterol. 2014;49:231–8.
6. Gearry RB, Kamm MA, Hart AL, Bassett P, Gabe SM, Nightingale JM. Predictors for developing intestinal failure in patients with Crohn's disease. J Gastroenterol Hepatol. 2013;28:801–7.
7. Nixon E, Allan P, Sidhu S, Abraham A, Teubner A, Carlson GL, Lal S. Development and outcome of intestinal failure in Crohn's disease: 3 decades of experience from a national referral centre. Gut. 2014;63:A11.
8. Grant D, Wall W, Mimeault R, Zhong R, Ghent C, Garcia B, Stiller C, Duff J. Successful

small-bowel/liver transplantation. Lancet. 1990;335:181–4.

9. Starzl TE, Rowe MI, Todo S, Jaffe R, Tzakis A, Hoffman AL, Esquivel C, Porter KA, Venkataramanan R, Makowka L, et al. Transplantation of multiple abdominal viscera. JAMA. 1989;261:1449–57.

10. Williams JW, Sankary HN, Foster PF, Loew JM, Goldman GM. Splanchnic transplantation. An approach to the infant dependent on parenteral nutrition who develops irreversible liver disease. JAMA. 1989;261:1458–62.

11. Todo S, Reyes J, Furukawa H, Abu-Elmagd K, Lee RG, Tzakis A, Rao AS, Starzl TE. Outcome analysis of 71 clinical intestinal transplantations. Ann Surg. 1995;222:270–80; discussion 280–2.

12. Intestinal Transplant Registry Report. XII International small bowel transplant symposium. Washington, DC: Intestinal Transplant Association; 2011.

13. NHS Blood and Transplant. Organ donation and transplantation activity report 2013, Vol. 2013. Hertfordshire: NHSBT; 2013. https://nhsbtmediaservices.blob.core.windows.net/organ-donation-assets/pdfs/activity_report_2013_14.pdf.

14. Matsumoto CS, Kaufman SS, Fishbein TM. Inclusion of the colon in intestinal transplantation. Curr Opin Organ Transplant. 2011;16:312–5.

15. Alexandrides IJ, Liu P, Marshall DM, Nery JR, Tzakis AG, Thaller SR. Abdominal wall closure after intestinal transplantation. Plast Reconstr Surg. 2000;106:805–12.

16. Levi DM, Tzakis AG, Kato T, Madariaga J, Mittal NK, Nery J, Nishida S, Ruiz P. Transplantation of the abdominal wall. Lancet. 2003;361:2173–6.

17. Allin BS, Ceresa CD, Issa F, Casey G, Espinoza O, Reddy S, Sinha S, Giele H, Friend P, Vaidya A. A single center experience of abdominal wall graft rejection after combined intestinal and abdominal wall transplantation. Am J Transplant. 2013;13:2211–5.

18. Giele H, Bendon C, Reddy S, Ramcharan R, Sinha S, Friend P, Vaidya A. Remote revascularization of abdominal wall transplants using the forearm. Am J Transplant. 2014;14:1410–6.

19. Desai CS, Khan K, Gruessner A, Gruessner R. Outcome of intestinal transplants for patients with Crohn's disease. Transplant Proc. 2013;45:3356–60.

20. Pironi L, Joly F, Forbes A, Colomb V, Lyszkowska M, Baxter J, Gabe S, Hebuterne X, Gambarara M, Gottrand F, Cuerda C, Thul P, Messing B, Goulet O, Staun M, Van Gossum A. Long-term follow-up of patients on home parenteral nutrition in Europe: implications for intestinal transplantation. Gut. 2011;60:17–25.

21. Kaufman SS, Atkinson JB, Bianchi A, Goulet OJ, Grant D, Langnas AN, McDiarmid SV, Mittal N, Reyes J, Tzakis AG. Indications for pediatric intestinal transplantation: a position paper of the American Society of Transplantation. Pediatr Transplant. 2001;5:80–7.

22. Staun M, Pironi L, Bozzetti F, Baxter J, Forbes A, Joly F, Jeppesen P, Moreno J, Hebuterne X, Pertkiewicz M, Muhlebach S, Shenkin A, Van Gossum A. ESPEN guidelines on parenteral nutrition: home parenteral nutrition (HPN) in adult patients. Clin Nutr. 2009;28:467–79.

23. Buchman AL, Scolapio J, Fryer J. AGA technical review on short bowel syndrome and intestinal transplantation. Gastroenterology. 2003;124:1111–34.

24. Gerlach UA, Vrakas G, Reddy S, Baumgart DC, Neuhaus P, Friend PJ, Pascher A, Vaidya A. Chronic intestinal failure after Crohn disease: when to perform transplantation. JAMA Surg. 2014;149:1060–6.

25. Pironi L, Hebuterne X, Van Gossum A, Messing B, Lyszkowska M, Colomb V, Forbes A, Micklewright A, Villares JM, Thul P, Bozzetti F, Goulet O, Staun M. Candidates for intestinal transplantation: a multicenter survey in Europe. Am J Gastroenterol. 2006;101:1633–43; quiz 1679.

26. Abu-Elmagd KM, Mazariegos G. Intestinal transplantation and the European implication: impact of experience and study design. Gut. 2012;61:166; author reply 167.

27. Desai CS, Khan KM, Gruessner AC, Fishbein TM, Gruessner RW. Intestinal retransplantation: analysis of organ procurement and transplantation network database. Transplantation. 2012;93:120–5.

28. Abu-Elmagd KM, Costa G, Bond GJ, Soltys K, Sindhi R, Wu T, Koritsky DA, Schuster B, Martin L, Cruz RJ, Murase N, Zeevi A, Irish W, Ayyash MO, Matarese L, Humar A, Mazariegos G. Five hundred intestinal and multivisceral transplantations at a single center: major advances with new challenges. Ann Surg. 2009;250:567–81.

29. Swanson BJ, Talmon GA, Wisecarver JW, Grant WJ, Radio SJ. Histologic analysis of chronic rejection in small bowel transplantation: mucosal and vascular alterations. Transplantation. 2013;95:378–82.

30. Loinaz C, Kato T, Nishida S, Weppler D, Levi D, Dowdy L, Madariaga J, Nery JR, Vianna R, Mittal N, Tzakis A. Bacterial infections after intestine and multivisceral transplantation. Transplant Proc. 2003;35:1929–30.

31. Tzakis AG. Cytomegalovirus prophylaxis with ganciclovir and cytomegalovirus immune globulin in liver and intestinal transplantation. Transpl Infect Dis. 2001;3 Suppl 2:35–9.

32. Farmer DG, McDiarmid SV, Yersiz H, Cortina G, Restrepo GC, Amersi F, Vargas J, Gershman G, Ament M, Reyen L, Le H, Ghobrial RM, Chen P, Dawson S, Han S, Martin P, Goldstein L, Busuttil RW. Improved outcome after intestinal transplantation: an 8-year, single-center experience. Transplant Proc. 2000;32:1233–4.

33. Abu-Elmagd KM, Zak M, Stamos JM, Bond GJ, Jain A, Youk AO, Ezzelarab M, Costa G, Wu T, Nalesnik MA, Mazariegos GV, Sindhi RK, Marcos A, Demetris AJ, Fung JJ, Reyes JD. De novo malignancies after intestinal and multivisceral transplantation. Transplantation. 2004;77:1719–25.

34. Reyes J, Green M, Bueno J, Jabbour N, Nalesnik M, Yunis E, Kocoshis S, Kauffman M, Todo S, Starzl TE. Epstein Barr virus associated posttransplant lymphoproliferative disease after intestinal transplantation. Transplant Proc. 1996;28:2768–9.

35. Abu-Elmagd KM, Kosmach-Park B, Costa G, Zenati M, Martin L, Koritsky DA, Emerling M, Murase N, Bond GJ, Soltys K, Sogawa H, Lunz J, Al Samman M, Shaefer N, Sindhi R, Mazariegos GV. Long-term survival, nutritional autonomy, and quality of life after intestinal and multivisceral transplantation. Ann Surg. 2012;256:494–508.

36. Wu G, Selvaggi G, Nishida S, Moon J, Island E, Ruiz P, Tzakis AG. Graft-versus-host disease after intestinal and multivisceral transplantation. Transplantation. 2011;91:219–24.

37. Pironi L, Lauro A, Soverini V, Agostini F, Guidetti M, Pazzeschi C, Pinna A. Chronic renal failure in patients on long term home parenteral nutrition and in intestinal transplant recipients. In: International small bowel transplant symposium, Oxford; 2013.

38. Lauverjat M, Hadj Aissa A, Vanhems P, Bouletreau P, Fouque D, Chambrier C. Chronic dehydration may impair renal function in patients with chronic intestinal failure on long-term parenteral nutrition. Clin Nutr. 2006;25:75–81.

39. Suzuki M, Mujtaba MA, Sharfuddin AA, Yaqub MS, Mishler DP, Faiz S, Vianna RM, Mangus RS, Tector JA, Taber TE. Risk factors for native kidney dysfunction in patients with abdominal multivisceral/small bowel transplantation. Clin Transplant. 2012;26:E351–8.

40. OPTN/SRTR 2011 Annual data report, Vol. 2013. Department of Health and Human Services, Health Resources and Services Administration, Healthcare Systems Bureau, Division of Transplantation; 2012.

41. Amiot A, Messing B, Corcos O, Panis Y, Joly F. Determinants of home parenteral nutrition dependence and survival of 268 patients with non-malignant short bowel syndrome. Clin Nutr. 2013;32:368–74.

42. Pironi L, Paganelli F, Labate AM, Merli C, Guidetti C, Spinucci G, Miglioli M. Safety and efficacy of home parenteral nutrition for chronic intestinal failure: a 16-year experience at a single centre. Dig Liver Dis. 2003;35:314–24.

43. Pironi L, Goulet O, Buchman A, Messing B, Gabe S, Candusso M, Bond G, Gupte G, Pertkiewicz M, Steiger E, Forbes A, Van Gossum A, Pinna AD. Outcome on home parenteral nutrition for benign intestinal failure: a review of the literature and benchmarking with the European prospective survey of ESPEN. Clin Nutr. 2012;31:831–45.

44. Pironi L, Baxter JP, Lauro A, Guidetti M, Agostini F, Zanfi C, Pinna AD. Assessment of quality of life on home parenteral nutrition and after intestinal transplantation using treatment-specific questionnaires. Am J Transplant. 2012;12 Suppl 4:S60–6.

45. Cameron EA, Binnie JA, Jamieson NV, Pollard S, Middleton SJ. Quality of life in adults following small bowel transplantation. Transplant Proc. 2002;34:965–6.

46. Sustento-Reodica N, Ruiz P, Rogers A, Viciana AL, Conn HO, Tzakis AG. Recurrent Crohn's disease in transplanted bowel. Lancet. 1997;349:688–91.

47. Kaila B, Grant D, Pettigrew N, Greenberg H, Bernstein CN. Crohn's disease recurrence in a small bowel transplant. Am J Gastroenterol. 2004;99:158–62.

48. Harpaz N, Schiano T, Ruf AE, Shukla D, Tao Y, Fishbein TM, Sauter BV, Gondolesi GE. Early and frequent histological recurrence of Crohn's disease in small intestinal allografts. Transplantation. 2005;80:1667–70.

49. Specialised intestinal failure and home parenteral nutrition services (adult)—definition no. 12. Specialised Services National Definitions Set, Vol. 2013. Specialised Services National Health Service; 2010.

50. Piamjariyakul U, Ross VM, Yadrich DM, Williams AR, Howard L, Smith CE. Complex home care: part I—utilization and costs to families for health care services each year. Nurs Econ. 2010;28:255–63.

51. Roskott A, Groe H, Krabbe P, Rings E, Serlie M, Wanten G, Dijkstra G. Cost-effectiveness of intestinal transplantation (ITx) for adult patients with permanent intestinal failure (IF) depending on home parenteral nutrition. In: International small bowel transplant symposium, Oxford; 2013.

52. Baxter JP, Fayers PM, McKinlay AW. A review of the quality of life of adult patients treated with long-term parenteral nutrition. Clin Nutr. 2006;25:543–53.